O RESTAURADOR DE ROSTOS

LINDSEY FITZHARRIS

autora de **Medicina dos horrores**

O RESTAU RADOR DE ROSTOS

a aterrorizante batalha de um **cirurgião** para recuperar soldados **desfigurados** na Primeira Guerra Mundial

intrínseca

TRADUÇÃO DE PAULA DINIZ

Copyright © 2022 by Lindsey Fitzharris
Publicado mediante acordo com Farrar, Straus and Giroux, New York.

TÍTULO ORIGINAL
The Facemaker

PREPARAÇÃO
Isadora Prospero

REVISÃO
Iuri Pavan
Marília Lamas
Sheila Louzada

REVISÃO TÉCNICA
Pedro Piccinini

DIAGRAMAÇÃO
Julio Moreira | Equatorium Design

DESIGN DE CAPA
Larissa Fernandez e Letícia Fernandez

CIP-BRASIL. CATALOGAÇÃO NA PUBLICAÇÃO
SINDICATO NACIONAL DOS EDITORES DE LIVROS, RJ

F581r

    Fitzharris, Lindsey, 1982-
       O restaurador de rostos : a aterrorizante batalha de um cirurgião para recuperar soldados desfigurados na Primeira Guerra Mundial / Lindsey Fitzharris ; tradução Paula Diniz. - 1. ed. - Rio de Janeiro : Intrínseca, 2023.
       320 p. ; 23 cm.

       Tradução de: The facemaker.
       ISBN 978-65-5560-838-0

       1. Gillies, HD (Harold Delf), 1882-1960. 2. Cirurgiões Plásticos - Grã-Bretanha -Biografia. 3. Guerra Mundial, 1914-1918 - Assistência médica - Grã-Bretanha. 4. Cirurgia Plástica - História - Século XX. I. Diniz, Paula. II. Título.

22-81637   CDD: 617.092
                       CDU: 94(100)"1914/1918"

Gabriela Faray Ferreira Lopes - Bibliotecária - CRB-7/6643

[2023]
Todos os direitos desta edição reservados à
EDITORA INTRÍNSECA LTDA.
Rua Marquês de São Vicente, 99, 6º andar
22451-041 — Gávea
Rio de Janeiro — RJ
Tel./Fax: (21) 3206-7400
www.intrinseca.com.br

Ao meu pai, Mike Fitzharris, que sempre acreditou em mim,
mesmo quando eu própria não acreditava.

Ele se mostrava para os garotinhos e para suas mães e pais e irmãos e irmãs e esposas e namoradas e avós e avôs, e um letreiro acima dele dizia "aqui está a guerra", e ele concentrava toda a guerra em um pequeno pedaço de carne, osso e cabelo que eles nunca esqueceriam enquanto vivessem.

— **Dalton Trumbo,** *Johnny vai à guerra*

Só os mortos viram o fim da guerra.

— **George Santayana, 1922**

SUMÁRIO

	Aviso ao leitor	9
	PRÓLOGO: "UM OBJETO DESAGRADÁVEL"	11
1.	O TRASEIRO DA BAILARINA	29
2.	O FANTASMA PRATEADO	46
3.	MISSÃO ESPECIAL	61
4.	UMA ARTE NOVA E ESTRANHA	72
5.	A CÂMARA DOS HORRORES	90
6.	A ALA SEM ESPELHO	110
7.	NARIZES DE LATA E CORAÇÕES DE AÇO	128
8.	OS OPERADORES DE MILAGRES	141
9.	OS RAPAZES NOS BANCOS AZUIS	163
10.	PERCY	178
11.	FRACASSOS HEROICOS	194
12.	CONTRA TODAS AS PROBABILIDADES	209
13.	TUDO O QUE RELUZ	225
	EPÍLOGO: TRILHANDO UM CAMINHO	232
	Notas	255
	Agradecimentos	291
	Índice remissivo	311

AVISO AO LEITOR

UM DESAFIO SIGNIFICATIVO PARA QUALQUER escritor de não ficção é não sobrecarregar o leitor com excessivos detalhes — algo fácil de acontecer quando se mapeia a imensa escala de eventos que ocorreram entre 1914 e 1918. Este livro não é de forma alguma uma história definitiva da cirurgia plástica durante a Primeira Guerra Mundial. Também não é uma biografia abrangente de Harold Gillies, o cirurgião que se dedicou a reconstruir o rosto de soldados mutilados durante esse período. Existem muitos artigos e livros com esse propósito, escritos por acadêmicos e estudiosos que dedicaram toda a sua carreira a esses assuntos, como atestam as minhas notas de fim. Na verdade, o que vem a seguir é um relato íntimo da luta diária de Gillies e sua equipe no Queen's Hospital e dos homens que encararam o trauma duplo das lesões sofridas em batalha e do doloroso processo de recuperação.

Naquela época, soldados desfigurados eram escondidos do público. A decisão de incluir suas fotografias neste livro não foi leviana. Consultei vários especialistas, inclusive um ativista dos direitos das pessoas com deficiência e rosto desfigurado. As fotos são, sem dúvida alguma, ilustrativas, e muitos terão dificuldade em vê-las. Mas é impossível entender a gravidade das lesões desses homens e as reações que elas provocavam sem visualizar seu rosto. Da mesma forma, é difícil apreciar plenamente a habilidade com que Harold Gillies e sua equipe reconstruíram o rosto dos soldados sem observar o progresso cirúrgico registrado nessas fotografias. No entanto, não incluí imagens pré ou pós-operatórias de homens que morreram sob os cuidados de Gillies, pois a reconstrução facial deles nunca foi concluída.

Cabe enfatizar que esta é uma obra de não ficção. Qualquer trecho entre aspas foi retirado de um documento histórico — seja carta, diário, matéria de jornal ou livro de casos cirúrgicos. Quaisquer referências descritivas a gestos, expressões faciais, emoções e similares são baseadas em relatos em primeira mão.

Espero que, ao conhecerem esta história, os leitores adquiram uma nova perspectiva sobre as terríveis consequências da guerra nas trincheiras e sobre as batalhas individuais que diversos homens travaram muito depois de abandonarem as armas.

PRÓLOGO:
"UM OBJETO DESAGRADÁVEL"

20 DE NOVEMBRO DE 1917

F**RAGMENTOS BRILHANTES** que variavam entre o dourado e o carmesim perfuraram o céu ao amanhecer em Cambrai. A cidade francesa era um ponto vital de abastecimento para o exército alemão posicionado a quarenta quilômetros da fronteira belga. Na grama orvalhada de uma encosta próxima, o soldado Percy Clare, do 7º Batalhão, Regimento de East Surrey, estava deitado de barriga para baixo ao lado de seu comandante, aguardando o sinal para avançar.

Cerca de trinta minutos antes, ele observara centenas de tanques roncando sobre o terreno encharcado em direção ao emaranhado de fios ao redor da linha de defesa alemã. Em meio à escuridão, as tropas britânicas ganhavam terreno. No entanto, o que à primeira vista parecia uma vitória certa logo se transformou em um massacre infernal para os dois lados. Enquanto se preparava para o ataque ao amanhecer, o militar, estupefato, já avistava os corpos imóveis, repletos de fraturas, de outros soldados por aquela paisagem terrível. "Eu me perguntei se veria o sol nascer outra vez sobre as trincheiras", registrou ele mais tarde, com letras bem firmes, em seu diário.[1]

O soldado de 36 anos conhecia a morte de perto. Um ano antes, estivera escondido nas trincheiras do Somme, onde períodos tediosos de inatividade eram pontuados por ataques súbitos e aterrorizantes. Em intervalos de poucos dias, as carroças chegavam para trocar rações por cadáveres. Mas era impossível acompanhar o ritmo do acúmulo de corpos. "Ficavam nas trincheiras onde haviam caído", lembrou um soldado.[2] "Não só os víamos, como acabávamos andando sobre eles, escorregando neles."

Esses corpos putrefatos se tornaram estruturas, revestindo as paredes das trincheiras e estreitando passagens. Braços e pernas se projetavam para fora das barricadas. Os cadáveres eram até usados para preencher buracos em estradas essenciais para os veículos militares mas danificadas por explosões. Um homem lembrou que "eles simplesmente escavavam até abrir uma cratera e a cobriam [com] cavalos mortos, cadáveres [...], qualquer coisa que a preenchesse, e depois cobriam para manter o tráfego fluindo".[3] O decoro era deixado de lado pelos responsáveis pelos enterros, que tentavam dar conta do alto número de corpos. Os mortos pendiam como roupa suja sobre arame farpado, cobertos por uma grossa camada de moscas. "O pior era a massa borbulhante de vermes que escorria dos cadáveres", lembrou um soldado de infantaria.[4]

O horror dessas cenas era exacerbado pelo fedor que as acompanhava. O cheiro adocicado e enjoativo de carne podre permeava o ar em todas as direções e se espalhava por quilômetros. Um soldado podia sentir o odor da linha de frente antes de enxergá-la.[5] O fedor impregnava o pão dormido que ele comia, a água estagnada que bebia, o uniforme esfarrapado que usava. "Você já sentiu o cheiro de um rato morto?", perguntou o tenente Robert C. Hoffman, veterano da Primeira Guerra Mundial, ao alertar os americanos contra o envolvimento na Segunda Guerra, pouco mais de duas décadas depois.[6] "Isso lhe dará a dimensão de como é o cheiro de um grupo de soldados mortos há muito tempo da mesma maneira que um grão de areia lhe dará uma ideia das praias de Atlantic City." Mesmo depois que os mortos eram enterrados, "o fedor era tão hediondo que alguns dos oficiais passavam extremamente mal", lembrou Hoffman.

Clare tinha se acostumado com os mortos, mas não com os moribundos.[7] O sofrimento tremendo que testemunhou ficou gravado em sua mente. Certa vez, ele tropeçou em dois alemães encolhidos em uma trincheira — o peito rasgado por estilhaços de bomba. Os soldados tinham uma semelhança impressionante um com o outro, o que levou Clare a concluir que eram pai e filho. A visão do rosto deles — "branco de tão pálido, as feições lívidas e trêmulas, os olhos repletos de dor, horror e terror, talvez um por causa do outro" — o assombrou. Clare ficou de guarda perto dos homens feridos, esperando que a assistência médica chegasse em breve, mas acabou sendo forçado a seguir em frente. Só mais tarde descobriu que um amigo chamado Bean enfiara sua baioneta na barriga dos dois depois que ele saíra do local. "Minha indignação me consumiu", escreveu Clare em seu diário. "Eu disse a ele que esse ato seria seu fim; que eu não acreditava que Deus deixaria uma atitude tão covarde e cruel ficar impune." Pouco depois, Clare encontrou os restos mortais do amigo em uma trincheira.

Da encosta, enquanto olhava para o campo de batalha de Cambrai, Clare se perguntava que novos horrores o aguardavam. Ao longe, ouvia o leve *staccato* das metralhadoras e o assobio dos projéteis cruzando o ar. Clare escreveu que, após o impacto, a "terra parecia tremer, a princípio com um solavanco, como um gigante que acabara de despertar do sono, depois com um tremor contínuo que percebíamos no nosso corpo em contato com o chão".[8] Logo após o início do bombardeio, seu comandante deu o sinal.

Chegara a hora.

Clare fixou a baioneta no rifle e se levantou cuidadosamente junto com os outros homens do pelotão. Começou a descer a encosta vulnerável. Ao longo do caminho, passou por diversos homens feridos, os rostos empalidecidos de terror. De repente, uma bomba explodiu no ar, deixando o local temporariamente escuro. Assim que a nuvem de fumaça se dissipou, Clare viu que o pelotão à frente do dele fora exterminado. "Alguns minutos depois, seguimos em frente, passando por cima do corpo mutilado de nossos pobres camaradas", escreveu ele.[9] Um cadáver em particular chamou sua atenção — um soldado morto que estava completamente nu. "A explosão fez cada ponto de tecido desaparecer [...], um efeito curioso de [uma] rajada altamente explosiva."

O pelotão de Clare continuou a avançar, passando pela carnificina a caminho do alvo pretendido: uma trincheira extremamente fortificada, protegida por uma cerca larga de arame farpado. À medida que se aproximavam, os alemães começaram a atingi-los com balas, os fuzileiros inimigos disparando de várias posições ao mesmo tempo. De repente, Clare se sentiu muito despreparado. "Era um absurdo estar avançando em apenas uma fileira fina de homens de uniforme cáqui contra um entrincheiramento fortíssimo de onde disparavam sem parar."[10]

Clare avançou de forma bem lenta, envergado pela mochila pesada de suprimentos que todos os soldados de infantaria eram obrigados a carregar. Podendo pesar mais de 25 quilos, as mochilas continham de tudo — desde munições e granadas de mão até máscaras de gás, óculos, pás e água. Clare conseguiu passar pelo emaranhado de arame farpado, mantendo-se bem próximo ao chão para evitar a chuva de balas que voavam acima de sua cabeça.

Então, a uns 650 metros da trincheira, ele sentiu um golpe penetrante na lateral do rosto. Uma única bala rasgou suas duas bochechas. O sangue cascateou da boca e das narinas, encharcando a frente de seu uniforme. Clare abriu a boca para gritar, mas não saiu som algum. Seu rosto mutilado não permitia sequer fazer uma careta de dor.

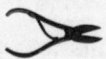

A PARTIR DO MOMENTO EM QUE a primeira metralhadora foi disparada na Frente Ocidental, uma coisa ficou evidente: a tecnologia militar da Europa havia superado suas capacidades médicas. As balas rasgavam o ar a velocidades terríveis. Projéteis e bombas de morteiro explodiam com tanta força que arremessavam homens próximos ao campo de batalha como se fossem bonecas de pano. A munição contendo magnésio pegava fogo quando alojada na pele.[11] E uma nova ameaça, na forma de estilhaços quentes, muitas vezes cobertos de lama repleta de bactérias, causava ferimentos pavorosos nas vítimas. Corpos eram surrados, entalhados e despedaçados, mas ferimentos no rosto podiam ser especialmente traumáticos. Narizes sumiam com as explosões, mandíbulas quebravam, línguas eram arrancadas e globos oculares, deslocados. Em alguns casos, rostos inteiros foram destruídos. De acordo com uma enfermeira que atuou no campo de batalha, a "ciência da cura ficou perplexa diante da ciência da destruição".[12]

A natureza da guerra de trincheiras levou a altas taxas de lesões faciais. Muitos combatentes eram baleados no rosto simplesmente porque não tinham ideia do que os aguardava. "Pareciam acreditar que podiam erguer a cabeça sobre uma trincheira e se mover rápido o suficiente para se esquivar da chuva de balas das metralhadoras", escreveu um cirurgião.[13] Outros, como Clare, foram feridos enquanto avançavam pelo campo de batalha. Os homens eram mutilados, sofriam queimaduras e eram envenenados por gás. Alguns até levavam coice de cavalo na cara.[14] Antes do fim da guerra, 280 mil homens da França, da Alemanha e da Grã-Bretanha tiveram algum tipo de trauma na face.[15] Além de causar mortes e desmembramentos, a guerra foi uma máquina eficiente na geração de milhões de feridos ambulantes.

O número de óbitos também foi maior do que em qualquer guerra anterior, em parte devido ao desenvolvimento de novas tecnologias que viabilizaram massacres em escala industrial. As armas automáticas permitiam que os soldados disparassem centenas de tiros por minuto contra alvos distantes. A artilharia avançou tanto que algumas armas de longo alcance exigiam que seus operadores levassem em consideração a curvatura da Terra para manter a precisão. O maior canhão de sítio, o temido Canhão de Paris, atingiu a capital francesa com projéteis de mais de noventa quilos a uma distância de 120 quilômetros. As armas de infantaria também se desenvolveram consideravelmente nos anos que antecederam a Primeira Guerra Mundial, proporcionando um regime de tiro muitas vezes maior do que o de guerras anteriores. O historiador militar Leo van Bergen observa que isso, combinado aos avanços na artilharia, significava que uma companhia de apenas trezentos homens em 1914 poderia "acionar poder de fogo equivalente ao de todo o exército de sessenta mil homens comandado pelo duque de Wellington na Batalha de Waterloo".[16]

Além dos desenvolvimentos no hardware tradicional de armas, balas e projéteis, os avanços científicos trouxeram duas inovações horripilantes. A primeira foi o *Flammenwerfer*, ou lança-chamas, que gerou um choque terrível para os não iniciados. Foi usado pela primeira vez pelos alemães, principalmente contra os britânicos em Hooge, na Bélgica, em 1915. O aparelho portátil lançava um jato inflamável que destruía tudo a seu alcance, fazendo homens fugirem das trincheiras como ratos de palheiros em chamas. Os jatos deixavam as vítimas com queimaduras graves por todo o corpo. Um soldado assistiu horrorizado enquanto as chamas queimavam um companheiro: "O rosto dele [ficou] preto e carbonizado como cinzas, e a parte superior do corpo, chamuscada e cozida."[17]

A segunda inovação, e talvez a mais psicologicamente devastadora, foram as armas químicas. O primeiro ataque de gás letal em grande escala ocorreu em 22 de abril de 1915, quando membros de uma unidade especial do Exército alemão lançaram 160 toneladas de gás cloro sobre o campo de batalha em Ypres, na Bélgica.[18] Em poucos minutos, mais de mil soldados franceses e argelinos foram mortos e mais quatro mil ficaram feridos. A maioria dos sobreviventes fugiu do campo de batalha com os pulmões queimados, deixando um grande buraco na linha da trincheira. Um soldado testemunhou o horror de longe: "Então chegaram cambaleando em meio a nós soldados franceses cegos, tossindo, arquejando em busca de ar, o rosto assustadoramente roxo, os lábios sem palavras para expressar a agonia, e, atrás deles, nas trincheiras inundadas de gás, soubemos que haviam deixado centenas de companheiros mortos e moribundos."[19] Mesmo que as máscaras de gás tenham chegado depressa à frente de batalha, oferecendo diversos graus de proteção, as armas químicas se tornaram imediatamente sinônimo da selvageria da Primeira Guerra Mundial.

Os tanques também eram uma novidade no campo de batalha. Desenvolvidos pelos britânicos, receberam esse nome na tentativa de esconder do inimigo seu verdadeiro propósito. Sob o pretexto de serem tanques de água, essas bestas de aço foram feitas para proteger os soldados em seu interior enquanto levavam canhões e cargas em direção às linhas inimigas. Na realidade, os carros de combate eram vulneráveis a incêndios, deixando a tripulação suscetível a todo tipo de ferimento, incluindo queimaduras quando tanques de gás desprotegidos pegavam fogo ao serem atingidos.

Como Percy Clare, o capitão Jono Wilson lutou no primeiro dia em Cambrai.[20] Ele comandava uma divisão de três tanques. Quando tinha avançado por metade do caminho, o seu tanque ficou sem combustível. Ele pulou do veículo parado, correu para o segundo tanque na formação e subiu nele. De repente, aquele tanque foi atingido, justamente quando ele estava amarrando uma mensagem a um pombo-correio. Quando o projétil explodiu, o veículo tombou para o lado, e o fogo irrompeu lá dentro. Antes que todos pudessem escapar, o tanque foi atingido de novo. O motorista morreu, e o rosto de Wilson foi atingido por estilhaços incandescentes.

Como o sangue jorrava da cratera irregular que se abriu no lugar de seu nariz, ele saiu do tanque e se escondeu em um buraco aberto pelo projétil, fortalecendo-se com um gole de rum de seu cantil. Wilson acabou sendo retirado do campo por quatro prisioneiros alemães.

Enquanto isso, nos céus, os pilotos estavam se envolvendo em batalhas ferozes ou sendo alvo das forças terrestres durante missões de reconhecimento. As aeronaves — feitas de madeira, arame e lona — não eram à prova de balas, e os aviadores, em sua maioria, ficavam tão vulneráveis quanto seus companheiros no chão. O combate aéreo era incipiente quando a guerra começou. Fazia pouco mais de uma década que os irmãos Wright realizaram o primeiro voo motorizado bem-sucedido, e os aviões ainda eram máquinas primitivas. Sem paraquedas, os pilotos eram forçados a pousar aeronaves em chamas ou a saltar e morrer. Às vezes, um piloto escapava com o corpo intacto, mas com o rosto tão carbonizado que nenhuma de suas feições era distinguível.[21] A maioria dos aviadores carregava um revólver ou pistola, não para atirar no inimigo, mas para acabar com a própria vida se o avião pegasse fogo. Era tão perigoso voar naquela época que muitos pilotos morriam durante o treinamento, antes mesmo de terem a oportunidade de botar os olhos no inimigo. Esses primeiros pilotos às vezes se referiam a si mesmos coletivamente como o Clube dos 20 Minutos — o tempo médio que levava para abater um piloto novato.[22]

No entanto, apesar de todos esses avanços tecnológicos, muitos dos quais deveriam proteger o combatente do contato direto com o inimigo, a guerra era tão básica e brutal quanto havia sido por séculos. O combate corpo a corpo provocou cenas que assombrariam os sobreviventes muito depois do fim da guerra. John Kirkham, do Batalhão de Manchester, recordou o momento durante a Batalha do Somme em que atingiu um soldado alemão com uma clava de trincheira. Tratava-se de uma arma grosseira, mais evocativa das guerras medievais do que do massacre "moderno" da Primeira Guerra Mundial. A versão-padrão era geralmente uma espécie de cetro, ou um cassetete de chumbo cravejado de tachões, embora às vezes fossem armas improvisadas nas trincheiras a partir de diversos materiais. "A arma afundou na testa dele", contou Kirkham.[23] "Na disputa, o capacete dele voou, e eu vi que era um senhor careca. Nunca esqueci aquela careca e acho que nunca vou esquecer, pobre criatura."

Ao lado das clavas contundentes usadas em ataques furtivos estava a baioneta, bem mais afiada. Nada era mais temido do que a baioneta alemã — apelidada de "lâmina de açougueiro". Os soldados usavam sua extremidade serrilhada para arrancar as entranhas dos inimigos, causando uma morte lenta e agonizante para aqueles que recebiam o golpe. A arma era tão detestada que os exércitos francês e britânico avisaram os alemães que qualquer homem pego com uma delas seria torturado e executado. Em 1917, a baioneta tinha sido amplamente proibida em batalha. Mas a invenção e a personalização das armas continuaram durante toda a guerra, muitas vezes com resultados horripilantes.

Mesmo latas de geleia descartadas eram transformadas em objetos mortais no início da guerra, quando os soldados começaram a improvisar bombas enchendo-as de explosivos e sucata de ferro e equipando-as com detonadores.[24] Dada a proliferação sem precedentes de formas eficazes de matar em massa, não surpreende que o campo de batalha tenha se tornado um deserto. Segundo o relato de um homem: "Não havia nenhum sinal de vida de qualquer tipo [...] Nem uma árvore, exceto uns pedaços de tronco morto que pareciam estranhos na claridade da lua à noite. Nem um pássaro; nem mesmo um rato ou um fio de grama [...] A morte estava presente em todos os lugares em letras garrafais."[25]

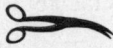

ESTES FORAM APENAS ALGUNS dos horrores infligidos pela primeira das duas guerras mundiais que definiram o século XX. O custo humano do conflito era inevitável. Soldados feridos cobriram os campos de batalha e abarrotaram hospitais improvisados por toda a Europa e além. Entre oito e dez milhões de combatentes morreram durante a guerra, e mais do que o dobro disso ficou ferido, a maioria com gravidade.[26] Muitos sobreviveram e foram enviados de volta à batalha. Outros foram mandados para casa com algum tipo de deficiência que perduraria. Aqueles que sofreram lesões faciais — como Percy Clare — apresentaram alguns dos maiores desafios para a medicina da linha de frente.

Ao contrário dos amputados, os homens com feições desfiguradas não eram necessariamente celebrados como heróis. Enquanto uma perna amputada podia despertar simpatia e respeito, um rosto danificado muitas vezes causava sentimentos de repulsa e nojo.[27] Nos jornais da época, os ferimentos maxilofaciais — lesões no rosto e na mandíbula — eram retratados como os piores possíveis, refletindo preconceitos de longa data contra pessoas com diferenças faciais. O *Manchester Evening Chronicle* escreveu que o soldado desfigurado "sabe que só pode se voltar a parentes enlutados ou estranhos curiosos com uma máscara mais ou menos repulsiva onde já houve um rosto bonito ou acolhedor".[28] De fato, a historiadora Joanna Bourke mostrou que a "desfiguração facial muito grave" estava entre os poucos ferimentos que o Gabinete de Guerra britânico acreditava justificar uma pensão completa, juntamente à perda de múltiplos membros, paralisia total e "loucura" — ou neurose de guerra, o distúrbio mental sofrido pelos soldados traumatizados pela luta armada.[29]

Não é surpresa alguma que soldados desfigurados fossem vistos de forma diferente em comparação a seus companheiros que sofreram outros tipos de ferimento. Durante séculos, um rosto marcado foi interpretado como um sinal externo de degeneração moral ou intelectual.[30] Era costume associar irregularidades faciais aos efeitos devastadores de doenças, como hanseníase ou sífilis, ou a castigos corporais, perversidade e pecado. Na verdade, a desfiguração carregava um estigma tão grande que combatentes franceses que tiveram o rosto desfigurado durante as guerras napoleônicas eram às vezes mortos por companheiros de combate, que justificavam suas ações dizendo que estavam poupando esses homens feridos de mais sofrimento.[31] A crença equivocada de que a desfiguração era "um destino pior que a morte" ainda estava bastante viva às vésperas da Primeira Guerra Mundial.

O rosto é geralmente a primeira coisa que notamos em uma pessoa. Pode revelar o gênero, a idade e a etnia — componentes importantes da nossa identidade.[32] Também pode transmitir personalidade e nos ajudar a nos comunicar uns com os outros. As infinitas sutilezas e variedades da expressão humana compreendem uma linguagem emocional própria. Então, quando um rosto é obliterado, esses significantes fundamentais acabam por desaparecer com ele.

A importância do rosto como registro de sentimentos ou intenções se reflete, inclusive, em nossa linguagem. Podemos tentar "dar a cara a tapa" ou não "ficar com cara de tacho". Se uma pessoa não é confiável, dizemos que "quem vê cara não vê coração". Alguém mentiroso ou falso pode ser chamado de "duas caras". Uma pessoa pode dizer "minha cara foi ao chão" — o que evoca a desfiguração tanto metafórica quanto literal. E a lista não para por aí.

Muitos soldados desfigurados se impunham um isolamento da sociedade após retornar da guerra. A transformação abrupta de "comum" para "desfigurado" não era um choque apenas para o paciente, mas também para amigos e familiares.[33] Noivas rompiam o compromisso. Crianças fugiam ao ver o pai. Um homem se lembrou da vez que um médico se recusou a olhar para ele devido à gravidade de suas feridas. Mais tarde, observou: "Suponho que ele [o médico] tenha pensado que eu faleceria em questão de horas."[34] Essas reações de pessoas de fora podiam ser dolorosas. Robert Tait McKenzie, um inspetor de hospitais de convalescença do Corpo Médico do Exército Britânico durante a guerra, escreveu que soldados desfigurados costumavam se tornar "vítimas do desalento, da melancolia, levando, em alguns casos, até ao suicídio".[35]

A vida desses soldados ficava muitas vezes tão destruída quanto o rosto. Privados de sua identidade, esses homens passaram a simbolizar o pior de uma nova forma mecanizada de guerra. Na França, eles eram chamados de *les gueules cassées* (os rostos quebrados), enquanto na Alemanha eram comumente descritos como *das Gesichts entstellten* (rostos retorcidos) ou *Menschen ohne Gesicht* (homens sem rosto). Na Grã-Bretanha, eram conhecidos simplesmente como *the Loneliest of Tommies*, os mais solitários dos soldados — as mais trágicas de todas as vítimas de guerra —, estranhos até para eles próprios.[36]

Em Cambrai, o soldado Percy Clare estava prestes a se juntar a esse grupo.

Depois que a bala atravessou seu rosto, o primeiro pensamento de Clare foi que o ferimento era fatal. Ele se levantou por um instante antes de se ajoelhar, incrédulo com a ideia de que poderia morrer. "Eu tinha vivido tantos momentos perigosos que, sem perceber, passei a me considerar imune", registrou ele mais tarde em seu diário.[37]

Sua mente começou a divagar com lembranças da esposa e do filho, até que um oficial chamado Rawson foi auxiliá-lo.[38] Abalado pela visão do rosto destruído de Clare, Rawson arrancou o pacote de curativos de emergência costurado na parte interna do próprio colete. O pacote continha parche, gazes e uma garrafinha de iodo, toda envolta de borracha à prova d'água. Rawson entrou em pânico quando não conseguiu determinar a origem do sangramento, e enfiou o pacote todo na boca de Clare antes de correr de volta à fila para se juntar aos outros soldados. Naquele momento, Clare percebeu que um homem poderia facilmente se afogar na torrente de sangue causada pela ruptura das principais artérias do rosto e do pescoço. "Talvez ele [...] tenha pensado que poderia bloquear a saída e, assim, interromper o fluxo [de sangue]", lembrou mais tarde. "Naquela situação, o que ele conseguiu foi quase me sufocar, e tive que engolir apressadamente o sangue até poder botá-lo para fora de novo."

Clare sabia que estava perto do fim quando seus dedos começaram a formigar por causa da hemorragia. Reuniu a pouca força que ainda tinha e começou a rastejar pelo campo de batalha em direção a uma estrada, onde tinha mais esperança de ser encontrado. Braços e pernas pareciam pesados, como se ele "estivesse amarrado a correntes de ferro", e Clare acabou desabando antes de chegar ao seu destino.[39] Lá ficou ele, contemplando a natureza da própria sepultura caso morresse: "Imaginei o pessoal dos enterros que, talvez naquela noite ou no dia seguinte, apareceria e me encontraria, pois esse alvo de má aparência acabaria sendo recolhido por estranhos e enterrado em uma sepultura rasa no próprio campo de batalha onde caíra, assim como eu mesmo, muitas vezes, enterrara outros soldados."[40] Ele tirou uma pequena Bíblia do bolso e a apertou contra o peito, torcendo para que quem encontrasse seu corpo o enviasse de volta para sua mãe.[41]

Enquanto perdia e retomava a consciência, Clare orava para que médicos chegassem logo. Mas sabia que as chances de um resgate rápido do campo de batalha eram pequenas. Muitos homens morriam esperando os maqueiros chegarem. Um soldado chamado Ernest Wordsworth, que fora ferido nos primeiros minutos do primeiro dia da ofensiva do Somme, permanecera no campo de batalha com o sangue escorrendo pelo rosto por dias antes de ser resgatado.[42]

O que dificultava o processo de resgate era o fato de os maqueiros não poderem pisar no campo de batalha sem também se tornarem alvos. Durante a Batalha de Loos, no outono de 1915, três homens foram mortos e outros quatro ficaram feridos enquanto tentavam salvar um comandante da companhia chamado Samson, que havia sido baleado a menos de vinte metros da trincheira.[43] Quando um médico finalmente conseguiu se aproximar, Samson enviou uma mensagem dizendo que não valia mais a pena salvá-lo. Depois que os tiros deram uma trégua, seus companheiros o encontraram morto, com dezessete perfurações. O punho estava preso à boca para que seus gritos não levassem mais homens a arriscar a vida para salvá-lo. Histórias trágicas como essa eram muito comuns.

Não surpreende que muitos soldados tenham morrido no campo de batalha antes de receber assistência médica. Atrair a atenção dos socorristas às vezes era um desafio, sobretudo para aqueles cujo rosto fora dilacerado. O horror desse tipo de ferimento causava pavor até mesmo no guerreiro mais endurecido pelas batalhas. O ativista socialista Louis Barthas se lembrou da ocasião em que um de seus camaradas foi ferido. "Ficamos ali por um momento, horrorizados", escreveu ele."[O] homem quase não tinha mais rosto; uma bala atingiu sua boca e explodiu pelas bochechas, quebrando a mandíbula e arrancando a língua, que ficou com uma parte pendurada, e o sangue jorrava abundantemente dessas feridas horríveis."[44] O soldado ainda estava vivo, mas ninguém em seu pelotão o reconheceu sem o rosto, o que levou Barthas a se perguntar: "Será que a própria mãe o teria reconhecido naquele estado?"

Nesse aspecto, pelo menos, Percy Clare teve sorte. Apesar da gravidade do ferimento, ele ainda conseguiu ser reconhecido por um amigo chamado Weyman, que passava pelo local. Ouviu uma voz de cima: "Oi, Perc, coitado, como você está?"[45] Clare sinalizou com a mão que estava quase partindo. Weyman se agachou para avaliar a situação antes de alertar um maqueiro. Nessa altura, o sangue começara a congelar nas mãos e no rosto de Clare, mesmo que ainda escorresse dos buracos nas bochechas. O auxiliar médico apenas balançou a cabeça antes de ordenar que seus homens seguissem em frente. "Esse tipo sempre morre rápido", murmurou ele.

Weyman, no entanto, não foi tão facilmente dissuadido e saiu em busca de outros maqueiros à medida que o bombardeio das linhas inimigas se intensificava. Eles também presumiram que Clare morreria, então se recusaram a retirá-lo do campo de batalha. A cada minuto Clare enfraquecia mais, e nem podia se ressentir da decisão deles. "Eu estava tão encharcado de sangue e parecia tão digno de pena que provavelmente estavam corretos [em acreditar] que o longo e difícil percurso [...] seria inútil", escreveu ele.[46]

Carregar um homem como Clare, cuja morte parecia certa, significava deixar no campo de batalha outros com mais chances de sobrevivência, então as decisões tinham que ser tomadas com cautela. As viagens de retorno com os feridos não só eram perigosas, como também exigiam muito fisicamente. Os equipamentos de resgate provaram ser inúteis em batalha. Cães treinados para localizar vítimas ficavam enlouquecidos com o barulho dos projéteis. Carrinhos projetados para transportar os feridos muitas vezes perdiam o sentido no chão repleto de sulcos causados por explosões. Por conseguinte, a maioria dos maqueiros tinha que transportar os homens até um local mais seguro levando o carrinho nos ombros. Às vezes, eram necessárias até oito pessoas para remover um único homem. Nada era fácil e nada era rápido. Depois que resgatou um homem ferido durante a Batalha de Passchendaele, o soldado W. Lugg levou dez horas andando pela lama até conseguir ajuda.⁴⁷ Mesmo quando a extração era bem-sucedida, às vezes já era tarde demais. Jack Brown, um integrante do Corpo Médico do Exército Britânico, lembrou que "aí era apenas uma questão de acendermos um cigarro para as vítimas e dizermos algumas palavras sobre a família até que morressem".⁴⁸

Dada a localização de sua ferida, Percy Clare enfrentava outro perigo. Muitos soldados com lesões faciais sufocavam após serem posicionados em decúbito dorsal. Sangue e muco bloqueavam as vias aéreas, ou a língua escorregava pela garganta, sufocando-os. Um soldado se lembrou de sentir um "tapa" e, em seguida, uma pancada surda quando uma bala atravessou seu rosto e se alojou no ombro. "Fiquei sem palavras [...] Meus amigos me olharam horrorizados e não esperavam que eu vivesse muito mais."⁴⁹ Eles rapidamente puseram curativos nas feridas, mas "não conseguiram estancar o fluxo de sangue na minha boca, que estava quase me sufocando". Ele permaneceu nas trincheiras, cuspindo sangue por horas, até finalmente ser resgatado.

No início da guerra, o cirurgião-dentista William Kelsey Fry descobriu os desafios que as lesões faciais representavam após ajudar um jovem cuja mandíbula havia sido dilacerada durante um ataque noturno.⁵⁰ Kelsey Fry instruiu o soldado a inclinar a cabeça para a frente de modo a evitar que as vias aéreas ficassem obstruídas. Depois de guiá-lo pelas trincheiras e deixá-lo nas mãos de médicos, Kelsey Fry se virou e seguiu para a linha de frente. Ele tinha percorrido menos de cinquenta metros quando uma mensagem lhe foi repassada avisando que o soldado já havia se asfixiado após ser colocado em uma maca. A experiência marcou Kelsey Fry pelo resto da vida: "Lembro-me bem de envolvê-lo em um cobertor e enterrá-lo naquela noite e decidi que, se tivesse a oportunidade de ensinar essa lição aos outros, eu ensinaria."⁵¹ Somente mais tarde na guerra médicos experientes como Kelsey Fry emitiram uma recomendação oficial de que os soldados com lesões faciais fossem carregados de bruços, com a cabeça pendurada na extremidade da maca, para evitar sufocamento acidental.⁵²

Apesar de todos os obstáculos assustadores envolvidos no resgate, Weyman conseguiu finalmente convencer um terceiro grupo de maqueiros a tirar seu amigo do campo. Clare já havia perdido muito sangue quando enfim foi colocado em uma maca. Mais tarde, ele se referiu à ferida em seu diário como "*Blighty One*" — remetendo ao fato de que necessitaria de tratamento especializado em sua terra natal, a Grã-Bretanha, ou, afetuosamente, a "Old Blighty".[53]

Qualquer alívio que Clare pudesse ter sentido naquele momento, no entanto, durou pouco. Quando ele viu seu rosto no espelho, levou um choque. Com o coração entristecido, concluiu: "Eu era um objeto desagradável."[54]

PARA CLARE, A GUERRA PODERIA ter acabado, mas a batalha para se recuperar tinha apenas começado. Avanços no transporte durante o conflito facilitaram a remoção mais rápida e eficiente de soldados feridos. Isso, juntamente à evolução no tratamento de feridas, significava que um grande número de homens estava *sofrendo* e *sobrevivendo* às lesões, que incluíam traumas no rosto. Além disso, devido a melhorias no saneamento dos hospitais, as doenças representavam uma ameaça menor aos soldados do que em guerras anteriores.

Os homens feridos eram atendidos primeiramente em um posto de socorro regimental, que era montado logo atrás da área de combate, em um local relativamente protegido, ou na própria trincheira. Em seguida, eram enviados para uma unidade médica móvel conhecida como ambulância de campo, antes de serem transportados para um posto de evacuação a uma distância maior da linha de frente. Embora alguns postos de evacuação de feridos estivessem situados em edifícios permanentes — como escolas, conventos ou fábricas —, muitos eram, na verdade, uma grande área de tendas ou cabanas de madeira que em geral ocupava cerca de 130 hectares.

Essas instalações, que funcionavam como hospitais totalmente equipados, às vezes eram caóticas — em especial no início da guerra.

O jornalista britânico Fritz August Voigt descreveu uma cena angustiante:

> O centro cirúrgico parecia um açougue. Havia grandes poças e respingos de sangue no chão. Pedaços de carne, pele e ossos estavam espalhados por toda parte. Os trajes da equipe médica estavam manchados e cobertos de sangue e ácido pícrico amarelo [um antisséptico]. Os baldes continham toalhas, talas e ataduras ensanguentadas, com um pé, ou uma mão, ou uma articulação de joelho decepada pendendo na borda.[55]

No posto de evacuação, os homens feridos eram estabilizados e tratados antes de serem transferidos por trens sanitários, comboios rodoviários ou barcaças, que navegavam por canais até hospitais de base ao longo da costa francesa, alguns dos quais tinham até 2.500 leitos e contavam com médicos e enfermeiras especializados. As viagens para essas instalações podiam levar até dois dias e meio, dependendo do tipo de transporte.

Quanto aos soldados que haviam recebido uma "Blighty One", navios-hospital enormes estavam disponíveis para transportá-los através do Canal da Mancha até os portos britânicos. Esses navios eram pintados de cinza e ostentavam uma grande cruz vermelha de cada lado para indicar que levavam soldados feridos. Assim que chegavam ao outro lado, os homens eram transportados para um dos muitos hospitais militares que haviam sido construídos durante a guerra. As melhorias contínuas nesse sistema complexo levaram a uma diminuição significativa das taxas de mortalidade ao longo da guerra.[56]

Médicos e enfermeiras de hospitais de guerra enfrentavam enormes desafios, mas nenhum era maior do que aquele apresentado por homens com lesões faciais. Para eles, a sobrevivência por si só não era suficiente. Outras intervenções médicas seriam necessárias para permitir que voltassem a ter uma vida semelhante à que levavam antes da guerra. Uma prótese não tinha necessariamente que se assemelhar ao braço ou à perna que estava substituindo, mas o rosto era uma questão diferente. Qualquer cirurgião disposto a assumir a tarefa monumental de reconstruir a face de um soldado teria que lidar não apenas com uma perda funcional, como a capacidade de comer, mas também considerar a estética para refletir o que a sociedade considerava aceitável.

Felizmente para Clare, um cirurgião visionário chamado Harold Gillies havia aberto, pouco tempo antes, o Queen's Hospital em Sidcup, na Inglaterra — um dos primeiros do mundo dedicados apenas à reconstrução facial. Ao longo da guerra, Gillies se adaptaria a fim de melhorar as técnicas rudimentares de cirurgia plástica existentes na época e desenvolver novas. Sua inabalável dedicação a esse trabalho foi inteiramente em prol da recuperação de rostos e espíritos esfacelados pelo inferno das trincheiras. Para ajudá-lo nesse desafio assustador, ele reuniria um grupo único de profissionais cuja tarefa seria restaurar o que havia sido rasgado e recriar o que havia sido destruído. Essa equipe multidisciplinar incluiria cirurgiões, médicos, dentistas, radiologistas, artistas, escultores, fabricantes de máscaras e fotógrafos — todos ajudariam no processo de reconstrução do início ao fim. Sob a liderança de Gillies, o campo da cirurgia plástica evoluiria e métodos pioneiros seriam padronizados à medida que um ramo obscuro da medicina ganhava legitimidade e entrava na era moderna. Desde então, esse campo vem florescendo, desafiando a compreensão que temos de nós mesmos e de nossas identidades através das inovações reparadoras e estéticas de cirurgiões plásticos em todo o mundo.

Mas, naquela manhã de fim de outono em novembro de 1917, Percy Clare teria que sobreviver para obter a ajuda médica de que precisava tão desesperadamente.

1
O TRASEIRO DA BAILARINA

A GUERRA E TODOS OS SEUS HORRORES ainda eram inimagináveis no dia em que Harold Delf Gillies e sua esposa passearam por Covent Garden. Esbelto, com nariz adunco e olhos castanho-escuros que muitas vezes brilhavam com malícia, o cirurgião de trinta anos tinha o hábito de andar curvado, o que o fazia parecer ter menos do que seu 1,75 metro de altura. O casal avançou em meio à multidão de donos de barracas e vendedores ambulantes que encerravam o expediente nas ruas de paralelepípedos. Na primavera de 1913, Londres era muito mais proeminente no mundo do que seria às vésperas da Segunda Guerra Mundial, 26 anos depois. Com mais de sete milhões de habitantes, a movimentada metrópole era maior do que Paris, Viena e São Petersburgo juntos e era o lar de mais pessoas do que as dezesseis maiores cidades da Grã-Bretanha e da Irlanda juntas.[1]

Londres não era só grande — também era rica.[2] Pelo rio Tâmisa, a cidade recebia navios que iam e vinham do mar do Norte, exportando e importando mercadorias de todos os cantos do mundo. Era um dos portos mais movimentados e prósperos do planeta, além de um vasto empório de luxo. Os estivadores descarregavam remessas regulares de chá chinês, marfim africano, especiarias indianas e rum jamaicano. Com esse fluxo de mercadorias, vinham pessoas de inúmeros países, das quais algumas decidiam se fixar na capital, tornando Londres mais cosmopolita do que nunca.

Os londrinos trabalhavam muito e se divertiam ainda mais. Havia 6.566 estabelecimentos licenciados que alimentavam o passatempo favorito da cidade — beber — e mantinham a força policial ocupada. Londres ostentava cinco times de futebol, 53 teatros, 51 salas de concerto e quase cem cinemas, que veriam o público semanal triplicar até o fim da década.

Naquela noite quente de primavera, a Royal Opera House era, pela primeira vez, o palco de *Aida*, de Verdi, para os amantes de música mais abastados da cidade. Gillies ganhara ingressos de seu chefe, Sir Milsom Rees, um laringologista especializado em doenças e lesões da laringe, a caixa de voz humana. Como consultor médico da Royal Opera House, Rees tinha a função de cuidar da garganta dos cantores famosos. Nessa ocasião, entretanto, ele estava indisposto e enviou seu jovem pupilo em seu lugar.

Três anos antes, muito por acaso, Gillies conquistara uma posição confortável na clínica de Rees, situada no elegante distrito de Marylebone. Quando foi entrevistado para a vaga, ele tinha acabado de concluir seus estudos clínicos no St. Bartholomew's Hospital, em Londres. Durante esse tempo, demonstrara grande interesse em otorrinolaringologia, uma subespecialidade cirúrgica que, mais amplamente, lida com as doenças na região da cabeça e do pescoço. Em geral, para simplificar, costumamos chamar os médicos dessa especialidade de otorrinos. O médico-chefe, Walter Langdon-Brown, considerava-o um dos mais hábeis da turma.[3] Mas não foram as habilidades médicas de Gillies que lhe renderam o emprego com Rees do outro lado da cidade: foi sua reputação de excelente jogador de golfe que chamou a atenção do médico mais velho.

Na época, Gillies tinha acabado de chegar à quinta rodada do Campeonato Inglês de Amadores. Durante a entrevista de emprego, Rees levou seus tacos de golfe para Gillies inspecionar. Enquanto o laringologista demonstrava sua tacada, Gillies ficou impaciente. "Isso é ridículo. Quando ele vai falar sobre o emprego?", ele se perguntou.[4] No fim, os dois nunca encontraram uma oportunidade para discutir como seria a contratação. Logo no início da entrevista, a chegada de um paciente levou Rees a apressar Gillies, bastante confuso, a sair de seu escritório. Ao fechar a porta, Rees voltou brevemente sua atenção para seu candidato a funcionário e observou espontaneamente: "Ah, meu caro amigo, eu esqueci! Bem, 500 libras seria suficiente? Você pode ficar com qualquer paciente particular que conseguir. Tudo bem?"[5] Gillies — que ganhava 50 libras por ano no hospital — ficou exultante com a perspectiva de ganhar dez vezes mais como especialista em otorrinolaringologia na clínica particular de Rees. Não seria a última vez que a admiração por suas proezas esportivas abriria portas.

Gillies sempre foi um grande vencedor. Ele era um homem cujo talento — fosse atlético, artístico ou acadêmico — era "misteriosamente herdado em vez de duramente adquirido", como observou um de seus primeiros biógrafos, Reginald Pound. Harold Gillies, o mais novo de oito filhos, nasceu em Dunedin, na Nova Zelândia, em 17 de junho de 1882.[6] Seu avô John, da ilha de Bute, na Escócia, emigrou para lá em 1852, levando também o filho mais velho, Robert, que acabou montando um negócio como agrimensor. Foi em Dunedin que ele conheceu Emily Street, a mulher que viria a ser a mãe de Harold. Os dois se apaixonaram e se casaram pouco depois.

Gillies passou os primeiros anos da infância rodando pelos cômodos cavernosos de um casarão vitoriano. Seu pai, um astrônomo amador, encomendara a construção de um observatório com uma cúpula giratória no telhado da elegante construção em pedra. Robert Gillies batizou a residência da família de Casa do Trânsito, em homenagem aos astrônomos da Nova Zelândia que fizeram observações importantes sobre o trânsito de Vênus em 1874, quando o planeta passou na frente do Sol.

Gillies era uma criança precoce e adorava perambular pelo extenso campo ao redor de casa com os cinco irmãos mais velhos, que o colocavam na sela de Brogo, a égua da família, e o levavam em expedições para caçar e pescar. Ainda muito novo, Gillies fraturou um cotovelo enquanto escorregava pelos longos corrimãos da casa da família, o que lhe restringiu permanentemente a amplitude de movimento do braço direito.[7] Foi uma deficiência que mais tarde o levou a inventar um porta-agulhas ergonômico para usar no centro cirúrgico e assim compensar sua capacidade limitada de girar a mão.

Dois dias antes de seu aniversário de quatro anos, em junho de 1886, a infância idílica de Gillies foi destruída.[8] Naquela manhã, um de seus irmãos subiu as escadas para ver o pai, que na noite anterior reclamara que não estava se sentindo bem. Quando entrou no quarto, encontrou Robert Gillies alerta e de bom humor. O pai disse a ele que logo desceria para tomar o café da manhã com eles na sala de jantar. O garoto correu para contar a boa notícia para a família.

A cozinha logo se agitou com panelas e frigideiras saindo das prateleiras altas e a chaleira assobiando ao fim da lenta fervura da água. Mas, à medida que os minutos passavam, o irmão de Gillies foi ficando cada vez mais preocupado. Depois de meia hora, ele subiu a longa escada mais uma vez e entrou em choque ao adentrar o quarto. Robert Gillies estava imóvel na cama, morto após sofrer um aneurisma súbito aos cinquenta anos.

Após a morte do marido, a mãe de Gillies se mudou com os oito filhos para Auckland, para que pudessem ficar mais perto da família dela. Aos oito anos, Gillies foi enviado para estudar na Lindley Lodge, uma escola preparatória para meninos perto de Rugby, na região central da Inglaterra. Quatro anos depois, Gillies voltou para casa e continuou os estudos na Nova Zelândia, mas não ficaria lá por muito tempo. Em 1900, aos dezoito anos, voltou para a Inglaterra e estudou medicina na Universidade de Cambridge. Sua decisão de se tornar médico foi uma surpresa para todos. Era uma carreira que ele dizia ter escolhido para se diferenciar dos irmãos, que eram advogados. "Eu achava que outra profissão deveria ser representada na família", brincou.

Em Cambridge, Gillies ganhou a reputação de ser um pouco rebelde depois de gastar sua bolsa de estudos inteira em uma nova motocicleta. Ele não tinha medo de desafiar os professores e muitas vezes era visto discutindo com o monitor de anatomia no laboratório de dissecção da universidade. Apesar dessa falta de deferência pela autoridade, era muito simpático e admirado por professores e colegas de classe pelo "temperamento feliz e o sorriso que terminava em risadas altas". Sua popularidade lhe rendeu um apelido, "Giles", que perdurou a vida toda.[9]

Apesar do espírito rebelde, Gillies tinha uma mente organizada com uma afinidade por regras e limites — sobretudo se ele era o responsável por defini-los.[10] Durante os estudos, morou em uma casa geminada vitoriana com outros cinco jovens.[11] Como os alunos costumam fazer, eles entravam e saíam como bem queriam. Gillies notou que nem todos os colegas que moravam na casa estavam presentes nas refeições, então criou um sistema para controlar os custos. Cada pessoa era obrigada a marcar sua frequência nas refeições, além do número de "unidades" que consumia, bem como o custo por unidade. Um de seus colegas chamou o esquema de "original e engenhoso", pois garantiu a equidade e ajudou a manter os custos baixos para todos. Mas os companheiros ficaram menos impressionados quando Gillies cobrou de cada um deles juros sobre o dinheiro que lhe deviam depois de ele liquidar uma dívida da casa. Para Gillies, justiça era tudo na vida.

Foi durante seus estudos que ele desenvolveu um sério interesse pelo golfe, trocando frequentemente a caneta pelo taco de nogueira. Por impulso, chegou a fazer um teste para a equipe de golfe da universidade, depois de viajar a Sandwich para uma festa com alguns colegas de classe. Gillies levara tacos para jogar uma rodada no famoso campo de lá, onde uma partida entre Cambridge e Oxford seria realizada alguns dias depois. Após a festa, embarcou em um trem de volta à universidade, mas mudou de ideia no último segundo. Pegou os tacos e pulou do vagão assim que a locomotiva começou a sair da estação. Pouco depois, foi aceito no time de golfe da Universidade de Cambridge.

Gillies passava muito tempo trancado no banheiro, o que devia despertar a desconfiança dos colegas com quem dividia a casa. O ritual diário no cômodo minúsculo era plantar os pés nas mesmas duas faixas do piso e praticar sua tacada na frente do espelho. O amigo Norman Jewson, que mais tarde se tornaria um arquiteto famoso, ficava impressionado com o "imenso poder de concentração e a força de vontade" de Gillies.[12] Aqueles que o conheceram descreveram seu talento para o golfe como "sobrenatural".[13] Com o tempo, seus pacientes teriam a oportunidade de ver sua habilidade como cirurgião plástico sob uma perspectiva semelhante.

Ano após ano e com a progressão de seus estudos, Gillies começou a mostrar uma aptidão para a cirurgia — o que não foi surpreendente, dada sua atenção obsessiva aos detalhes. Sua conduta era diferente da de muitos jovens de sua classe social, e muitas vezes ele se isolava na biblioteca enquanto os colegas socializavam. Um amigo comentou: "Não importava o que ele decidisse fazer, ele fazia."[14] A determinação lhe seria muito útil na vida.

Em assuntos do coração, isso não poderia ser mais verdadeiro. Embora Gillies tivesse jurado nunca se casar com uma enfermeira, ele se viu repentina e irremediavelmente apaixonado por Kathleen Margaret Jackson, uma enfermeira do St. Bartholomew's Hospital, onde ele trabalhava enquanto conduzia seus estudos clínicos. Mas havia um problema: outro médico também estava cortejando a moça.

Como nunca fugiu de um pouco de competição, Gillies redobrou seus esforços. Uma noite, alugou uma charrete e convidou Kathleen para dar uma volta. Já no veículo, Gillies pediu ao condutor que os levasse continuamente pelas ruas até que ela aceitasse a proposta de casamento. A etiqueta rígida da época exigia que as enfermeiras morassem próximo aos hospitais e permanecessem solteiras, então Kathleen pediu demissão logo após ficar noiva.[15] Os dois se casaram seis meses depois, em 9 de novembro de 1911. A essa altura, o médico estava bem estabelecido em seu trabalho lucrativo na clínica particular de Rees.

O TRASEIRO DA BAILARINA

Gillies foi acompanhado da esposa, Kathleen, para assistir a *Aida* na casa de ópera de Covent Garden naquela agradável noite de primavera. O casal deixara sob os cuidados da família seu primogênito, um menino chamado John, que se tornaria prisioneiro de guerra durante a Segunda Guerra Mundial, após seu Spitfire ser abatido nos céus da França. Quando a cortina desceu ao fim do primeiro ato da ópera, um atendente de luvas brancas se aproximou de Gillies sem alarde e solicitou sua presença nos bastidores. Dadas as tarefas habitualmente tranquilas de seu chefe nessas ocasiões, Gillies não esperava fazer nada além de pulverizar algum tipo de bálsamo calmante na garganta sobrecarregada de um cantor. Em vez disso, encontrou uma das dançarinas ferida e despida. Felyne Verbist, a primeira bailarina belga, tinha se sentado em uma tesoura, ficando com um ferimento profundo no traseiro bem torneado. Gillies começou a fazer curativos no local sensível. Ao retornar ao seu assento, ele se perguntou como explicaria sua ausência prolongada — e os detalhes do caso da "garganta" — para sua jovem esposa. Ao longo do restante da apresentação, teve dificuldades de se concentrar em qualquer coisa além da "leve protuberância no traje da bela dançarina, onde o meu curativo rudimentar mas eficaz se sobressaía".[16]

Foi um incidente que Gillies ainda contaria anos depois, como se remover a extremidade pontiaguda de uma tesoura da nádega de uma bailarina fosse a maior glória de sua carreira.

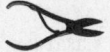

FELYNE VERBIST ESTAVA SE APRESENTANDO na mesma produção de *Aida* um ano depois, em 28 de julho de 1914, quando o Império Austro-Húngaro declarou guerra à Sérvia, sinalizando o início da Primeira Guerra Mundial. Uma semana depois, quando os britânicos se reuniram na praia para desfrutar um último feriado nacional antes do fim do verão, a Grã-Bretanha declarou guerra à Alemanha, mergulhando a nação em um dos conflitos mais mortais da história. Naquele dia abafado de verão, no entanto, poucas pessoas poderiam ter previsto a calamidade que estava prestes a subjugar o país. A eclosão da guerra pegou a maioria de surpresa.

O problema começara um mês antes. Um nacionalista sérvio chamado Gavrilo Princip atirara no arquiduque austríaco Franz Ferdinand e em sua esposa, Sophie, duquesa de Hohenberg, enquanto visitavam Sarajevo. O casal viajara para lá a fim de inspecionar as forças armadas imperiais na Bósnia e Herzegovina, que haviam sido anexadas pelo Império Austro-Húngaro em 1908. Princip acreditava que os territórios pertenciam à Sérvia e viu uma oportunidade de retaliar a anexação, assassinando o presumível herdeiro do trono imperial. Munido de armas fornecidas por uma organização terrorista sérvia chamada Mão Negra, Princip e cinco outros conspiradores se encontraram em Sarajevo com a intenção de matar o arquiduque.

Ferdinand não estava alheio ao perigo. Três anos antes, a Mão Negra havia tentado eliminar seu tio, o imperador Franz Josef. E, pouco antes de morrer, o arquiduque teria dito a um membro da família que previra o próprio assassinato. No entanto, Ferdinand não deve ter se preocupado muito com sua segurança naquela viagem em específico, uma vez que anunciou seus planos de visitar Sarajevo dois meses antes de partir — dando tempo mais do que suficiente para quaisquer possíveis assassinos arquitetarem um plano.

Em retrospecto, parece que todas as partes envolvidas tinham um encontro com o destino.

Na manhã de 28 de junho, o casal real chegou a Sarajevo de trem. Os dois estavam de bom humor, pois era seu aniversário de casamento. Na verdade, essa foi uma das razões pelas quais a duquesa insistiu em estar ao lado do marido naquela visita oficial de Estado. Seu motorista de bochechas rechonchudas e bigode impecável — Leopold Lojka — os acompanhou. Lojka ajudou o arquiduque e a duquesa a entrar em um conversível Gräf & Stift tipo fáeton duplo com a placa A111 118 — uma coincidência assustadora, já que, mais tarde, o armistício seria assinado no dia 11/11/1918.[17]

O luxuoso carro era o segundo em uma carreata de seis veículos que seguiria para a prefeitura por uma avenida arborizada conhecida como Appel Quay, que contornava o rio Miljacka.[18] O dia anterior tinha sido frio e chuvoso, mas o sol rompeu as nuvens para receber o casal real. Como o tempo estava fantástico, a capota de pano do conversível fora dobrada para permitir que as pessoas vissem o arquiduque e a duquesa rumo a seu destino. A falta de precauções da segurança oficial era suspeita, considerando os avisos de que um ataque terrorista era provável.

Armados com pistolas semiautomáticas e explosivos amarrados na cintura, os assassinos se espalharam pela rota do desfile naquela manhã para encontrar a melhor oportunidade de interceptar o arquiduque. Se um falhasse, outro estaria preparado. Além das armas, eles também carregavam pacotes de papelão contendo cianeto em pó, caso o plano falhasse. Não demorou muito para começar a dar errado.

O primeiro aspirante a assassino era um jovem de 28 anos chamado Muhamed Mehmedbašić. Quando a comitiva passou, em um ritmo lento e imponente, ele ficou muito nervoso. Mais tarde, Muhamed alegou que um policial próximo acabou o assustando e que temeu pôr toda a missão em risco se não atingisse o alvo. Minutos depois, o carro se aproximou de Nedeljko Čabrinović, um jovem de dezenove anos que tinha uma razão convincente para não temer as repercussões a longo prazo por suas ações: ele estava morrendo de tuberculose — uma doença incurável em 1914.

Čabrinović abriu o detonador de uma granada batendo-a em um poste de luz e a atirou na direção do carro do arquiduque. Lojka avistou a bomba voando pelo ar e pisou fundo no acelerador. Não se sabe se a bomba ricocheteou da capota recolhida do conversível ou se o próprio arquiduque acabou rechaçando-a. De qualquer forma, a bomba explodiu sob o terceiro carro na procissão, ferindo vários integrantes da comitiva imperial e espalhando estilhaços pelo ar em direção à multidão de espectadores perfilados na rua.

Quando o caos se instalou, Čabrinović abriu caminho pela aglomeração,[19] engoliu o pó de cianeto enquanto fugia e depois pulou o parapeito em direção ao rio Miljacka para garantir uma morte rápida. Infelizmente, o pó de cianeto era de qualidade inferior, então queimou sua garganta e a parede do estômago, mas não o matou. Além das lesões, a humilhação maior foi que o calor do verão deixara o rio praticamente seco, de modo que restou a Čabrinović vomitar na margem arenosa. O assassino fracassado foi logo abordado por um lojista, um barbeiro armado e dois policiais.

Enquanto uma multidão enfurecida ia em direção a Čabrinović, o arquiduque quis interromper a procissão para ver se os amigos, que sofreram ferimentos leves na explosão, estavam bem. Depois de um breve atraso, ele insistiu para que a carreata avançasse: "Vamos. Esse sujeito é claramente louco; vamos prosseguir com a nossa programação."[20] O Gräf & Stift continuou pelas ruas de Sarajevo, mas os assassinos restantes espalhados ao longo da rota do desfile perderam a coragem, permitindo que a comitiva chegasse em segurança à prefeitura minutos depois.

Um fragmento de bomba fizera um corte na bochecha de Sophie, mas, fora isso, o casal real estava ileso. O prefeito, nervoso demais para improvisar, começou a fazer um discurso inoportuno. "Todos os cidadãos da capital de Sarajevo estão com a alma cheia de felicidade e saúdam com muito entusiasmo a visita mais ilustre de Vossa Alteza com as mais cordiais boas-vindas", disse ele ao arquiduque e sua esposa.[21] O arquiduque reagiu com uma explosão de raiva, afastando-se dos oficiais para cumprimentá-lo: "Eu venho aqui como seu convidado, e vocês me recebem com bombas!"[22] Depois de um tempo, porém, Ferdinand se recompôs e fez o discurso que havia preparado, consultando as anotações agora salpicadas com o sangue de um oficial ferido no terceiro carro.

Após as formalidades, o arquiduque se reuniu com oficiais para discutir sua agenda. Foi então que Ferdinand decidiu cancelar seus compromissos da tarde para que ele e a esposa pudessem ir direto ao hospital visitar os feridos no bombardeio. Quando um membro da equipe do arquiduque avisou que isso poderia ser perigoso, Oskar Potiorek, o governador da Bósnia e Herzegovina, esbravejou: "Você acha que Sarajevo está cheia de assassinos?"[23] A paciência de todos estava se esgotando.

Junto ao governador, o arquiduque e a duquesa voltaram para o conversível. Lojka virou a chave na ignição. Na confusão, ninguém notificou os motoristas da comitiva de que deveriam pegar uma rota alternativa até o hospital, então os carros partiram na mesma direção da qual tinham vindo. Sendo assim, o primeiro carro virou na rua Franz Joseph, que estava na rota original do desfile que levaria ao Museu Nacional, local programado para a visita do arquiduque à tarde. Lojka seguiu. Foi então que Potiorek percebeu o erro. "Este é o caminho errado!", gritou ele. "Deveríamos ir pela Appel Quay."[24] Lojka parou para trocar de marcha.[25] Ao fazer isso, sem querer, ele apresentou o arquiduque como um alvo fácil para o único homem na multidão que ainda estava determinado a matá-lo.

Gavrilo Princip — que, como Čabrinović, também estava morrendo de tuberculose e sentia que tinha pouco a perder — mal conseguiu acreditar.[26] Ele sacou sua pistola semiautomática Browning Modelo 1910 e mirou. Fosse boa pontaria ou golpe de sorte, ele atingiu fatalmente o casal real. A primeira bala atravessou a porta do carro, penetrando o abdômen da duquesa e rompendo uma artéria gástrica. A segunda bala rasgou o pescoço do arquiduque, arrebentando a veia jugular. Quando o carro acelerou, a duquesa caiu no colo do marido. Potiorek ouviu Ferdinand sussurrando: "Sophie, Sophie, não morra, permaneça viva por nossos filhos", antes de ele próprio desmaiar. Às onze da manhã, poucas horas depois de chegarem a Sarajevo, os dois estavam mortos.

Uma multidão foi para cima de Princip, derrubando a pistola de sua mão enquanto ele a erguia em direção à própria têmpora. As pessoas o chutaram e arranharam e provavelmente o teriam matado ali mesmo se policiais não o tivessem arrastado para longe. Princip foi julgado e mandado para a prisão, onde definhou de tuberculose até pesar uns quarenta quilos. Ele morreu apenas algumas semanas antes do fim da guerra mundial que ajudara a iniciar.

O assassinato foi um catalisador da guerra, provocando uma rápida cadeia de eventos que desestabilizaram a Europa, devido, em parte, a uma rede de alianças que uniam certas nações. Essas alianças determinavam que, se um país fosse atacado, os aliados seriam obrigados a defendê-lo. Em 28 de julho, um mês depois do assassinato do arquiduque, a Áustria-Hungria declarou guerra à Sérvia. No dia seguinte, forças militares começaram a bombardear a capital sérvia, Belgrado. Essa declaração de guerra fez com que a Rússia mobilizasse suas tropas, já que um tratado a obrigava a defender a Sérvia, o que, por sua vez, levou a Alemanha — aliada da Áustria-Hungria sob o acordo da Tríplice Aliança de 1882 — a declarar guerra à Rússia. Um por um, os frágeis laços de paz que mantinham unidas as grandes potências da Europa começaram a afrouxar e, nação após nação, desmancharam-se inexoravelmente, desencadeando o que viria a ser o horror da Primeira Guerra Mundial.

A ESCALADA DA TENSÃO NO CONTINENTE europeu recebeu pouca atenção da imprensa britânica. Os artigos sobre a situação ficavam enterrados e esquecidos dentro dos jornais. Um debate sobre se era apropriado que as mulheres fossem espectadoras de boxe despertava muito mais interesse público. Somente em julho de 1914, mais de dois mil artigos[27] sobre o assunto apareceram nos jornais britânicos, com manchetes como "Mulheres nas lutas de boxe. A presença delas é inadequada?".[28] A controvérsia em relação à influência da música *ragtime* americana sobre a juventude britânica recebeu interesse semelhante.

A atitude dos políticos britânicos em relação aos acontecimentos no continente foi igualmente desdenhosa.[29] Havia pouco entusiasmo no Parlamento por uma guerra em apoio à Sérvia e à sua aliada ditatorial, a Rússia czarista. Apenas onze dias antes de a Grã-Bretanha entrar no conflito, o primeiro-ministro Herbert Asquith assegurou a seu amigo íntimo Venetia Stanley que, "felizmente, não parece haver razão para sermos mais do que espectadores". Asquith — cujo partido político chegara ao poder sob o slogan "Paz, Contenção e Reforma" — estava mais preocupado com a ameaça iminente de guerra civil na Irlanda, onde a perspectiva de um governo local estava dividindo nacionalistas e sindicalistas. A tempestade que se formava na Europa parecia distante. No início de agosto, no entanto, ficou claro que o próximo conflito não seria mais apenas uma disputa nos Bálcãs.

Em 3 de agosto, dois dias depois de declarar guerra à Rússia, a Alemanha declarou guerra à França, aliada russa, esperando uma rápida vitória sobre os franceses antes que os russos se mobilizassem. A Alemanha imediatamente começou a mover tropas para a Bélgica, que, graças a um tratado, era neutra desde 1839. O chanceler alemão, no entanto, menosprezou o tratado, considerando-o "um pedaço de papel".

A Alemanha avançou com sua mobilização militar e ofereceu arcar com os custos para deslocar seus homens pela Bélgica neutra rumo à invasão da França. Os alemães estavam convencidos de que receberiam permissão, mas os belgas ficaram indignados com a violação do tratado por parte deles. Enquanto isso, a Grã-Bretanha — preocupada com o desequilíbrio de poder na Europa caso a Alemanha conquistasse a França — emitiu um ultimato no dia seguinte, exigindo que os alemães retirassem suas tropas da Bélgica. Como não houve resposta, a Grã-Bretanha declarou guerra.

Naquela noite, milhares de pessoas se amontoaram na The Mall, a rota que leva ao Palácio de Buckingham, onde agitaram bandeiras e cantaram o hino nacional. O *Daily Mirror* relatou que o rei George V e sua família foram "saudados com aplausos fortes e entusiasmados quando apareceram, por volta das oito da noite, na varanda do Palácio de Buckingham, diante de uma multidão recorde".[30] O clima era de júbilo. Ninguém tinha noção da guerra que estava para começar. No dia seguinte, uma chuva torrencial assolou o país — um presságio do que a Grã-Bretanha enfrentaria nos quatro anos seguintes.

Os jornais agora pediam que os homens assumissem a responsabilidade e cumprissem seu dever "pelo rei e pelo país". Olive Finch, um londrino, lembrou-se de que "parecia que o fim do mundo tinha chegado [...] de repente, havia multidões de homens correndo para se alistar e hordas deles vagando pelas ruas em pelotões e em bondes".[31] Filhos, irmãos, pais e maridos de toda a Grã-Bretanha aproveitaram as férias de verão e inundaram os depósitos de recrutamento, prometendo a entes queridos chorosos que a guerra acabaria em breve.

Entre esses recrutas estavam dezenas de milhares de meninos menores de idade tomados pelo fervor patriótico e o desejo de aventura.[32] Um deles era Abraham "Aby" Bevistein, de dezesseis anos, que se alistou com idade e nome falsos. Sua empolgação logo diminuiu quando ele sofreu um choque grave depois que uma mina alemã explodiu ao seu lado. Assustado e traumatizado, Aby fugiu do seu posto e não demorou a ser capturado e preso. Mais tarde, foi um dos 306 soldados britânicos executados por deserção. Às vezes, o nome dele era lido em voz alta antes do início das ofensivas, como um alerta para aqueles que cogitavam a mesma medida desesperada.[33] Entre os desertores estava o soldado James Smith, que caiu sangrando, mas vivo, após uma tentativa de execução fracassada por parte de um pelotão de fuzilamento. Seu amigo, o soldado Richard Blundell, atirou na cabeça dele à queima-roupa depois da promessa de ter dez dias de licença se completasse a execução. Setenta e dois anos depois, Blundell estava em seu leito de morte murmurando: "Grande jeito de conseguir a licença, grande jeito de conseguir a licença."[34]

De volta à Grã-Bretanha, o recém-nomeado secretário de Estado da Guerra, lorde Herbert Kitchener, instou o governo a intensificar seus esforços de recrutamento.[35] Kitchener — que ganhou notoriedade por sua "tática de terra arrasada" durante a Guerra dos Bôeres na virada do século — previu uma guerra longa e tediosa, que duraria anos, não meses. Em um discurso sério aos membros do Gabinete, Kitchener estimou um conflito de três anos, que exigiria o recrutamento de um milhão de homens ou mais. O secretário de Relações Exteriores, Edward Grey, ficou espantado. Ele pensou que a previsão de Kitchener era "improvável, se não inconcebível", e se agarrou à ideia de que a guerra acabaria antes que um milhão de homens pudessem ser treinados. Kitchener, no entanto, não seria dissuadido. Já no início, ele ajudou a lançar uma campanha agressiva de recrutamento para aumentar as fileiras do exército regular. Centenas de cartazes com uma imagem séria do secretário apontando o dedo para o espectador e o slogan "[Lorde Kitchener] quer você!" foram fixados por toda Londres.

Alguns jovens foram estimulados a se voluntariar não pelo patriotismo, mas pelo medo de receber uma pena branca — símbolo de covardia. Norman Demuth, que tinha apenas dezesseis anos na época, lembrou-se de alguém o confrontando um dia depois de terminar a escola. "Eu estava olhando para uma vitrine e de repente senti alguém enfiar algo na minha mão e percebi que era uma mulher me dando uma pena branca", revelou ele.[36] "Por um instante, fiquei tão surpreso que não sabia o que fazer."

Demuth — que havia tentado em várias ocasiões convencer o Exército de que tinha dezenove anos — correu para o gabinete de recrutamento com empenho renovado.[37] Dessa vez, ele foi bem-sucedido, mas acabou sendo ferido e foi dispensado. Antes que a guerra terminasse, outra mulher pôs uma pena na mão dele, dentro de um ônibus. "Ó, Senhor, lá vem isso de novo", pensou ele. Demuth usou a pena para limpar o cachimbo antes de devolvê-lo para a moça e comentar: "Nós não recebemos isso nas trincheiras."

A campanha de recrutamento de Kitchener acabou sendo um sucesso estrondoso. Mais de meio milhão de homens se alistou nos primeiros dois meses da guerra. No fim de 1915, mais de três milhões de soldados estavam servindo nas forças armadas britânicas.[38] O secretário de Estado da Guerra tinha conseguido produzir o maior exército voluntário já visto na Grã-Bretanha.

À MEDIDA QUE O NÚMERO DE ALISTADOS crescia, aumentava também a necessidade de médicos e enfermeiros para cuidar dos doentes e feridos de guerra. O Corpo Médico do Exército Britânico operava as unidades médicas do Exército, reforçadas pela ajuda voluntária de instituições como a Cruz Vermelha Britânica, a St. John's Ambulance e a Friend's Ambulance Unit. Para aqueles que desejassem prestar serviços médicos, havia muitas organizações em que poderiam se inscrever.

Mulheres civis apareceram aos milhares para se voluntariar como enfermeiras. Muitas eram de classe média ou alta e nunca tinham colocado os pés em um hospital. Nas enfermarias, eram chamadas para realizar tarefas que exigiam habilidades domésticas que poucas tinham. "Lembro-me de ver uma menina sentada nas escadas com um espanador, perguntando o que diabos fazer com aquilo", recordou uma mulher.[39] As noções românticas da enfermagem logo foram desfeitas pela realidade sombria de comadres, vômito e sangue. Esperava-se que jovens mulheres que nunca tinham visto um homem de roupas íntimas trabalhassem diante do corpo mutilado de soldados evacuados diretamente das trincheiras.

Enid Bagnold, uma dramaturga britânica que se voluntariou no início da guerra, lembrou-se de pernas decepadas empilhadas em cestos do lado de fora da sala de cirurgia: "Os feridos chegavam exatamente como estavam, com os curativos encharcados de sangue [...] Cirurgias eram realizadas sem parar."[40] Mulheres de toda a Grã-Bretanha de repente se viram em situações igualmente traumáticas. Claire Elise Tisdall, uma enfermeira voluntária que trabalhava em Londres, notou um soldado sendo levado de maca uma noite.[41] Na penumbra, achou que a metade inferior do rosto dele estava coberta por um pano preto. Só mais tarde percebeu que essa parte tinha sido completamente arrancada pela explosão.

No entanto, nem todas as mulheres que se voluntariaram careciam de treinamento formal. Quando a guerra eclodiu, enfermeiras qualificadas viram uma oportunidade de usar suas habilidades profissionais. "É em um momento como esse que uma enfermeira qualificada prova seu valor", lembrou uma.[42] "É impossível para os cirurgiões atender todos os pacientes que chegam, então as irmãs e enfermeiras devem fazer o melhor que podem." Era comum haver tensão entre quem era qualificada e quem tinha pouca ou nenhuma experiência em cuidar de doentes e feridos. Uma enfermeira profissional reclamou que habilidades adquiridas por meio de treinamento formal não poderiam "ser transmitidas em algumas aulas de curativos ou instruções de primeiros socorros".[43] Não obstante tais conflitos, tanto enfermeiras experientes como inexperientes foram aceitas com entusiasmo para o serviço.

As médicas, no entanto, enfrentaram obstáculos mais difíceis quando se tratava de encontrar locais para mostrar suas habilidades duramente conquistadas. Quando a dra. Helena Wright tentou garantir um posto em um hospital militar, deparou-se com resistência machista vez após vez. Elsie Inglis — uma sufragista e médica respeitada — enfrentou preconceitos semelhantes. Quando ela escreveu ao Gabinete de Guerra britânico sugerindo que as unidades médicas femininas fossem autorizadas a servir na linha de frente, recebeu como resposta: "Minha senhora, vá para casa e sossegue."[44] Isso não foi capaz de deter Inglis, que acabou oferecendo seus serviços aos franceses e continuaria montando unidades femininas não apenas na França, mas também em lugares como Sérvia, Córsega, Grécia, Malta e Rússia.

Na fase inicial do esforço de guerra, o Corpo Médico do Exército Britânico e as diversas organizações médicas voluntárias simplesmente ficaram sobrecarregados com a onda de pessoas clamando para ajudar. Entre a multidão de voluntários médicos estava Harold Gillies, de 32 anos, que havia se inscrito na Cruz Vermelha logo após a Grã-Bretanha entrar no conflito. Em janeiro de 1915, ele foi chamado.[45] Gillies tirou uma licença do consultório do dr. Rees e fez as malas rumo à França.

A decisão de se voluntariar não deve ter sido fácil, pois ele teve que deixar para trás Kathleen, a esposa grávida que daria à luz Margaret, segundo filho do casal, algumas semanas após sua partida.[46] Separar-se da família, que estava aumentando, já era difícil. Logo Gillies também descobriria que enfrentar a crise médica na Frente Ocidental era extremamente diferente de extrair tesouras do traseiro das bailarinas de Covent Garden.

2
O FANTASMA PRATEADO

O ROLLS-ROYCE CRUZAVA AS RUAS ESTREITAS a uma velocidade impressionante. Apelidado de "Fantasma Prateado" devido ao motor silencioso, o conversível creme com assentos de couro cor de ferrugem se tornara uma visão comum para o pessoal do Exército que ocupava a cidade costeira de Boulogne, no norte da França. Ao volante estava Auguste Charles Valadier, um homem de cabelo castanho-claro e rosto rechonchudo. Ele era um dentista franco-americano famoso entre as tropas por ter convertido seu carro de luxo em uma sala de cirurgia móvel, equipando-o com uma cadeira dentária, brocas e equipamentos — tudo custeado por ele. Seria essa figura excêntrica, com botas de montaria perfeitamente engraxadas e esporas cintilantes, que revelaria a Harold Gillies a necessidade desesperadora de cirurgiões reparadores perto da linha de frente.

Valadier, filho de Charles Jean-Baptiste e Marie Antoinette Valadier, nasceu em Paris, em 26 de novembro de 1873. Quando criança, viajou de navio para os Estados Unidos com o pai, que era farmacêutico, e dois irmãos mais novos. Enquanto a embarcação entrava lentamente no porto de Nova York, é provável que tenha visto uma parte do pedestal sendo construída na então chamada ilha de Bedloe e que logo serviria de apoio para a Estátua da Liberdade — um presente extraordinário de sua terra natal para seu país adotivo.

Antes que fosse autorizado a desembarcar, Valadier foi examinado por médicos que entraram no navio para inspecionar os passageiros em busca de doenças transmissíveis, como varíola, febre amarela e cólera. Quem eles achassem que tivesse algum tipo de infecção era separado dos outros passageiros e ficava em quarentena por tempo indeterminado. Depois de serem liberados pelos médicos, Valadier e sua família foram conduzidos a um forte de arenito em formato cilíndrico na extremidade de Manhattan, conhecido como Castle Clinton. Antes do estabelecimento da ilha Ellis, em 1890, o Castle Clinton era a porta de entrada dos estrangeiros que chegavam a Nova York. É improvável que algum dos Valadiers estivesse portando documentos na chegada. Tudo o que era necessário na época era uma confirmação oral do nome e do país de nascimento.

Valadier passou a maior parte da infância nos Estados Unidos e, por fim, tornou-se cidadão naturalizado, como o pai.[1] Quando chegou a hora de escolher uma carreira, definiu como meta a odontologia e se matriculou na Faculdade de Odontologia da Filadélfia — a segunda escola do ramo mais antiga do país. Depois da morte do pai, Valadier se mudou para Nova York, onde abriu uma clínica odontológica no número 39 da West 36th Street, não muito longe de onde o Empire State Building seria erguido algumas décadas depois. Valadier poderia ter permanecido em Nova York pelo resto da vida se a morte repentina de um de seus irmãos não o tivesse levado de volta a Paris em 1910. Essa mudança se deveu, em parte, à mãe de Valadier, que ficara viúva havia pouco e seria, segundo rumores, a amante do famoso editor de jornais James Gordon Bennett Jr. Por isso, agora ela tinha dinheiro de sobra e atraiu o filho de volta a Paris com a promessa de um apartamento luxuoso no quinto andar e um prédio na elegante Place Vendôme.

Ao retornar, Valadier estudou na École Odontotechnique de Paris para obter sua certificação odontológica na França. Depois, montou uma clínica na avenida Hoche, a poucos passos do Arco do Triunfo, em um bairro afluente perto dos Champs-Élysées. Lá cuidou de vários clientes notórios, incluindo o rei da Espanha. Valadier sempre esteve na vanguarda de sua profissão. No Instituto Pasteur, passou um tempo considerável colaborando com um médico chamado H. Spencer Brown no uso de certas vacinas para a prevenção de doenças graves que acometiam a gengiva. Ele se interessava tanto por cuidados preventivos quanto por tratamentos.

Valadier tinha o pavio curto. Em 1913, um ano antes do início da guerra, ele se casou com sua segunda esposa, Alice Wright, neta do ex-secretário dos Estados Unidos no Brasil. No meio da cerimônia, um oficial da igreja sussurrou algo no ouvido do sacerdote responsável, e depois disso o evento se arrastou. Mais tarde, era possível ouvir Valadier na sacristia: "Desgraçados! Eles me fizeram pagar 25 mil francos!"[2] O padre ficou sabendo que Valadier era desquitado, o que o tornava inelegível para se casar na Igreja Católica Romana.

Valadier rapidamente se acostumou à vida doméstica, mudando-se para um apartamento ainda maior no número 47 da avenida Hoche, perto de sua clínica. Em 1º de agosto de 1914 — enquanto ele participava da reunião anual da Sociedade Odontológica Americana da Europa em Paris —, a França declarou guerra à Alemanha. O mundo foi subitamente lançado em um turbilhão de acontecimentos.

Dada sua formação médica e o local onde residia, Valadier parecia um candidato óbvio a prestar serviços para o Exército francês. No entanto, as regras estipulavam que ele teria que se alistar como soldado ou voluntário na Legião Estrangeira, por causa da cidadania americana.[3] Nenhuma dessas opções atraiu o profissional bem-sucedido de quarenta anos que passara a maior parte da vida entre a alta sociedade. Além disso, o Exército francês não tinha um corpo dentário organizado na época, e os cuidados odontológicos eram prestados aos soldados de maneira tão aleatória que Valadier provavelmente teria detestado o serviço.

Infelizmente, os britânicos, à semelhança dos franceses, não valorizavam as habilidades dos dentistas. Desde a invenção do fuzil de repetição, em meados do século XIX, a conservação dos dentes passou a ser de baixa prioridade para o Exército, já que os soldados de infantaria não precisavam mais morder cartuchos abertos de papel com pólvora para carregar a arma. O fracasso dos militares em obedecer ao ditado "um exército que não pode morder não pode lutar" vinha causando problemas havia algum tempo. Durante a Guerra dos Bôeres, 6.942 homens foram internados em hospitais devido a problemas dentários: um terço foi enviado de volta para a Grã-Bretanha por invalidez, enquanto os outros foram considerados inaptos para o serviço ativo.[4] Apesar dessas duras lições, o Exército demorou a agir.[5]

No início da Primeira Guerra Mundial, esperava-se que os cirurgiões gerais do Exército atendessem às necessidades odontológicas dos soldados. Consequentemente, nenhum dentista acompanhou a Força Expedicionária Britânica à França em agosto de 1914. Henry Percy Pickerill, um cirurgião-dentista que mais tarde desempenharia um papel importante no desenvolvimento da cirurgia plástica, lamentou o fato de os cirurgiões gerais estarem inicialmente encarregados da saúde bucal das tropas. "Será que um médico é capaz de dizer exatamente, a partir do exame apressado da boca, e sem um conhecimento odontológico especializado, o que constitui uma boa dentição?", perguntou ele logo após o início da guerra.[6]

A decisão de não enviar dentistas com a Força Expedicionária Britânica parecia estranha, dado o péssimo estado dos dentes da classe trabalhadora na época. Depois de entrevistar vários soldados em sua companhia, um oficial tomou nota de "diversos homens que afirmavam com sinceridade nunca ter usado uma escova de dentes na vida".[7] Além disso, a alimentação básica do Exército apresentava desafios para os dentes já frágeis. Os biscoitos calóricos produzidos sob contrato do governo pela Huntley & Palmers eram notoriamente duros e poderiam quebrar os incisivos de um soldado se não fossem antes embebidos em chá ou água.

A dieta repetitiva e a falta de higiene bucal também causavam a dolorosa gengivite ulcerativa necrosante aguda, conhecida como boca de trincheira. A doença ocorre quando as bactérias se acumulam na boca, causando sangramento, úlceras e mau hálito. Em seu estado avançado, também pode fazer com que as membranas da gengiva se soltem. Sem tratamento, a pessoa pode ter dificuldade para comer e engolir. Foi um círculo vicioso que afetou terrivelmente a saúde de muitos soldados durante a guerra.

Dentes defeituosos não eram apenas um problema para o Exército quando os homens estavam enclausurados nas trincheiras — também eram uma das principais razões para rejeitar recrutas. Piadas sobre o estado dos dentes da nação chegaram até as páginas da satírica revista semanal britânica *Punch*. Pouco depois da eclosão da guerra, a revista publicou uma charge que retratava um homem incrédulo em um gabinete de recrutamento protestando contra a decisão de ter sido recusado por causa dos dentes podres: "Cara, você está cometendo um grande equívoco. Não quero morder os alemães, quero atirar neles."[8] Acontece que o desenho não era ficção: refletia as experiências reais de civis. O jornalista e autor britânico Robert Roberts registrou em suas memórias uma conversa entre sua mãe e um veterano da Guerra dos Bôeres chamado sr. Bickham, que havia sido rejeitado pelo Exército por causa dos dentes. "Eles devem querer que os caras mordam os malditos alemães", gritou ele, frustrado, para os oficiais de recrutamento.[9] Enquanto se afastava, falou por cima do ombro: "Mas eles vão acabar me escolhendo [...] antes de completarem a lista!"

No início da guerra, os dentistas atuaram extraoficialmente para preparar os soldados de infantaria para a batalha, oferecendo serviços odontológicos gratuitos antes de eles serem enviados para o exterior. Isso garantia que o maior número de recrutas possível chegasse à linha de frente. C. V. Walker, uma estudante de odontologia do Newcastle-upon-Tyne Dental Hospital, lembrou-se de um mês em que extraiu mais de *novecentos* dentes. O hospital estava lotado de pacientes, então Walker tinha um limite de "duas seringas cheias com uma solução de cocaína [por homem]"[10] — a cocaína era um anestésico dentário comumente usado na época. Um soldado que teve todos os dentes superiores extraídos pediu a Walker para remover os inferiores também. Quando Walker explicou que teria que fazer isso sem anestesia, o homem respondeu com entusiasmo: "Pode tirá-los sem nada, porque quero ir para a linha de frente."

No entanto, apesar da prevalência das cáries, foi somente quando o general Douglas Haig foi acometido por uma dor de dente insuportável no auge da Batalha de Aisne, em outubro de 1914, que a ausência de dentistas *dentro* do Exército foi finalmente solucionada. Valadier, com sua excelente reputação profissional, foi convocado em Paris. Na viagem de cerca de 110 quilômetros até Aisne, foi forçado a prosseguir a pé depois que seu carro foi atingido por projéteis alemães. De acordo com um relato, quando chegou ao quartel-general, ele extraiu o dente podre "sob uma chuva de balas".[11] (Haig recomendaria mais tarde que Valadier fosse condecorado pelo "excelente e valioso trabalho cirúrgico na mandíbula realizado gratuitamente por este cavalheiro para homens de todas as patentes do Exército britânico".)[12]

Valadier acabou recebendo uma comissão temporária no Corpo Médico do Exército Britânico. Pouco depois da extração bem-sucedida do dente do general Haig, Valadier recebeu a comissão e a patente honorária de "tenente local" do Exército britânico. Ele foi um dos primeiros cirurgiões-dentistas a tratar as tropas britânicas na França durante a Primeira Guerra Mundial. No fim de 1914, havia vinte dentistas atuando em uma função oficial.[13] Esse número cresceu gradualmente, até chegar a 831 dentistas servindo na época do Armistício, em 1918.[14] Só depois do conflito, em 1921, um Corpo Odontológico do Exército dedicado seria finalmente estabelecido pelo secretário de Estado da Guerra, Winston Churchill.

Mas, na Primeira Guerra Mundial, Valadier logo descobriria que seria necessária uma habilidade odontológica muito mais apurada do que a de extrair um molar podre. Em outubro de 1914, ele foi designado para o Hospital Permanente nº 13, que tinha sido criado em galpões de açúcar abandonados na Gare Maritime, em Boulogne, poucas semanas antes.

A chegada de Valadier foi oportuna, pois a Primeira Batalha de Ypres tinha acabado de começar e seus serviços logo seriam muito requisitados.

NO INÍCIO DA GUERRA, o grande número de baixas na Frente Ocidental exigiu a criação de hospitais de base para a triagem e evacuação de doentes e feridos. Esses hospitais foram construídos perto de linhas ferroviárias e portos para acelerar a recepção de fluxos contínuos de homens feridos e servir como postos de concentração para evacuar para a Grã-Bretanha aqueles que precisavam de tratamento a longo prazo. Os hospitais de base foram divididos em duas categorias: gerais e permanentes. Em tese, os gerais eram maiores, com capacidade para mil pacientes ou mais, enquanto os permanentes eram menores e mais especializados. O Hospital Permanente nº 13, para o qual Valadier foi designado, era um dos primeiros desse tipo. E não demorou muito para que os pacientes começassem a sobrecarregar a equipe médica.

Em outubro de 1914, o Hospital Permanente nº 13 tornou-se um verdadeiro armazém de sofrimento humano durante a Primeira Batalha de Ypres. Os combates se concentraram em torno da antiga cidade flamenga de Ypres, cujas fortificações protegiam rotas para o Canal da Mancha e o acesso ao mar do Norte. A batalha durou um mês, e os dois lados sofreram enormes baixas. Uma colega de Valadier lembrou o caos que a recepcionou na chegada ao hospital: "Estavam convertendo os galpões em enfermarias; erguiam divisórias de madeira e carregavam os estrados das camas enquanto os feridos estavam deitados sobre palha ou macas."[15] À medida que milhares de soldados feridos se aglomeravam nos antigos galpões de açúcar que passaram a formar o Hospital Permanente nº 13, Valadier percebeu que enfrentaria desafios muito mais graves do que a tão comum cárie dentária.

A guerra de trincheiras resultou em um alto número de ferimentos no pescoço e na cabeça, aos quais os pacientes sobreviviam, mas o solo encharcado e ricamente adubado da região ocasionou um aumento significativo nas taxas de infecção. Isso ocorria sobretudo com soldados que tinham sido atingidos por projéteis altamente explosivos, que causavam graves lacerações na pele e no tecido subjacente, levando bactérias para partes profundas do corpo. A taxa de mortalidade por feridas infeccionadas atingiu 28% em alguns hospitais de base — isso sem levar em conta aqueles que morreram a caminho do hospital.[16]

Por ironia, o cirurgião Joseph Lister — considerado responsável por salvar dezenas de milhares de vidas no século XIX ao introduzir técnicas antissépticas à prática da cirurgia — foi indiretamente responsável pela alta incidência de sepse na Europa no início da Primeira Guerra Mundial.[17] Seu sucesso significava que a então mais recente geração de cirurgiões, que estudara com base na teoria dos germes e nos princípios da assepsia, não estava acostumada a identificar e tratar ferimentos infeccionados, uma vez que raramente os encontrava na prática diária. Mas o solo agrícola rico da França e da Bélgica abrigava micróbios letais que causavam tétano, gangrena gasosa e septicemia. O campo de batalha foi um terreno tão fértil para patógenos que o oficial médico australiano Arthur Graham Butler considerou se tratar de uma "guerra de infecção fecal — estreptococos e anaeróbios".[18] Um cirurgião quase literalmente selava o destino de um soldado quando suturava uma ferida cheia de bactérias. Mesmo que curativos antissépticos fossem aplicados posteriormente, eles teriam pouca eficácia nas infecções profundas.[19]

Por sorte, Valadier percebeu que as situações ruins eram agravadas pelo fechamento prematuro das feridas faciais antes que pudessem ser devidamente limpas — em especial porque essa área do corpo já estava repleta de bactérias por conta da má higiene bucal.[20] Logo no início, ele começou a irrigar bastante as feridas no rosto antes de tratá-las. Para isso, inventou um aparelho móvel que chamou de "apagador de incêndio". O aparelho consistia em um grande tambor de água fervente no qual se encaixavam tubos de borracha. Para fornecer pressão, uma bomba de bicicleta foi conectada ao tambor.

Pouco depois de chegar a Boulogne, Valadier convenceu a administração geral do hospital a permitir que ele instalasse uma unidade temporária dedicada ao tratamento da mandíbula em Wimereux, nos arredores, para cuidar do grande número de lesões maxilofaciais de soldados da linha de frente. Ele pagou pela maior parte do equipamento médico com os lucros de seu consultório particular em Paris, bem como com o dinheiro herdado após a então recente morte da mãe. (Ele também ofereceu seus serviços totalmente gratuitos até outubro de 1918 — um mês antes do fim da guerra —, quando enfim aceitou o pagamento e as ajudas de custo de um major de infantaria.)[21]

Foi nessa unidade especializada que Harold Gillies conheceu o dentista e que sua carreira tomou um rumo inesperado.[22] Ele havia sido nomeado para supervisionar o trabalho de Valadier, uma vez que as credenciais do francês em odontologia não lhe permitiam operar sem a supervisão de um cirurgião. Como especialista em otorrinolaringologia com uma profunda compreensão da anatomia da cabeça e do pescoço, Gillies era excepcionalmente qualificado para o trabalho. No entanto, sem dúvida, foi ele quem mais se beneficiou dessa parceria inicial, que não só lhe ensinou o valor da odontologia para a prática da reconstrução facial, como também lhe demonstrou o poder transformador da cirurgia plástica.

O TERMO "CIRURGIA PLÁSTICA" foi cunhado em 1798, pelo cirurgião francês Pierre-Joseph Desault.[23] Antes da fabricação do material sintético conhecido hoje como plástico, a palavra muitas vezes se referia a um objeto que poderia ser moldado ou esculpido — nesse caso, a pele ou o tecido mole de uma pessoa.

Quando Gillies conheceu Valadier, em 1915, a cirurgia plástica ainda dava seus primeiros passos como especialidade médica. A maioria dos cirurgiões tinha pouca ou nenhuma experiência em lidar com a destruição generalizada de tecidos moles do rosto. Iniciativas em períodos anteriores para reconstruir, reparar ou alterar a aparência da face ficavam restritas a pequenas áreas, como o nariz ou as orelhas. E mesmo as cirurgias mais básicas não eram realizadas em grande número, ainda que os desenvolvimentos em anestesia na segunda metade do século XIX as tornassem menos dolorosas do que em períodos anteriores. Os procedimentos reparadores e cosméticos permaneceram raros antes da Primeira Guerra Mundial. Enfrentar o bisturi por um tratamento cirúrgico experimental representava sérios riscos em termos de infecção e poderia levar a uma desfiguração maior se a cirurgia fosse realizada de forma incorreta.

Foi só a partir da Guerra de Secessão que houve tentativas sistemáticas de reconstruir grandes áreas faciais. Isso foi impulsionado, em parte, pelos terríveis danos causados por um novo tipo de munição: a bala cônica. Conhecida como *bala minié* em referência a seu criador, o francês Claude-Étienne Minié, era um projétil que se achatava e se deformava após o impacto, causando o máximo de destruição.[24]

Indiscutivelmente, o cirurgião mais hábil e criativo que surgiu no campo de batalha da Guerra de Secessão foi Gurdon Buck, um dos fundadores da Academia de Medicina de Nova York e um dos primeiros médicos a incluir fotos de pré e pós-operatório em suas publicações. Em um caso notável, Buck reconstruiu a mandíbula de William Simmons, um soldado que havia sido atingido no rosto por um projétil de artilharia.[25] Apesar da gravidade da lesão, Buck conseguiu restaurar alguma função da área ferida. Em pouco tempo, Simmons — que ficara incapacitado de comer e falar após o ocorrido — não mostrava mais nenhum impedimento para conversar.

Um dos casos mais complicados de Buck não foi o resultado de armamentos da Guerra de Secessão, mas um efeito colateral da medicação administrada a um soldado que sofria de febre tifoide.[26] Pouco depois de receber calomel (cloreto de mercúrio), o soldado Carleton Burgan desenvolveu uma úlcera na ponta da língua. A lesão logo se tornou gangrenosa, espalhando-se para outras áreas do rosto. Em poucas semanas, a gangrena havia corroído o palato, a bochecha e o olho direitos.

Buck contou com a ajuda do dentista Thomas B. Gunning, que criou uma placa de borracha rígida como substituta para o palato perdido, contando com outra peça acima da placa para preencher o lado direito do nariz.[27] Buck então realizou uma série de cirurgias, incluindo um enxerto rudimentar de pele, que ajudou a restaurar a aparência de Burgan.[28] O soldado ferido usou o palato artificial pelo resto da vida. Ele se casou, teve oito filhos e morreu aos 72 anos.

Embora houvesse cirurgiões que tentassem restaurar a função de rostos danificados durante a Guerra de Secessão, poucos prestavam atenção à estética. Quando o soldado Joseph Harvey foi atingido por um estilhaço na Batalha de Chancellorsville, teve a bochecha direita rasgada, parte da mandíbula arrancada e um olho destruído.[29] Foi internado no Mansion House Hospital, em Alexandria, onde um cirurgião raspou porções irregulares do osso. Harvey recebeu alta, apesar de ter ficado com um buraco gigante na bochecha, através do qual saliva e outros líquidos vazavam. Ele acabou encontrando emprego como vigia noturno e morreu alguns anos depois, provavelmente devido a complicações da lesão. Como Harvey, a maioria dos outros soldados que sofreram ferimentos na cabeça naquela época era deixada com lesões terríveis e buracos escancarados no rosto.

A cirurgia plástica permaneceu sendo a exceção e não a regra durante a Guerra de Secessão. Gurdon Buck era um dos poucos cirurgiões dispostos a tentar procedimentos tão arriscados. Como resultado, há relatos de menos de quarenta "cirurgias plásticas" ocorridas no Norte e no Sul.[30] E, por mais que a incidência das lesões faciais fosse alta na década de 1860, elas foram muito mais dominantes durante a Primeira Guerra Mundial. Por causa disso, as inadequações cirúrgicas dos séculos anteriores seriam finalmente abordadas, abrindo caminho para a cirurgia plástica entrar em uma nova era — em que seria possível tentar e testar métodos em uma escala até então inimaginável.

NA UNIDADE DE MANDÍBULA em Boulogne, Gillies logo soube que Valadier era uma figura desagregadora, amado ou odiado por aqueles que o conheciam. Um colega o descreveu como "um caubói encantador e alegre" que conseguia enrolar cigarros com uma das mãos enquanto segurava as rédeas de um cavalo com a outra.[31] Ferdinand Brigham — um cirurgião americano que trabalhou com Valadier durante a guerra — tinha uma opinião um pouco diferente do dentista, a quem ele chamava de "um farsante, um canastrão".[32] Quando Valadier presenteou Brigham com uma bela edição de seus próprios poemas, o cirurgião americano perguntou bem alto quem os havia escrito no lugar do francês.[33]

Embora alguns de seus colegas o desprezassem, Valadier foi reverenciado pelas tropas por não aceitar pagamento do Exército por seus serviços, o que levou a grandes especulações sobre sua suposta riqueza. Ellis Williams foi um soldado de infantaria galês tratado por Valadier depois de ser ferido na Batalha de Mametz Wood. Ele se lembrou dos rumores em torno do francês extremamente alto. "Diziam que ele era milionário", relatou Williams. "A julgar por seus trajes, eu não ficaria surpreso. Ele comprava as melhores roupas [...] Era um homem que parecia muito inteligente."[34]

Gillies estava mais interessado no trabalho de Valadier do que em seu guarda-roupa e testemunhou os primeiros experimentos do dentista com enxertos ósseos — isto é, o transplante de pedaços de osso. Os enxertos não eram novidade na história da medicina. Em 1668, o cirurgião holandês Job van Meekeren se tornou o primeiro a descrever o procedimento quando documentou o caso de um cirurgião russo que havia reparado um defeito no crânio de um soldado implantando no local um fragmento de osso de cachorro.[35] A Igreja considerou a prática cirúrgica como profana e acabou excomungando o soldado. Quando o homem solicitou que o procedimento fosse revertido, o cirurgião descobriu que o osso natural havia crescido ao redor do enxerto. Dessa forma, o enxerto não pôde ser removido.

Apesar do sucesso de alguns dos primeiros casos, a maioria dos cirurgiões nos séculos XVII e XVIII hesitava em realizar um procedimento tão invasivo. Só após a descoberta da anestesia e o desenvolvimento da antissepsia, no século XIX, os enxertos ósseos passaram a ser mais difundidos. Nesse período, os cirurgiões começaram a fazer experimentos com o autoenxerto, que consistia em remover o osso de uma parte do corpo de um paciente e transferi-lo para outra.

Trabalhando ao lado de Valadier, Gillies percebeu que suas habilidades cirúrgicas seriam inúteis, a menos que descobrisse uma maneira confiável de reconstruir rostos. Sem o uso de enxertos ósseos, as tentativas de fechar ferimentos faciais muitas vezes resultavam na distorção grave das feições, o que não só era considerado desagradável, mas também poderia interferir na capacidade do paciente de falar ou comer. Em um caso, Valadier substituiu pouco mais de seis centímetros de osso na mandíbula quebrada de um homem.[36] Em outro, ele pegou um pedaço da costela de um paciente e o inseriu sob a pele na região da testa para reconstruir o nariz do soldado. Depois que o enxerto se firmava, Valadier remodelava a pele ao redor. Gillies replicaria essa técnica e melhoraria esses procedimentos numa fase posterior da guerra.

Em um de seus casos mais angustiantes, Valadier ajudou a reconstruir a mandíbula de um homem que havia sido arrancada do seu rosto, deixando apenas a "goela" do soldado exposta. Ellis Williams, o soldado galês que comentara sobre o guarda-roupa impecável de Valadier, observou seu amigo Jock passar por vários procedimentos agoniantes:

> Em primeiro lugar, ele esculpiu o osso em prata e o adaptou para que funcionasse como a parte da frente da mandíbula. Ele então cortou um pedaço de pele do peito [de Jock], virou-a, costurou e moldou até que tomasse a forma correta. Em seguida, Valadier inseriu dentes falsos no molde, e, ao terminar o serviço, Jock conseguia comer de tudo. Ninguém diria que havia algo de errado com ele.[37]

Valadier sempre provou ser um profissional inovador e engenhoso.

Em dois casos envolvendo mandíbula fraturada, ele realizou o que agora é conhecido como distração osteogênica: uma técnica para criar ossos sem a necessidade de enxerto. Embora a prática remonte ao século XVI, quando os cavaleiros teutônicos usavam um suporte para a perna e mecanismos de parafusos para endireitar os membros, ela nunca havia sido realizada no rosto até o soldado Philip Thorpe, do Regimento do Rei em Liverpool, ser atingido por um projétil e ter a maior parte do lábio inferior e uma grande porção da mandíbula bastante danificadas.

Valadier juntou as duas extremidades da mandíbula de Thorpe com um fio de aço e inseriu um parafuso de expansão em uma placa oclusal em vulcanite (borracha), que foi então usada para separar lentamente as extremidades fraturadas.[38] Isso ajudou a estimular o crescimento de um osso novo, que se formou para preencher as lacunas provocadas pelo alongamento da mandíbula. Thorpe se lembrou do momento em que Valadier examinou o raio X de sua mandíbula para verificar o progresso, caso houvesse algum: "De repente, ele largou a placa, agarrou a irmã da ala pela cintura e saiu andando para cima e para baixo gritando alegremente: 'Conseguimos, conseguimos.'"[39] A distração osteogênica só se tornou um dos pilares da cirurgia maxilofacial no início da década de 1990, o que demonstra como Valadier estava à frente de seu tempo.[40]

Gillies foi influenciado e inspirado por Valadier durante os meses que passou na França. Mais tarde, ele elogiou o dentista por seu papel pioneiro na reconstrução facial: "Os créditos pelo estabelecimento da primeira Unidade de Cirurgia Plástica e Reconstrução da Mandíbula, que facilitou o progresso posterior da cirurgia plástica, deve ir para os notáveis talentos linguísticos do tranquilo e genial dentista [Valadier]."[41] Foi o dentista excêntrico com seu Rolls-Royce estranhamente equipado que convenceu os generais sentados em sua cadeira odontológica da necessidade de uma unidade especializada.

As práticas da odontologia e da medicina formaram uma via de mão dupla interdisciplinar. Dentistas como Valadier aprenderam muito com seus colegas cirurgiões durante a guerra. "Era, portanto, inevitável que a era do trabalho em equipe na cirurgia começasse — equipes odontológicas e de cirurgia reconstrutivas uniram forças", escreveu Gillies mais tarde.[42] Muito tempo depois de deixar a linha de frente, ele e Valadier continuariam mantendo contato. Ocasionalmente, quando suas limitações o impediam de ajudar em alguns casos mais graves, Valadier chegava a encaminhar pacientes para Gillies.

Enquanto trabalhava com Valadier, Gillies se deparava com um paciente atrás do outro apresentando ferimentos graves na cabeça e no pescoço. Logo ficou evidente para ele que essas baixas teriam um melhor atendimento se fosse estabelecida uma unidade especializada permanente na Grã-Bretanha, para a qual todos aqueles que precisassem de reconstrução facial poderiam ser enviados. Mais tarde, ele lembrou: "Senti que não tinha feito muita coisa para ajudar os feridos e que deveria agir."[43] Uma semente havia sido plantada na mente de Gillies — e, quando ele assumisse seu futuro trabalho, ela seria cultivada na estufa brutal da cirurgia na linha de frente.

3
MISSÃO ESPECIAL

O HOSPITAL DE CAMPO BELGA E SUA EQUIPE já haviam passado por momentos turbulentos quando Harold Gillies chegou, na primavera de 1915.¹ O hospital estava em sua terceira localização desde o começo da guerra.² A primeira foi na Antuérpia, até as tropas alemãs sitiarem a cidade, em outubro de 1914. Médicos e enfermeiros escaparam por pouco de serem capturados pelos inimigos, carregando os pacientes de madrugada para ônibus já cheios de louças, cobertores e instrumentos médicos. Embora os ônibus tenham se separado no caos do bombardeio, a equipe conseguiu se reagrupar e estabelecer um segundo hospital onde antes funcionara uma escola, em Veurne, menos de 25 quilômetros a leste de Dunquerque. Mas a pacata cidade belga não escaparia por muito tempo da atenção alemã.

Em janeiro de 1915 — três meses após o Cerco de Antuérpia —, Veurne foi fortemente bombardeada.³ Quando a equipe do hospital começou a se evacuar mais uma vez, uma enfermeira de 33 anos chamada Rosa Vecht foi atingida na perna com estilhaços enquanto se despedia dos colegas. Sua perna ficou tão danificada que teve que ser amputada na altura da articulação do quadril. Durante a operação, no entanto, Vecht perdeu muito sangue e não resistiu aos ferimentos. Ela foi a única enfermeira holandesa a morrer na Primeira Guerra Mundial.

O terceiro local do Hospital de Campo belga ficava a cerca de três quilômetros do segundo, em uma aldeia provincial chamada Hoogstade, que só era acessível por estradas estreitas e escorregadias. A equipe converteu um abrigo de dois andares em um hospital de oitenta leitos, que ficava na frente de prédios agrícolas aninhados em campos que desciam em direção a um riacho borbulhante.[4] Enfermeiras, atendentes e lavadeiras dormiam no sótão, onde amarravam ataduras nas vigas e prendiam lençóis para criar divisórias.[5] No piso térreo ficava a cozinha, comandada por um chef que havia escapado dos alemães após cozinhar um grande banquete para seus captores, regando os pratos com bebida alcoólica e servindo galões de vinho aos convivas. Depois de embebedar o inimigo, ele pegou seu chapéu e seu casaco e saiu calmamente rumo à liberdade.

Como os locais anteriores, o Hospital de Campo belga em Hoogstade estava incomodamente próximo das batalhas. O *The Times* o considerou "o hospital mais perto do fogo cruzado" e incentivava os leitores a fazer doações para ajudar a salvar vidas e membros dos pacientes e manter o hospital em funcionamento.[6] No entanto, a atmosfera ao redor do espaço era uma mistura estranha do pastoral com o marcial. Uma enfermeira lembrou:

> Vacas vagavam entre ambulâncias motorizadas e carros pintados do cinza de guerra com enormes cruzes vermelhas. Soldados carregavam macas de feridos ou levavam os mortos, freiras ordenhavam vacas e senhoras enfermas do abrigo circulavam com tranquilidade usando gorros grandes, enquanto enfermeiras do Exército corriam para dar conta de diversas funções. Mecânicos consertavam os motores de carros e lavradores brutos debulhavam o milho com manguais antigos no mesmo celeiro.[7]

O ambiente rural podia até ser charmoso, mas carecia de acesso a todas as conveniências modernas que uma cidade poderia oferecer. O hospital não estava apenas cercado por terras agrícolas, também estava rodeado de lama e estrume. "Uma grande fossa corria sob boa parte da área da fazenda muito próxima do poço — onde a alça da bomba rangia dia e noite —, de onde recebíamos toda a água potável", escreveu a mesma enfermeira em seu diário.[8] Basta dizer que os recém-chegados a esse posto avançado não o consideravam exatamente um lar longe de casa.

Em 1º de maio, apenas uma semana antes do infame incidente em que o RMS *Lusitania* foi torpedeado por um submarino alemão, afogando 1.201 civis, incluindo 128 americanos, Gillies desembarcou em Dunquerque. Herbert W. Morrison, o então recém-nomeado comandante do Hospital de Campo belga, o acompanhava.[9] Infelizmente, a equipe do hospital não havia sido notificada da data de chegada da dupla; então, quando Gillies e Morrison entraram no cais, ninguém estava lá para recebê-los.[10] Os dois esperaram por horas até um motorista chamado Nat Batten enfim chegar para buscá-los. Àquela altura, Morrison estava furioso. Ele reclamou da aparente falta de organização do hospital e culpou Batten pela negligência. Batten não recebeu bem essa explosão de raiva e avisou Morrison que, com tal atitude, não manteria sua posição como comandante por muito tempo. Mais tarde, Morrison acabou retirando Batten do cargo — um ato impopular que levou a uma reação em cadeia de pedidos de demissão.

Gillies e Morrison não foram os únicos recém-chegados naquela primavera. A ilustre cientista Marie Curie também visitou o hospital. Até então, Curie era famosa por sua descoberta do elemento químico rádio. Em 1903, ela se tornou a primeira mulher a receber o Nobel e foi agraciada de novo com o prêmio em 1911. Quando a guerra eclodiu, Curie deixou de lado as atividades científicas, vedando todo o estoque do elemento radioativo em um contêiner revestido de chumbo e transportando-o para um cofre em Bordeaux, para evitar que caísse nas mãos dos alemães. Ela então redirecionou seus talentos para o esforço de guerra e criou um veículo que continha uma cama de hospital, um gerador, uma máquina de raio X e equipamento fotográfico de câmara escura. Esses *petite Curies*, como ficaram conhecidos, podiam ser conduzidos até o campo de batalha. A física e química mundialmente conhecida também montou duzentas clínicas permanentes de raio X durante a guerra e ajudou a treinar 150 mulheres como técnicas de radiologia para ajudá-la a pôr esses espaços em funcionamento.

Curie foi para o Hospital de Campo belga com sua filha Irène em uma das ambulâncias mais bem equipadas. Uma enfermeira recordou que a cientista se levantava todo dia às cinco horas. "Durante duas ou três semanas ela morou conosco, compartilhando nossa rotina diária, sentando-se ao nosso lado nas refeições, a mulher mais modesta e gentil", escreveu a enfermeira em seu diário.[11] Irène, que aprendera a operar a máquina de raio X com a mãe, permaneceu no hospital por muito tempo depois da partida de Curie.

A guerra estava fazendo com que personalidades eminentes como Curie desempenhassem um papel de relevância, mas Gillies ainda não tinha deixado sua marca no campo que escolhera. Era início de maio de 1915, e a Segunda Batalha de Ypres estava em pleno vapor quando Gillies entrou pela primeira vez no centro cirúrgico improvisado do Hospital de Campo. O prédio em ruínas estremecia com os disparos incessantes ao longe. Quase de hora em hora, novas baixas que exigiam a atenção de Gillies chegavam ao hospital. As cirurgias eram realizadas dia e noite, com duas mesas cirúrgicas ocupadas o tempo todo. O sangue deixava o chão escorregadio. Uma enfermeira lembrou que até mesmo os motoristas de ambulância que transportavam novas vítimas "pegavam um esfregão e um balde e limpavam um pouco do sangue do chão, ou mesmo seguravam uma perna ou braço durante a amputação".[12] O trabalho era interminável e sombrio.

Para o recém-formado cirurgião-chefe Gillies, a Segunda Batalha de Ypres foi uma prova de fogo. Não só ceifou dezenas de milhares de vidas, incluindo a de John Condon, de catorze anos, que se acredita ser o soldado mais jovem a morrer na guerra, mas também foi a primeira batalha em que o gás cloro foi empregado com sucesso como arma química pelos alemães.[13]

O cloro é um gás diatômico — cerca de duas vezes e meia mais denso que o ar — que reage com a água nos pulmões formando ácido clorídrico, o que pode causar danos permanentes nos tecidos, levando à morte em um intervalo muito curto de tempo. Lendon Payne, um soldado britânico, relembrou os efeitos chocantes de um ataque de gás pouco antes de Gillies chegar à Bélgica. "Eu quase não acreditei no que estava vendo quando avistei a margem do rio", escreveu ele.[14] "[O lugar] estava totalmente coberto de homens que tinham inalado o gás. Devia haver mais de mil corpos. E no riacho, um pouco mais adiante ao longo da margem, também havia muitos cadáveres."

A utilidade do cloro durou pouco, uma vez que sua cor e seu cheiro o tornavam fácil de detectar. Ele acabou sendo substituído por produtos químicos mais mortais e eficazes, como fosgênio, bromo e o sulfeto de dicloroetila — conhecido popularmente como gás mostarda. O uso de armas químicas acabou estimulando o desenvolvimento das máscaras de gás estranhas e amedrontadoras que se tornaram emblemáticas da Primeira Guerra Mundial. No entanto, na primavera de 1915, não havia equipamento de proteção, nem ninguém trabalhando no Hospital de Campo da Bélgica que já tivesse testemunhado os efeitos catastróficos do gás venenoso nos homens. Uma enfermeira registrou como se sentia impotente ao se deparar com baixas causadas pela guerra química: "Lá estavam eles, totalmente conscientes, sufocando, engasgando, agonizando de forma terrível e morrendo. Fazíamos tudo ao nosso alcance, mas o melhor tratamento para esses casos ainda não havia sido descoberto, e nos sentíamos impotentes."[15] Aqueles que sucumbiam ao gás eram colocados em ambulâncias e conduzidos pela estrada até seu local de descanso final, em um milharal próximo.

Gillies certamente sentiu a tensão psicológica e física enquanto trabalhava no Hospital de Campo da Bélgica. Um mês de batalha deixou dezenas de milhares de mortos e feridos nos dois lados. Quando saiu do hospital, ele já adquirira uma experiência considerável em lidar com os efeitos do aparato militar no corpo humano. Mas, embora em muitos casos pudesse estancar a hemorragia e estabilizar os pacientes, ainda não havia descoberto como lidar com os danos a longo prazo que acometiam os homens da linha de frente.

EM JUNHO DE 1915 — NÃO MUITO TEMPO depois do término da Segunda Batalha de Ypres, que resultou em ganhos significativos para os alemães —, Gillies recebeu o posto de major e foi transferido para o Hospital de Base das Forças Aliadas em Étaples, na França.[16] Antes de assumir sua nova função, tirou licença e voltou para Londres.[17] Foi uma boa oportunidade para visitar Kathleen, que dera à luz Margaret quando o marido estava longe. Por mais ocupada que fosse a vida pessoal com duas crianças pequenas, Gillies não resistiu e participou de algumas rodadas de golfe. O escritor esportivo Henry Leach relatou que várias pessoas "poderiam jurar que recentemente tinham visto [Gillies] [...] com o uniforme de major do Corpo Médico do Exército Britânico".[18] Leach também escreveu que "esse major apareceu uma ou duas vezes em um excelente campo de golfe de Londres e obteve uma pontuação excelente por lá".

Gillies não passou toda a sua licença envolvido em atividades frívolas. Ele fez questão de investigar o trabalho de outros profissionais que estavam promovendo progressos no ramo da cirurgia e que haviam capturado sua atenção enquanto auxiliava Valadier. Um colega lhe emprestou um livro alemão que continha uma seção sobre cirurgia na mandíbula. A comunidade médica alemã havia saído na frente em relação a outras nações devido a conflitos recentes na época, como a Guerra dos Bálcãs de 1913, que causou inúmeras lesões faciais semelhantes às que seriam vistas na Primeira Guerra Mundial, embora em uma escala muito menor. Os alemães estabeleceram rapidamente uma abordagem multidisciplinar, envolvendo não apenas cirurgiões, mas também dentistas e técnicos em odontologia para gerenciar vários aspectos da reconstrução.[19] A maioria dos procedimentos que realizaram não foi bem-sucedida, mas muito conhecimento foi adquirido. O livro impressionou Gillies, que comentou: "Eu havia me deparado com um ramo da cirurgia que era de enorme interesse para mim."[20]

Esse novo fascínio levou a uma investigação mais aprofundada. Ao voltar para a França, em junho, Gillies parou em Paris à procura de uma fonte fundamental de informações: Hippolyte Morestin. Esse cirurgião tratara a atriz Sarah Bernhardt, que quebrara o joelho saltando do parapeito do Castel Sant'Angelo no ato final de *La Tosca*, de Victorien Sardou. Gillies tinha ouvido falar que Morestin estava realizando feitos milagrosos no Hospital Val-de-Grâce, onde soldados franceses que sofreram lesões faciais vinham sendo tratados. Ele estava ansioso para observar de perto o trabalho do primeiro cirurgião facial da Europa.

Morestin, um homem recluso de olhos penetrantes e cavanhaque pontudo, era propenso a mudanças de humor drásticas. O escritor francês Georges Duhamel, que realizou treinamento cirúrgico com Morestin antes e durante a guerra, relatou que, de uma hora para outra, o cirurgião pensativo podia se transformar em uma "fera selvagem, rápida e feroz".[21] Ele se lembrou de um momento em que Morestin cortou rápido a língua cancerosa de um paciente que estava apenas meio inconsciente enquanto o homem "tossia [e] cuspia sangue em nosso rosto". Em outra ocasião, o cirurgião recriminou severamente uma garota morta, "despejando-lhe uma enxurrada de críticas" por morrer antes que ele tivesse a chance de operá-la.[22] Mesmo em seu obituário, ele foi lembrado por ter um temperamento instável, com períodos de tranquilidade pontuados por atividade frenética: "Poucos cirurgiões demonstraram uma energia mais poderosa do que esse homem de corpo frágil, rosto emaciado [e] olhos ardentes."[23]

A faceta rabugenta de Morestin talvez fosse compreensível, dado seu passado. Ele conhecia o trauma de perto. Em 1902, enquanto estudava medicina em Paris, um vulcão adormecido por décadas na ilha da Martínica de repente entrou em erupção e espalhou cinzas quentes e poeira sobre sua cidade natal, Saint-Pierre.²⁴ Em sessenta segundos, toda a área foi arrasada por material piroclástico a uma temperatura de quase 1.100 graus Celsius. Com exceção de duas pessoas, todos os trinta mil habitantes de Saint-Pierre foram mortos, entre eles 22 integrantes da família de Morestin. Entre as vítimas fatais estava seu amado pai, também cirurgião, cujo incentivo para que o rapaz seguisse a carreira médica acabou salvando a vida do filho, pois o levara para longe da cena do desastre. Desde então, Morestin carregava uma tristeza profunda.

No entanto, ele não deixou que a tragédia pessoal afetasse os estudos. Demonstrava uma compreensão impressionante de anatomia, que lhe foi bem útil no início da carreira, quando se especializou na remoção de tumores cancerígenos da bochecha e da boca. Não demorou muito para voltar sua atenção para técnicas reconstrutivas a fim de tratar as cicatrizes deixadas por sua faca.

Ao contrário de muitos de seus contemporâneos, Morestin prestou atenção especial em questões de estética, chegando mesmo a experimentar pequenos *liftings* faciais, usando uma série de excisões elípticas discretas para esticar a pele. Quando a Primeira Guerra Mundial eclodiu, era natural que ele passasse a se concentrar em lesões maxilofaciais. Mas sua arrogância o fazia acreditar que *apenas* um cirurgião conseguiria reparar o rosto. Por esse motivo, Morestin raramente empregava dentistas, a quem tratava com condescendência. No entanto, suas habilidades cirúrgicas inigualáveis estavam sob forte demanda. O fluxo de soldados franceses feridos aumentou, até que ele de repente se viu responsável por nada menos que 480 leitos.

O Val-de-Grâce já tinha uma longa história de tratamento de militares quando as primeiras vítimas da linha de frente começaram a chegar. Imponente nas ruas lotadas do coração do que agora é o 5º *arrondissement* de Paris, o edifício ornamentado parecia saído de um conto de fadas, e por uma boa razão. Originalmente, foi construído como uma igreja, no século XVII, para celebrar o nascimento milagroso de Luís XIV, depois de sua mãe, a rainha Ana da Áustria, ter ficado 23 anos sem conseguir engravidar. Durante a Revolução Francesa, freiras beneditinas da igreja prestaram assistência médica a revolucionários feridos, poupando, assim, o Val-de-Grâce da profanação e do vandalismo de que tantas igrejas parisienses, como a Notre-Dame, sofreram. Pouco depois, o edifício foi convertido em hospital militar. Quando Gillies chegou, no verão de 1915, o local fervilhava de atividades. Hippolyte Morestin, com sua "inteligência aguçada [...] bigode pontiagudo e barba afilada", deixou uma impressão imediata em Gillies.[25]

O cirurgião mais velho recebeu Gillies em seu centro cirúrgico. Lá, o recém-chegado observou Morestin remover meticulosamente um tumor cancerígeno do rosto de um paciente e fechar a ferida usando um grande retalho de pele do pescoço do paciente. Gillies mais tarde se lembrou desse ponto de virada em sua carreira: "Fiquei encantado quando ele removeu metade de um rosto desfigurado por causa de um câncer horrível e depois, habilmente, puxou uma parte da pele do pescoço para restaurar não apenas a bochecha, mas a lateral do nariz e do lábio de uma só vez."[26] Anos mais tarde, depois de se estabelecer como a principal autoridade na reconstrução facial, Gillies, mais velho e mais sábio, refletiu que esse procedimento provavelmente não tinha sido bem-sucedido. Mas acrescentou que, na época, "era a coisa mais emocionante que já tinha visto. De imediato, eu me apaixonei pelo trabalho".[27]

GILLIES TEVE A SORTE DE SE DEPARAR COM figuras inspiradoras nos locais a que foi designado. Pouco tempo depois, ele deixou o Val-de-Grâce para assumir sua nova missão no Hospital de Base das Forças Aliadas em Étaples.[28] Foi nessa época que entrou em contato pela primeira vez com Varaztad Kazanjian, um cirurgião-dentista armeno-americano que trabalhava no Hospital Geral nº 22 em Camiers. Kazanjian viajou para a França em junho de 1915 com um contingente voluntário do pessoal da área médica da Universidade Harvard para oferecer assistência às forças britânicas. Não demorou para que montasse uma unidade especial para o tratamento de soldados com lesões maxilofaciais. Como Valadier, ele passava seus dias e noites fazendo a triagem de homens com mandíbula quebrada, nariz esmagado e rosto lacerado. Gillies admirava Kazanjian, cujo trabalho cuidadoso destacou para ele a importância primordial da odontologia na reconstrução facial. "[O] uso que ele fazia de dentaduras com o peso adequado gerava lábios macios e queixos largos", maravilhou-se Gillies.[29] Os dois continuariam em contato próximo durante a guerra.[30]

Gillies estava determinado a usar seu conhecimento recém-adquirido e seu entusiasmo pela cirurgia plástica. Embora Kazanjian, Valadier e Morestin estivessem trabalhando duro para dar conta do crescente número de lesões faciais da guerra, Gillies sabia que o sistema sob o qual esses soldados estavam sendo tratados era fragmentado e ineficiente. Enquanto alguns homens tinham a sorte de ficar sob os cuidados desses especialistas, a maioria era enviada para cirurgiões gerais que rapidamente remendavam os pacientes antes de enviá-los de volta para lutar nas trincheiras.

O que complicava a situação ainda mais era o fato de a cirurgia plástica ainda não ser uma disciplina formal e praticamente nenhum cirurgião britânico ter experiência clínica nesse campo. Gillies acreditava que, se os feridos fossem direcionados para um local específico a fim de receber tratamento, os cirurgiões de lá poderiam aprender mais rapidamente, na prática, e, assim, tratar os futuros pacientes com mais eficácia.[31] Ele achava que seria necessário um centro onde uma variedade de médicos pudesse se reunir para tratar do número impressionante de lesões faciais que acometia a Frente Ocidental. Dessa forma, os métodos cirúrgicos poderiam ser usados, testados e padronizados.

No final de 1915, Gillies decidiu se aproximar de Sir William Arbuthnot Lane, que era o cirurgião sênior encarregado do Hospital Militar de Cambridge. Apesar de o nome ser em homenagem a um dos duques de Cambridge, essa instalação ficava, na verdade, em Aldershot, no condado de Hampshire. Lane — um homem visionário que havia sido um dos primeiros defensores do uso de toucas, máscaras e luvas estéreis na sala de cirurgia — era a pessoa certa a procurar. Pouco tempo antes, ele ajudara a concentrar os amputados no Queen Mary's Hospital, em Roehampton, para que pudessem receber atendimento especializado. Lane foi, portanto, receptivo à ideia de Gillies de criar uma unidade dedicada inteiramente a ferimentos de face e mandíbula em Aldershot e sabia que Gillies estava preparado para assumir o comando, dada sua experiência com casos semelhantes na França. Ele levou a ideia de Gillies para seu grande amigo Alfred Keogh, diretor-geral dos Serviços Médicos da Armada Britânica, e não demorou muito para que o pedido fosse aceito.

Em 11 de janeiro de 1916, Gillies recebeu uma ordem do Gabinete de Guerra para se apresentar ao Hospital Militar de Cambridge a fim de realizar um serviço especial ligado à cirurgia plástica. Agora ele só precisava provar que estava à altura da missão.

4
UMA ARTE NOVA E ESTRANHA

Era um dia frio de janeiro de 1916 quando Harold Gillies entrou na enfermaria do Hospital Militar de Cambridge, em Aldershot, pela primeira vez. Ele olhou em volta como se fosse dono do local e depois se virou para uma enfermeira irlandesa chamada Catherine Black. "Esse lugar é ideal [para meus casos de mandíbula] [...] esses pobres camaradas [aqui] podem ser transferidos para outras enfermarias."[1] Black, que acabara de se acostumar ao ritmo do trabalho, ficou surpresa com a indiferença com que ele deu a ordem, como se encontrar novos leitos para homens gravemente feridos em um hospital já superlotado fosse uma tarefa que levaria apenas alguns minutos.

Black logo descobriria que a palavra "impossível" não estava no dicionário de Gillies. Era inútil discutir com ele. Segundo Gillies, o que precisava ser feito simplesmente *seria* feito. "Ele não admitia a derrota", observou Black.[2] E essa atitude seria benéfica a seus pacientes quando ele iniciasse a hercúlea tarefa de reconstruir rostos.

Black, que tinha trinta e tantos anos, estava trabalhando no Royal London Hospital quando eclodiu a Primeira Guerra Mundial. Quando se voluntariou para o serviço como enfermeira, ela não acreditava que seria realmente chamada. Como a maioria das pessoas, pensou que o conflito terminaria até o Natal, antes que suas habilidades fossem requisitadas. No entanto, com o passar do tempo, o número de vítimas aumentou, assim como a necessidade de enfermeiras e médicos experientes. Em um piscar de olhos, Black estava vestindo um uniforme militar de enfermeira semelhante ao hábito de uma freira. Era um vestido cinza simples, com uma capa no ombro com borda escarlate e uma touca branca de musselina. Quando Gillies entrou confiante na enfermaria de Black em 1916, ela estava começando a se perguntar se a guerra um dia acabaria.[3]

O Hospital Militar de Cambridge tinha um corredor central tão longo que quase sumia de vista. O edifício foi construído de acordo com as reformas sanitárias de Florence Nightingale no século XIX, com alas espaçosas iluminadas por janelas altas de ambos os lados para permitir a ventilação cruzada. O edifício, de estilo neoclássico e com uma torre de relógio central, ficava no topo de uma colina — um local cuidadosamente escolhido pelos arquitetos originais, que acreditavam que a elevação permitiria que o vento "varresse para longe" as infecções. Mas, quando Black chegou ao hospital, encontrou-o em total desordem.

Quase todas as enfermeiras regulares do Exército haviam sido enviadas para a França um ano antes, levando consigo os melhores equipamentos médicos. Os cirurgiões do hospital, em sua maioria, também foram enviados para servir em instalações próximas à linha de frente, deixando para trás funcionários idosos que não estavam mais aptos ao serviço militar ou médicos inexperientes recém-saídos da faculdade. Com o tempo, até mesmo os novatos seriam enviados para o exterior. A enfermeira americana Ellen La Motte resumiu a situação desoladora: "Todos aqueles jovens que não sabiam muito e todos os mais velhos que nunca tiveram muito conhecimento e tinham esquecido a maior parte do que lhes fora passado estavam aqui em cima [...] aprendendo. Isso tinha que ser feito, porque não havia médicos bons o suficiente para dar conta [...] era necessário polir os jovens e os mais velhos."[4] Tão grave era a escassez de pessoal da área médica no continente que, em pelo menos uma ocasião, um médico do regimento morto em serviço foi substituído por um veterinário.[5]

De volta a Aldershot, aquele "bando" (como Black os chamava) de médicos veteranos e novatos era a última esperança para os homens que chegavam ao Hospital Militar de Cambridge. Muitos feridos já estavam completamente debilitados por causa da vida nas trincheiras. Embora cada homem devesse ter uma etiqueta com nome, número, regimento, tipo de ferida e uma nota informando se havia recebido injeção antitetânica, muitos apresentavam no lugar disso simplesmente a sigla "GOK" (*God only knows* — só Deus sabe).[6]

Ver um soldado com ferimentos na cabeça e no pescoço poderia deixar em choque as enfermeiras mais calejadas pela batalha. Henriette Rémi, uma enfermeira suíça que trabalhou em um hospital alemão durante a guerra, lembrou-se de homens desfigurados com "detritos mutilados em vez de rosto".[7] Mary Borden — uma enfermeira que mais tarde sofreria um colapso nervoso — descreveu um momento em que tirou o curativo da cabeça de um soldado e metade do cérebro dele escapuliu.[8] Tal carnificina deixava claro para a equipe de enfermagem a gravidade do conflito distante que assolava a linha de frente. "Você não seria capaz de passar pelos horrores que nós passamos, ver as coisas que nós vimos e permanecer a mesma pessoa", Catherine Black refletiu mais tarde.[9] "Entrávamos jovens e de coração leve; saíamos aparentando mais idade do que qualquer período transcorrido."

DEPOIS QUE HAROLD GILLIES emitiu a ordem para esvaziar a enfermaria, Black começou a cuidar do pesadelo que era a logística de transferir os homens sob seus cuidados para diferentes seções do hospital. Enquanto isso, Gillies — que acabara de se reunir com sua família — despediu-se da esposa e dos dois filhos pequenos e voltou para o continente, na esperança de adquirir mais experiência em cirurgia reconstrutiva. Suas viagens acabaram o levando de volta a Paris, onde ele decidiu fazer uma segunda visita a Hippolyte Morestin no Val-de-Grâce.

Havia boatos de que o cirurgião francês vinha realizando com sucesso enxertos de cartilagem em pacientes. "Eu estava sedento por conhecimento e esperava matar essa sede observando o trabalho desse cirurgião", escreveu Gillies.[10] Mas, quando chegou, Morestin inesperadamente barrou da sala de cirurgia o ansioso aspirante a aluno. Desesperado, Gillies enfiou sua licença oficial na mão de Morestin, mas foi tomado pelo desânimo ao ver o cirurgião mais velho dar de ombros e se afastar. Gillies era um dos inúmeros cirurgiões estrangeiros que apareceram no hospital à procura de conselhos do francês durante a guerra, o que pode explicar a frieza com que foi recebido. Um aluno de Morestin, Georges Duhamel, contou mais tarde que "[nós] deveríamos ter tratado [esses visitantes] como convidados […] Certamente não era a regra".[11]

Ao voltar da França, Gillies dirigiu-se diretamente para o Gabinete de Guerra em Londres. O edifício neobarroco de Portland Stone ficava na avenida Horse Guards, em Whitehall, no coração da cidade. Ao lado de quatro cúpulas elaboradas no telhado estavam as personificações esculpidas das duplas Verdade e Justiça, Vitória e Fama, e — sem surpresa, dada a função do edifício — Guerra e Paz. Os mil cômodos e sete andares de gabinetes e corredores do prédio vibravam de atividade frenética quando Gillies chegou.

Durante sua visita, ele sugeriu que soldados com lesões faciais fossem marcados com rótulos direcionando-os para sua nova unidade no Hospital Militar de Cambridge. Mas ninguém lá parecia particularmente receptivo a essa ideia. Afinal, como ficavam enfurnados no consultório, eles não testemunhavam em primeira mão os ferimentos que os soldados da Grã-Bretanha estavam sofrendo e podem não ter considerado isso uma preocupação premente. Gillies lembrou a atitude desdenhosa de seus superiores: "O Ministério da Guerra disse para mim: 'Dê o fora, garoto. Estamos muito ocupados para esse tipo de coisa.'"[12]

Gillies persistiu, sabendo que, se queria que o trabalho fosse feito, teria que fazê-lo sozinho.[13] Ele entrou na Strand, famosa rua de Londres, em busca de uma papelaria e gastou 10 libras do próprio bolso em etiquetas, nas quais passou a anotar seu endereço em Aldershot. Então retornou ao Ministério da Guerra e pediu que as etiquetas fossem enviadas para os soldados com ferimentos faciais na linha de frente. Após apresentar esse pedido incomum, ele deixou o prédio, na esperança de que as etiquetas encontrassem o caminho até os pacientes certos. Gillies estava pronto para começar os trabalhos.

Ao retornar a Aldershot, Gillies imediatamente começou a recrutar integrantes para sua equipe cirúrgica. Ao contrário de Morestin, ele procurou se cercar de uma variedade de médicos com quem pudesse colaborar. Auguste Charles Valadier lhe ensinara a importância das técnicas odontológicas na reconstrução das mandíbulas, e Gillies logo concluiu que a restauração da subestrutura do rosto era tão importante quanto a reparação dos tecidos moles. "Em nenhum outro momento do trabalho a cooperação do dentista e do cirurgião está mais plenamente em jogo" do que na reconstrução de mandíbulas quebradas, relatou ele na revista *The Lancet* pouco depois de começar a trabalhar em Aldershot.[14] "Quem restringir o reparo aos tecidos superficiais se decepcionará, pois não prestou atenção nas lições da natureza em arquitetura."[15]

O papel principal do dentista na reconstrução facial era garantir que o paciente seria capaz de comer e falar com relativa facilidade, e, nesse aspecto, ele era essencial para o sucesso geral do trabalho reconstrutivo. Devido ao alto risco de infecção na era pré-antibiótica, não havia maneira segura de estabilizar os ossos fraturados internamente com placas de metal, hastes, fios ou parafusos, como um cirurgião-dentista pode fazer hoje. Em vez disso, as armações e os pinos precisavam ser aplicados *externamente* à face para prender a mandíbula, enquanto o cirurgião tratava de outros aspectos da lesão.

Diante desses desafios, não surpreende que, quando chegou a hora, Gillies tenha solicitado que não apenas um, mas dois cirurgiões-dentistas se juntassem a ele, além de um anestesista e um auxiliar de cirurgia. Com o tempo, sua equipe aumentaria e incluiria outros cirurgiões, radiologistas, artistas, escultores e fotógrafos — refletindo a crença de Gillies de que a reconstrução facial exigia cuidados multidisciplinares.

Enquanto isso, por um pequeno mas estimulante milagre, o simples truque de Gillies com as etiquetas realmente funcionou. Poucas semanas depois de sua visita ao Ministério da Guerra, homens feridos começaram a chegar com a etiqueta manuscrita presa ao uniforme esfarrapado. Em pouco tempo a enfermaria estava cheia de vítimas que precisavam desesperadamente de cuidados médicos. "Sempre que um soldado descuidado [...] punha a cabeça para fora da trincheira para espiar e o luar iluminava seu rosto branco, chegava outro paciente para [nós]", escreveu ele.[16]

Devido às pressões na linha de frente, a maioria dos cirurgiões apenas costurava uma ferida aberta e esperava que a natureza se ocupasse do resto. Inevitavelmente, isso causava problemas para Gillies quando esses homens eram colocados sob seus cuidados. Ele entendeu o instinto de adotar essa abordagem quando teve que reparar rostos que tinham grandes pedaços de pele faltando. "Parecia que o primeiro passo importante era cobrir o espaço aberto e, portanto, era uma tentação fechar o buraco juntando tecidos adjacentes."[17] Infelizmente, esse método precipitado muitas vezes levava à destruição celular ou à necrose da área afetada, que poderia se espalhar para o tecido saudável nas proximidades se o problema não fosse tratado.

Não havia uma solução fácil quando se tratava de lidar com a perda de tecido na face. Antes da guerra, os cirurgiões volta e meia faziam experimentos com dispositivos implantados, como placas de metal e celuloide, apesar do risco de infecção.[18] Alguns médicos até injetaram cera de parafina quente no rosto para contornar, reparar ou aperfeiçoar os traços de um paciente. No início do século XX, Gladys Deacon, duquesa de Marlborough, permitiu que um médico injetasse cera no dorso do seu nariz, na esperança de alcançar um perfil grego perfeito. À medida que a duquesa envelheceu, a cera se deslocou, instalando-se no queixo e formando nódulos. Ela ficou tão chateada com sua aparência mudada que acabou se tornando reclusa, afastando-se do mundo quando não podia mais corresponder aos padrões de beleza da época. Dadas as inúmeras complicações que poderiam decorrer do implante de substâncias estranhas na face — entre elas, e não menos importante, a alta probabilidade de rejeição —, Gillies preferia trocar osso por osso, cartilagem por cartilagem, pele por pele.

As consequências de reparos precipitados e mal planejados no campo de batalha nunca ficaram mais evidentes do que no caso de um homem cujo lábio inferior e cuja seção média da mandíbula haviam sido rompidos por uma bala.[19] Devido à gravidade da ferida, ele foi levado às pressas para um hospital de campo, onde os cirurgiões juntaram freneticamente os pedaços da mandíbula quebrada, resultando em um lábio mal cicatrizado que ficou puxado para baixo de uma "maneira horrivelmente desfigurante". O homem acabou sendo enviado para Aldershot. Lá, Gillies teve que reabrir a ferida original para ampliá-la. Depois, ele pegou tecido emprestado de uma área abaixo da mandíbula do homem para criar um retalho de pele, que então girou para cobrir o defeito.

A palavra em inglês para retalho, *flap*, teve origem no século XVI e vem do termo holandês *flappe*, que significa algo que fica solto de um lado e preso de outro. Na cirurgia, um retalho é uma área de tecido saudável que é parcialmente retirada de seu local original para cobrir um ferimento em outro local. O retalho tem seu próprio suprimento de sangue na forma de uma única artéria grande ou de múltiplos vasos sanguíneos menores. Existem dois tipos de retalho: o local e o distante. No primeiro caso, a pele pode ser transferida de uma área adjacente ao ferimento, cortando-se um retalho de um pedaço intacto de tecido e girando-o em torno de seu pedículo — o ponto onde o retalho permanece preso ao corpo — para cobrir a lesão. As incisões feitas pelo cirurgião são então costuradas para fechar o ferimento. Outra forma é puxar o retalho diretamente, ou seja, a pele intacta é bem esticada para cobrir uma ferida antes de costurá-la.

Já os retalhos distantes envolvem a transferência de tecido de uma área do corpo para outra. Porém, assim como no método local, um lado do retalho deve permanecer conectado ao local original para manter o suprimento sanguíneo. A realização desse procedimento às vezes implicava deixar exposta uma longa "corda" de pele — com a parte inferior em carne viva. Isso tornava o retalho suscetível a infecção, o que poderia ser fatal. Com o tempo, Gillies encontraria uma solução para esse problema inventando um novo tipo de retalho que reduziria drasticamente o risco de infecção. Naqueles primeiros dias em Aldershot, no entanto, ele teve que conduzir a situação como podia.

Muitos casos apresentavam desafios imprevistos.[20] Um jovem teve a mandíbula esmagada por estilhaços, e o sangue escorria sem parar das vias aéreas até transbordar do nariz e dos cantos da boca. Incrivelmente, ele evitou sufocar ao se manter sentado ereto em uma viagem de dez dias de volta à Grã-Bretanha. Por causa da natureza do ferimento, no entanto, ele não conseguia comer nem beber direito. Por isso, chegou ao Hospital Militar de Cambridge gravemente desnutrido e desidratado, com o rosto "banhado em pus, com mau cheiro e [...] gangrena".

A primeira tarefa de Gillies foi irrigar a ferida infectada, como ele tinha visto Valadier fazer inúmeras vezes na unidade especializada em Boulogne. Depois, de tempos em tempos, a equipe de enfermagem limpava a ferida enquanto o paciente se sentava reto com uma cuba rim sob o queixo, para onde o líquido escorria. Em um trabalho que levou semanas, Gillies e sua equipe conseguiram cessar a infecção e promover a cura nos tecidos danificados. Só então ele pôde voltar sua atenção para o trabalho reconstrutivo necessário.

Infecções não eram o único problema que Gillies tratava em Aldershot. Inúmeros outros desafios se apresentavam a cada passo. Edward D. Toland, que trabalhou em um hospital de campanha instalado no Hotel Majestic, em Paris, em 1914, descreveu detalhadamente as dificuldades que a equipe enfrentou com um paciente que não conseguia ingerir alimentos sólidos devido à natureza de seus ferimentos:

[O paciente] tem que ficar deitado de bruços e, claro, só pode consumir líquidos. [Nós] colocamos uma bacia na frente dele e uma faixa de borracha ao redor do pescoço; então ele empurra um tubo de borracha pela garganta, e derramamos caldo de carne bem líquido, ou leite, através de um funil. Quase toda vez que engole, o líquido desce pelo caminho errado, e ele sufoca por dois minutos; depois acena com a cabeça como se dissesse que está pronto novamente.[21]

Gillies percebeu que era crucial manter os homens fortes para que pudessem suportar uma série de cirurgias exaustivas. Portanto, em Aldershot, era dada atenção especial à alimentação, que consistia sobretudo em sopas, leite e alimentos digeridos artificialmente.[22] As refeições líquidas eram servidas com a ajuda de recipientes com tubos de borracha, e a boca e a garganta eram umedecidas com água para evitar infecções. Para aqueles que podiam mastigar, também serviam ovos — e muitos. De acordo com a enfermeira Black, ela e as colegas às vezes serviam até trezentos ovos em um único dia. O trabalho era interminável. A equipe mal acabava de alimentar os pacientes e já tinha que começar tudo de novo.

E assim foram dados os primeiros passos hesitantes para se estabelecer gradualmente uma unidade especializada em mandíbulas em Aldershot.

ENQUANTO O INVERNO SE ARRASTAVA, a equipe médica militar trabalhava horas extras para devolver soldados feridos ao campo de batalha, de modo a lidar com a escassez de homens provocada pela primeira guerra industrializada em grande escala do mundo.[23] Um repórter do *The Times* observou que os feridos "começavam a ter valor potencial quando era difícil obter novos recrutas em número suficiente".[24]

Gillies não conseguia escapar da pressão desmoralizante para enviar homens de volta a campo. Ele lamentava o fato de que, "assim que estivesse curado, o soldado era enviado de volta ao batalhão ou à bateria, muitas vezes parecendo uma caricatura de seu antigo eu".[25] Assim que os garotos conseguiam sustentar o peso do kit de campo, eram mandados de volta à batalha, onde ficavam em frangalhos novamente. Uma enfermeira de guerra se perguntou se não "seria um trabalho inútil deixar os homens saudáveis para depois os devolver às trincheiras".[26]

Em um discurso para a Sociedade Médica de Londres, Gillies reconheceu esse dilema. "Gostaria que soubessem que meu primeiro dever é para com o Exército e que isso envolve enviar de volta ao serviço o maior número de soldados no menor tempo possível", escreveu ele.[27] "O meu segundo dever é para com o paciente: é fazer o melhor que estiver ao meu alcance, seja ele um sucesso espetacular ou apenas um pobre pensionista costurado às pressas; e meu terceiro dever é contribuir o mais livremente possível para a ciência e para o conhecimento em cirurgia." É claro que esses três deveres costumavam entrar em conflito, e Gillies admitiu que as pressões da frente muitas vezes prejudicavam bastante seus compromissos com os pacientes e com sua profissão.

Ironicamente, os avanços médicos conquistados em virtude dos horrores da guerra também serviram para prolongá-la. Um soldado observou: "Uma vítima não era uma questão de horror, mas de substituição."[28] Quando os médicos se apressavam para cuidar dos homens, estavam alimentando sem querer a máquina da guerra com mais mão de obra assim que seus pacientes estivessem reabilitados. O cirurgião de guerra Fred H. Albee observou: "Só poderia haver um ponto positivo nesse resultado deplorável: que, a longo prazo, a humanidade se beneficiasse do conhecimento que os cirurgiões haviam adquirido em tempos de guerra."[29] Mas, enquanto ela estava em pleno vapor, havia apenas um foco: devolver o maior número possível de soldados para a linha de frente no menor tempo.

Enquanto Gillies se esforçava para tratar seus pacientes em Aldershot, o Exército britânico começou a desenvolver medidas para proteger os homens da infantaria de ferimentos na cabeça. Durante o primeiro ano da guerra, os soldados usavam quepes de tecido e entravam em combate sem qualquer tipo de equipamento de proteção para a cabeça. Esses quepes não conseguiam proteger contra balas e estilhaços nem contra quaisquer condições climáticas voláteis na linha de frente. "Não poderiam ter projetado nada mais inadequado para o serviço ativo do que o atual quepe militar", lamentou um jornalista do *The Times*.[30] "[Ele] facilita a identificação de quem o usa [...] e não protege contra o sol ou a chuva." Os aliados franceses e belgas corriam os mesmos riscos. Mesmo o *Pickelhaube* de couro da Alemanha, com sua ponteira metálica característica, oferecia pouca resistência contra um estilhaço que voasse em alta velocidade.

Em 1915, o Exército francês produziu o primeiro capacete de metal. Era uma peça em forma de cuia feita de aço macio, que ficava embaixo do quepe de pano. Infelizmente, se estilhaços perfurassem a região do crânio, fariam com que pedaços de pano sujo entrassem no ferimento, aumentando o risco de infecção. Para piorar as coisas, essas frágeis proteções metálicas, quando atingidas, quebravam-se e se transformavam em estilhaços, infligindo mais danos ao usuário e àqueles a seu redor. Os franceses voltaram à prancheta e criaram o capacete Adrian, em forma de cúpula com uma aba estreita, que poderia ser usado em vez de um quepe de tecido — e cujo design foi creditado ao intendente-geral August Louis Adrian. Apesar dessas melhorias, o Gabinete de Guerra britânico não se impressionou e buscou uma solução melhor que pudesse ser rapidamente fabricada e distribuída para suas tropas.

Mais tarde naquele ano, o Exército britânico selecionou um projeto patenteado por John Brodie. O capacete Brodie (como ficou conhecido) era cortado de uma única chapa de aço Hadfield, um material famoso por sua alta resistência ao impacto. Em seguida, era pressionado até atingir a forma de "tigela de sopa", com uma aba de cinco centímetros de largura para proteção adicional. Além de resistente, o capacete Brodie era mais simples e rápido de produzir do que o francês. Dado o número crescente de ferimentos na cabeça na Frente Ocidental, a produção acelerada era essencial. No verão de 1916, um milhão de capacetes Brodie já havia sido distribuído para as tropas na linha de frente, logo se tornando outro símbolo icônico da guerra. Foi o primeiro capacete a ser fornecido a *todos* os soldados que serviam nos exércitos britânico e da Commonwealth, independentemente da patente.

O sucesso do capacete Brodie levou alguns a se perguntarem se o equipamento de proteção feito de aço deveria se estender para outras partes do corpo além da cabeça. Em um artigo para o *The Times*, um repórter escreveu que "devemos exigir peças para o tórax e o corpo com proteção para joelhos e cotovelos" para os homens que lutavam nas trincheiras.[31] No entanto, essa ideia nunca foi considerada a sério, provavelmente devido ao custo de implementação, bem como ao prejuízo que uma armadura tão pesada causaria à mobilidade nas trincheiras e no campo de batalha.

As tentativas de melhorar o capacete também incluíram a adição de um véu de cota de malha, que foi testado ao se disparar uma bala de 85 gramas a uma distância de pouco mais de noventa metros.[32] Os homens dentro dos tanques descobriram que o véu fornecia proteção eficaz contra "respingos" ou estilhaços lançados pelo impacto de balas atingindo a parte externa de aço do tanque. Mas a maioria dos soldados de infantaria sentiu que o véu acabava atrapalhando e o removia dos capacetes, fazendo com que o propósito inicial caísse por terra. Felizmente, outras invenções mais práticas surgiram, entre elas periscópios para os rifles, que permitiam que o atirador permanecesse oculto.

No entanto, apesar dessas tentativas de evitar ferimentos na cabeça, o rosto permanecia bastante exposto e vulnerável, e os feridos continuavam chegando às centenas à enfermaria durante os primeiros meses de Harold Gillies em Aldershot.

DESDE O INÍCIO, GILLIES DEMONSTROU uma capacidade extraordinária de enxergar além da desfiguração de um soldado. Aqueles que o conheciam viam "um homem inabalável e de grande coração", que considerava seus pacientes mais do que combatentes numerados.[33] D. M. Caldecott Smith, cujo irmão estava sob os cuidados de Gillies em Aldershot, lembrou-se do médico como "cheio de bondade humana".[34] Da mesma forma, o sargento Reginald Evans expressou espanto por "soldados comuns receberem tanto cuidado quanto os oficiais".[35] Ele escreveu que Gillies "até mesmo cuidou das minhas feridas pessoalmente e me visitou à noite para ver se eu estava confortável, embora estivesse atarefado até o pescoço". Evans atribuiu a normalidade relativa de sua vida posterior ao trabalho reconstrutivo bem-sucedido de Gillies: "Devo muito da minha felicidade a ele."

Não surpreende que o impacto emocional de uma lesão facial em um soldado possa ser extremo. O cirurgião Fred Albee afirmou que o "efeito psicológico sobre um homem que deve continuar a vida como um objeto de horror para si mesmo e para os outros não se explica em palavras".[36] Ele observou que um soldado desfigurado muitas vezes se sentia um "desconhecido em seu próprio mundo", acrescentando que deve ser "um inferno absoluto se sentir como um estranho para si mesmo".

Para os pacientes, a simples presença de Gillies tinha poder de cura. Ele muitas vezes consolava os feridos com sua confiança, que já era sua marca registrada: "Não se preocupe, filho [...] você ficará bem e terá um rosto tão bom quanto a maioria de nós quando terminarmos o nosso trabalho." Era raro o jeito tranquilo e o senso de humor de Gillies não serem capazes de levantar os ânimos nas enfermarias. "Eu agradecia aos céus por ter herdado a capacidade de me divertir com as coisas simples da vida", comentou ele.[37] Enquanto esteve em Aldershot, seus pacientes passaram a amá-lo justamente por isso.

Nem todos ficavam tão confortáveis quanto Gillies perto de homens desfigurados. Mesmo para médicos experientes, encontrar alguém com uma lesão facial era potencialmente traumático, e suas reações podiam causar ainda mais sofrimento ao paciente. Ward Muir, que trabalhou no 3º Hospital Geral de Londres, em Wandsworth, ficou surpreso com a própria reação. "Nunca senti nenhum constrangimento ao [...] encarar um paciente, por mais deplorável que fosse seu estado, por mais humilhante que fosse sua dependência dos meus serviços, até testemunhar certos ferimentos no rosto", confessou ele mais tarde.[38] Muir imaginava como cada soldado devia ter sido antes da guerra — "um espécime inteiro e agradável da juventude inglesa" —, o que só piorava as coisas quando estava diante daquelas "gárgulas quebradas".[39] Ele temia inadvertidamente "deixar a pobre vítima perceber o que eu percebia: isto é, que ela estava hedionda".

Gillies, no entanto, inspirava confiança nos pacientes e na equipe, mesmo nas situações mais desesperadoras. "Ele começou a cuidar de algum homem que, após uma explosão, tinha ficado com metade do rosto literalmente em pedaços, a pele retalhada e os ossos da mandíbula esmagados, parecendo areia nos dedos", lembrou a enfermeira Black.[40] Sua admiração por Gillies cresceu enquanto ela estava alocada lá. Embora o trabalho fosse angustiante, Black logo reconheceu a importância inovadora do que Gillies e sua equipe estavam realizando. "[A] Grande Guerra em que milhões de vidas foram sacrificadas foi indiretamente responsável por salvar milhões de outras", observou ela, astutamente.[41]

Todavia, no início o progresso era lento, e Gillies nem sempre confiava tanto na própria habilidade quanto Catherine Black. "Era uma arte nova e estranha, e, ao contrário do aluno de hoje, que inicia com pequenas excisões de cicatrizes e gradualmente vai passando para a cirurgia de lábio leporino, de repente éramos convidados a produzir metade de um rosto", lembrou ele mais tarde.[42] Sem livros didáticos para orientá-lo e sem professores para consultar, Gillies teve que confiar em sua imaginação para vislumbrar soluções para os problemas que lhe eram apresentados. E a total catástrofe proporcionou uma oportunidade única para que a cirurgia plástica evoluísse e para que as melhores práticas se tornassem padronizadas. Anos depois, Gillies recordou seus dias em Aldershot com admiração. "Aquele tempo todo, tateamos em busca de novos métodos e novos resultados sem o benefício da sulfa, do plasma ou da penicilina", escreveu ele.

Gillies experimentou derrotas tanto quanto vitórias e sentia que cada novo golpe era tão duro como o anterior. Foi difícil para ele suportar a morte de William Henry Young, especialmente por causa das circunstâncias desoladoras em que o soldado havia chegado em Aldershot.[43]

Young era um homem corpulento com um bigode guidão e bochechas rechonchudas que o faziam parecer ter menos do que seus quarenta anos.[44] No início da guerra, ele foi baleado na coxa por um franco-atirador. Depois de uma longa recuperação, voltou ao serviço e logo foi vítima de um ataque com gás cloro, na primavera de 1915, não muito longe de onde Gillies estava trabalhando, no Hospital de Campo belga. O incidente o deixou com a visão prejudicada. No inverno daquele mesmo ano, Young foi enviado de volta à frente, a leste de Foncquevillers, no norte da França, onde outra catástrofe estava prestes a acontecer.[45]

Enquanto o amanhecer se arrastava pelas trincheiras em uma manhã fria e úmida de dezembro, poucos dias antes do Natal, Young avistou um oficial ferido caído a menos de 150 metros de distância.[46] Agindo sem ordens diante do forte fogo inimigo, ele atravessou o arame farpado e rastejou até o sargento Walter Allan, que sangrava. O oficial ordenou que Young voltasse para um local seguro, mas ninguém era capaz de impedi-lo. O jovem apanhou o homem ferido e começou a voltar para as trincheiras. Assim que estava se aproximando de um local seguro, uma bala atravessou a mandíbula de Young e uma segunda o atingiu bem no peito. Outro soldado correu para ajudá-lo, e, juntos, os dois puxaram Allan de volta para as trincheiras, salvando a vida do oficial.

Apesar da gravidade do próprio ferimento, Young caminhou cerca de oitocentos metros até um posto de socorro regimental para receber tratamento médico.[47] Ele acabou sendo levado de volta para a Grã-Bretanha, onde passou por várias cirurgias na mandíbula quebrada em um hospital em Exeter. Durante esse tempo, o comandante de seu pelotão escreveu à esposa de Young, Mary: "Tenho certeza de que deve ser um grande consolo para a senhora saber que ele foi atingido ao resgatar um camarada ferido, e todos esperamos que ele receba dos oficiais o reconhecimento que merece. Ele tem nossa eterna admiração."[48] Não demorou muito para que a carta fosse enviada e os militares concedessem a Young a Cruz Vitória, a mais alta honraria do Exército. Do leito do hospital, Young escreveu para a esposa: "Obviamente, estou muito orgulhoso da grande honraria, tanto por mim quanto por você e as crianças."[49]

Um fundo foi criado para apoiar Young e a família durante a sua recuperação.[50] A população fez doações generosas, e mais de 500 libras foram arrecadadas. Young recebeu licença para voltar para casa em Preston, onde foi recebido como herói. À espera dele na estação de trem estavam um cavalo e uma carruagem, enviados pelo prefeito para levá-lo à prefeitura, onde outras celebrações o aguardavam. Em uma demonstração espontânea de admiração, os voluntários locais do Regimento de Lancashire Oriental soltaram os cavalos e puxaram eles mesmos a carruagem em meio à multidão que aplaudia, enquanto uma banda tocava "See, the Conquering Hero Comes" [Aqui vem o herói conquistador].

Após as celebrações, Young se concentrou em sua recuperação. Embora a ferida no peito não fosse grave, a lesão facial impedia que ele ingerisse alimentos, obrigando-o a usar um tubo. Decidiu-se então que ele deveria ser enviado para a nova unidade hospitalar em Aldershot.

Gillies estava confiante em sua capacidade de reparar a mandíbula de Young, mas a cirurgia era arriscada. Um dos maiores desafios que sua equipe enfrentou foi a administração de anestesia. Lesões faciais em geral resultavam na obstrução das vias aéreas, fosse pelo edema na língua e na garganta ou pela perda dos músculos que controlam a laringe. Como os maqueiros tinham aprendido, essa situação era especialmente perigosa quando os pacientes estavam deitados em decúbito dorsal, como costumava ocorrer quando estavam sob o efeito da anestesia.

No momento em que Young chegou a Aldershot, Gillies já estava muito familiarizado com essa situação. Certa vez, ele teve que ajudar um anestesista a puxar a língua de um paciente para desobstruir as vias aéreas depois que o homem ficou roxo por falta de oxigênio. "Eu me lavei e continuei a esculpir o enxerto ósseo do doador. O paciente ficou mal de novo, e o anestesista mais uma vez teve que ser ajudado para mantê-lo vivo", escreveu Gillies.[51]

Embora pôr o paciente sentado fosse uma solução, também havia desafios, uma vez que isso poderia levar a uma queda de pressão. Pior ainda era o risco de o paciente acordar no meio do procedimento. Gillies se lembrou de isso ter acontecido com um homem chamado Morrison. "Foi bastante constrangedor quando, perto do fim da operação, ele começou a falar comigo em francês e alemão", recordou Gillies.[52] "Eu estava tentando responder e ao mesmo tempo ajudar a segurá-lo firme, pôr o enxerto em posição [e] suturar a ferida." Não havia um dia sequer sem algum desafio novo e imprevisto.

O soldado Young estava preocupado com a cirurgia quando chegou ao Hospital Militar de Cambridge. Ele disse a Gillies que, em outras ocasiões, o clorofórmio o havia deixado em mau estado. De fato, os cirurgiões militares descobriram nos primeiros anos da guerra que o clorofórmio, um anestésico comum na época, podia causar fibrilação ventricular, uma arritmia cardíaca fatal.[53] Esse efeito era especialmente perigoso em homens como Young, cuja saúde já estava comprometida.[54] Ainda assim, Gillies deu prosseguimento à cirurgia, torcendo — como sempre — pelo melhor resultado. No dia do procedimento, ele usou o mínimo de anestesia possível. No entanto, Young entrou em coma. Apesar das repetidas tentativas de reanimá-lo, ele nunca recuperou a consciência. Após sobreviver a vários ferimentos à bala e ao gás venenoso, o soldado William Henry Young morreu de insuficiência cardíaca súbita.[55] Ele deixou nove filhos pequenos e a esposa.[56]

Gillies ficou arrasado. Ele escreveu para a viúva de Young que estava "totalmente insatisfeito" com a fatalidade da cirurgia, lamentando que "parece tão cruel passar por tudo o que ele passou, e tão bem, e depois morrer por má sorte".[57] Ele garantiu a ela que todas as precauções haviam sido tomadas. "Tudo o que podia ser feito foi feito", assegurou Gillies, "e cinco médicos o examinaram e fizeram o que era possível."[58] No entanto, o fracasso pesava muito em sua mente. Descobrir como administrar a anestesia com segurança a pacientes com lesões faciais se tornaria uma prioridade para Gillies e sua equipe.

O corpo de Young foi levado de volta a Preston para o enterro em um percurso de mais de trezentos quilômetros. Uma multidão se reuniu em frente à casa do herói para ver seu caixão sendo carregado pelas ruas até o cemitério local. Um contingente de cinquenta homens feridos, incluindo dois pacientes de Aldershot, fez a viagem para o norte a fim de acompanhar o funeral.

No entanto, por mais que Gillies lamentasse profundamente a morte de Young, o número esmagador de soldados que precisavam de sua ajuda o impediu de comparecer ao funeral. Não demoraria muito para que a enxurrada de pacientes em Aldershot se tornasse incontrolável, mesmo para um cirurgião tão dedicado e focado quanto Harold Gillies.

5
A CÂMARA DOS HORRORES

ERA PRIMAVERA DE 1916, e os primeiros botões das flores tinham começado a despontar.[1] Pela janela, Gillies observou uma "profusão de mandíbulas frouxas e rostos pela metade" saindo em fila do hospital para fazer uma caminhada. Ele sabia que os pacientes estavam animados com a oportunidade de escapar por alguns instantes do confinamento do prédio e tomar um pouco de ar, mas ficou preocupado com as pesadas nuvens cinzentas que se avolumavam à distância. Ao menor indício de chuva, ele sabia que o sargento responsável interromperia a caminhada, forçando "a triste fileira dos enfaixados [de volta] para as alas sombrias".

Ao se virar para retomar suas rondas, Gillies ouviu os homens do lado de fora cantando uma melodia familiar: "It's a long way to Tipperary, it's a long way to go!" [É um longo caminho até Tipperary, é um longo caminho a percorrer!]. Em outras circunstâncias, o grupo de soldados alegres seria visto com satisfação pela comunidade ao redor. Mas, no estado em que se encontravam, só serviam de lembrete da violência travada na linha de frente. Quando viam os destroços humanos provocados pela guerra, algumas mães se apressavam a pedir que as crianças encerrassem a brincadeira na rua e voltassem para casa, enquanto outras faziam orações silenciosas por irmãos, filhos e pais que estavam tão distante de casa.

Ao longe, as nuvens escuras ficavam cada vez mais ameaçadoras.

FOI NESSA ÉPOCA QUE GILLIES começou a refletir sobre as lições que havia aprendido desde o início do trabalho em Aldershot. Meses de tentativas lhe ensinaram que a cirurgia reconstrutiva tinha que ser realizada de forma incremental. Ele lamentou o fato de que "as cirurgias plásticas, em sua maioria, são inevitavelmente longas; só as suturas são capazes de deixar um cirurgião qualificado ocupado por mais de meia hora".[2] E não era só isso: às vezes um único paciente necessitava de até quinze cirurgias, que precisavam ser espaçadas por longos períodos. "A pressa cirúrgica definitivamente levou ao desperdício irrevogável de tecido", observou Gillies.[3] Seu mantra logo passou a ser: "Nunca faça hoje o que pode ser adiado para amanhã."

Não demorou muito para que o trabalho de Gillies começasse a atrair a atenção da imprensa nacional. Um repórter do *Daily Mail* visitou Aldershot e escreveu sobre a experiência perturbadora. "Em nenhum outro lugar o puro horror e a selvageria da guerra moderna atraem tão vividamente a mente e os sentidos quanto em uma dessas enfermarias", relatou ele aos seus leitores.[4] O jornalista, que escreveu que o hospital ficava "em algum lugar da Inglaterra", comentou com perspicácia que "[um] braço quebrado desperta pena, uma perna ausente desperta compaixão, mas um rosto devastado por estilhaços [...] não pode deixar de despertar certa repulsa". Só nos resta imaginar o que os próprios pacientes podem ter pensado quando encontraram no jornal descrições tão desumanas de suas lesões.

Em um tom mais alegre, o mesmo jornalista elogiou Gillies e sua equipe pelos esforços incansáveis para reparar o rosto de soldados desfigurados, observando que "há um exemplo supremo de triunfo do espírito humano nessas enfermarias". Foi o primeiro relato publicado sobre o trabalho que estava sendo feito em Aldershot, e Gillies mais tarde reconheceu os benefícios da publicidade naquele período inicial. "Foi bem importante", refletiu ele.[5] "Só assim, ao explicar ao público e ao clínico geral o que pode ser feito em um novo ramo da cirurgia, é que os pacientes podem se beneficiar dele."

À medida que sua unidade cirúrgica ganhava força, Gillies foi reconhecendo a importância de documentar seu trabalho pioneiro para que os cirurgiões pudessem replicá-lo no futuro. Frustrado com a dificuldade de explicar suas técnicas inovadoras em palavras, ele decidiu se inscrever em cursos de correspondência na Press Art School, em Londres, para aprender a desenhar seus pacientes. Seu professor disse que "Gillies tinha um ar de eficiência silenciosa e muita certeza do que queria fazer".[6] Assim como nos esportes, Gillies logo descobriu que tinha uma aptidão natural para o desenho. No entanto, por mais habilidoso que fosse nos esboços, desafios maiores o aguardavam em Aldershot. Cada caso exigiria foco exclusivo para abordar os desafios cirúrgicos únicos que lhe eram apresentados. Ele teria pouco tempo para fazer desenhos.

Uma recomendação oportuna do amigo Bernard Darwin, jornalista do *The Times*, levou Gillies ao "grande Henry Tonks", que ocupava um cargo administrativo no Hospital Militar de Cambridge.[7] Tonks também era professor na Slade School of Fine Art, em Londres, e o seu tipo de talento era exatamente o que Gillies procurava acrescentar à sua equipe cada vez mais numerosa.

HENRY TONKS ERA UMA FIGURA formidável. Com 1,93 metro de altura, parecia uma sombra assomando sobre seus pupilos enquanto se dirigia a eles em um "tom frio e desencorajador".[8] Helen Lessore descreveu o professor como "magro e sisudo, com orelhas grandes, pálpebras espessas, nariz de bico de águia e uma boca trêmula de camelo".[9] Ele era implacável em suas críticas e dizia aos alunos que aceitar desenhos de baixa qualidade era como viver na mentira. O pintor inglês Gilbert Spencer sentiu vontade de se jogar debaixo de um trem depois de receber uma crítica de Tonks sobre seu trabalho.[10] O irmão de Spencer, Stanley, também artista, disse-lhe para não dar ouvidos a Tonks, pois o homem criticava todo aluno que passava por sua sala de aula, sem exceção.

Todavia, por trás da fachada de durão havia uma alma sensível, sintonizada com o sofrimento dos outros. "Eu sentia de forma tão aguda a doença de qualquer ente querido que o sofrimento era quase insuportável", escreveu ele uma vez.[11] Sua sensibilidade em relação àqueles que sofriam seria testada até o limite quando a guerra estourasse. Outra face de sua personalidade também parecia estar em desacordo com seu jeito sombrio, mas não com seu talento para retratos: ele nutria uma paixão secreta por ilustrações cômicas e frequentemente fazia excelentes caricaturas de seus amigos.

Como já estava com 52 anos, Henry Tonks tinha passado da idade de serviço militar quando as primeiras armas foram disparadas sobre os campos da Europa. Ao contrário de muitos de seus contemporâneos, ele sabia desde cedo que o conflito não terminaria logo. A ficha caiu numa noite quente de verão em agosto de 1914, enquanto ele atravessava Londres para jantar na casa do romancista George Moore. No caminho, Tonks avistou cartazes espalhados por toda a cidade anunciando a queda da cidadela de Namur, na Bélgica. "Trago notícias sérias, meu amigo", disse ele enquanto Moore o conduzia para a espaçosa sala de estar de uma encantadora casa georgiana perto da Ebury Street, no elegante distrito de Belgravia.[12] Sem querer azedar o clima da festa antes mesmo que começasse, Moore respondeu superficialmente: "Ah, tudo isso deixa os jornais mais interessantes."[13] Tonks não achou graça da atitude desdenhosa do amigo e fez questão de que Moore soubesse disso. Mais tarde, o romancista escreveria sobre o artista: "Sua seriedade é deprimente, mas tendo a pensar que prefiro ficar deprimido com Tonks a me divertir com qualquer outro homem."[14]

Não demorou muito para que Tonks decidisse se voluntariar em um campo em Dorchester, na costa sudoeste da Inglaterra. Era nada mais que um campo de prisioneiros de guerra, estabelecido apenas dez dias após o início do conflito, quando o governo britânico começou a reunir milhares de expatriados de nações inimigas para ficarem detidos até o fim. Os imigrantes alemães estavam em maior número.

Depois dos russos, os alemães eram o segundo maior grupo de migrantes que vivia em Londres, de acordo com o censo de 1911.[15] A comunidade expatriada era atendida por uma dúzia de igrejas, um hospital e dois jornais, todos alemães. Comerciantes, barbeiros, padeiros e outros negociantes alemães eram essenciais para a vida econômica da cidade. Nos restaurantes em Londres, 10% das garçonetes e dos garçons eram alemães, e ter uma governanta da mesma origem havia se tornado muito comum em um grande número de famílias ricas da capital.[16]

No entanto, quando a guerra eclodiu, muitos desses trabalhadores se viram expulsos de seus empregos. Nenhum alemão, por mais importante que fosse, estava imune às hostilidades ocasionadas pela guerra. O príncipe Louis de Battenberg, primeiro lorde do Mar da Marinha britânica, foi forçado a deixar o cargo depois que a imprensa liderou uma campanha contra ele, pedindo sua demissão. O jornalista inglês Horatio Bottomley declarou que era "um crime contra o nosso Império confiar nossos segredos da Defesa Nacional a qualquer oficial nascido no exterior".[17] Pouco tempo depois da renúncia, Louis também abriu mão do título real e anglicizou seu nome de família, mudando-o de "Battenberg" para "Mountbatten". Inúmeros outros seguiram esse exemplo, entre eles a própria família real britânica, que abandonou o sobrenome teutônico de Saxe-Coburg para um mais aceitável, Windsor, em 1917.

Infelizmente, a adaptação não foi fácil para todos. Alguns alemães não conseguiam lidar com o estresse de se virem de repente como "inimigos estrangeiros" no país que chamavam de lar. Quando perdeu o emprego, Joseph Pottsmeyer tentou garantir outra posição, mas sem sucesso.[18] Deprimido e sem esperanças, escreveu um bilhete expressando sua admiração pela Inglaterra antes de se enforcar. Outro homem, chamado John Pfeiffer, deu um tiro no próprio olho.[19] Como não foi suficiente para matá-lo, ele ergueu a arma em direção à têmpora e atirou contra si mesmo pela segunda vez.

Sentimentos antialemães contaminaram todas as áreas da vida.[20] A popular "salsicha alemã" recebeu outro nome e passou a se chamar *luncheon sausage*, ou "salsicha de almoço", mudança promovida por uma das principais mercearias da Grã-Bretanha. Uma medida mais insidiosa do que rebatizar alimentos e mudar sobrenomes foi a deportação sistemática de mulheres, crianças e idosos alemães por parte do governo. Homens sadios foram mantidos em campos de prisioneiros por receio de que a repatriação os levasse a se alistar no exército inimigo. Tais campos surgiram por toda a Grã-Bretanha. O maior deles, Knockaloe, foi estabelecido na ilha de Man, mantendo, em seu auge, mais de 23 mil homens. Mas um dos primeiros foi em Dorchester.

Dez dias depois que a Grã-Bretanha entrou na guerra, os primeiros presos do campo foram escoltados até seus aposentos dentro da prisão recém-inaugurada. O grupo era composto por oito civis alemães. Enquanto entravam no prédio, uma multidão de curiosos se amontoou do lado de fora para observá-los. Pouco depois, prisioneiros militares também começaram a chegar da Frente Ocidental. Muitos desses homens estavam feridos e necessitavam de cuidados médicos. O dr. W. B. Cosens supervisionava o hospital do acampamento, que estava equipado com uma sala de cirurgia.[21] Foi para Cosens que Tonks escreveu para oferecer seus serviços.

A decisão de Tonks de ser voluntário no campo de prisioneiros não foi tão ilógica quanto parece. Ele era não só um artista aclamado no início da guerra, mas também médico. Em 1886, Tonks assumiu um cargo como cirurgião no Hospital de Londres, no mesmo ano em que Joseph Merrick se mudou para uma enfermaria como residente permanente.[22] Merrick, que era gravemente deformado devido a uma doença misteriosa (possivelmente neurofibromatose), foi apelidado de Homem Elefante por causa do crânio aumentado e da pele esponjosa que pendia do rosto. Ele vinha se apresentando como uma atração de circo quando o cirurgião Frederick Treves o descobriu e o convidou para se submeter a procedimentos de reconstrução facial no hospital. Através das experiências humilhantes de Merrick, Tonks ficaria bem ciente do estigma que arruinava a vida dos desfigurados.

Durante sua residência médica, Tonks se matriculou em aulas noturnas na Westminster School of Art. Depois de um curto período, ele desistiu da cirurgia a fim de se dedicar à arte profissionalmente — para a decepção do pai. George Moore comentou sobre a decisão do amigo: "O desejo pela arte deve ter sido forte em Tonks, pois o obrigou a abandonar uma carreira que ele havia escolhido e na qual era bem-sucedido por outra em que poderia ter sido um fracasso."[23]

Felizmente para Tonks, o fracasso não faria parte de seu futuro. Quando ele saía do Hospital de Londres, um estudante de medicina o parou no corredor e pediu para comprar duas de suas aquarelas. Tonks contou: "Eu não tinha conta bancária na época, então percorri uma longa distância a pé até o East End de Londres para descontar o cheque no banco do aluno e voltei com 25 libras esterlinas douradas no bolso" — e com uma confiança renovada em suas perspectivas.[24]

Antes de chegar ao campo de prisioneiros de guerra em Dorchester, Tonks enviou um telegrama com concisão característica: "Chego amanhã."[25] Cosens encarregou-o de compilar uma lista dos vários tipos de ferimento que apareciam nas enfermarias. No entanto, em vez de produzir descrições escritas, Tonks passou horas desenhando meticulosamente cada lesão para a posteridade. Ele ficou lá por algumas semanas, até partir tão de súbito quanto havia chegado, deixando um aviso curto como de costume: "Vou embora amanhã."[26] De lá, foi para Hill Hall, um hospital de oficiais em Essex. Cosens ficou meses sem saber do artista.

Mais notícias preocupantes chegavam da linha de frente, até que Tonks decidiu deixar de lado as atividades artísticas e trabalhar na Cruz Vermelha. Em janeiro de 1915, ele estava em um hospital de evacuação em Haute-Marne, na França. Lá, conheceu a escultora Kathleen Scott, viúva do malfadado explorador da Antártica Robert Falcon Scott. Ela organizou e comandava o pequeno serviço de ambulância do hospital e, no futuro, viria a trabalhar com Harold Gillies, criando moldes de gesso do rosto quebrado de seus pacientes para ajudar no processo cirúrgico.

Tonks ficou horrorizado com a carnificina que testemunhou no hospital de evacuação. "As feridas são horríveis, e serei contra as guerras no futuro; ninguém tem o direito de pedir aos homens que suportem tamanho sofrimento", escreveu.[27] Não demorou muito para que ele percebesse que suas habilidades nos cuidados de saúde eram insuficientes para lidar com tanta matança. "Não tenho serventia como médico", confessou.[28]

Ainda assim, o senso de responsabilidade de Tonks era forte e ele queria servir seu país. "Fui tomado por uma sabedoria que vai muito além do que somos capazes de compreender, e tenho que fazer o que ela manda", declarou ele.[29] Em 1916, portanto, Tonks ingressou no Corpo Médico do Exército britânico e foi enviado para o Hospital Militar de Cambridge em Aldershot — não como médico, mas como secretário adjunto. Em uma carta a um amigo, Tonks escreveu: "Posso ou não ter algo a fazer."[30]

Como se viu depois, Tonks *teria* o que fazer. Por recomendação do amigo Bernard Darwin, Harold Gillies se apresentou ao renomado artista em uma tarde primaveril de 1916. Aos olhos de Gillies, Tonks parecia "o duque de Wellington reduzido ao posto de subalterno", confinado a uma sala organizada e realizando tarefas administrativas mundanas.[31] Gillies sugeriu que Tonks poderia escapar da monotonia do trabalho de secretário juntando-se à sua equipe cirúrgica e fazendo registros pictóricos dos pacientes antes, durante e após as cirurgias. Era o primeiro de muitos passos que Gillies daria para deixar um registro de seu trabalho. Com o tempo, essa documentação cuidadosa serviria para padronizar os métodos cirúrgicos, o que ajudaria a estabelecer a cirurgia plástica como um ramo legítimo da medicina.

O conhecimento de Tonks em anatomia fazia dele um candidato perfeito para o trabalho, e Gillies sentiu que um artista seria uma presença menos intrusa na sala de cirurgia do que um fotógrafo.[32] Além disso, em uma época anterior à difusão da fotografia colorida, Tonks podia registrar feridas de campo de batalha usando uma paleta de carmesim raivoso, roxo lúgubre e verde-mofo, capturando as nuances da carne ferida e infectada. Dessa forma, seus retratos eram muitas vezes mais realistas do que fotografias em preto e branco.

Assim que a posição de Tonks como artista residente foi aprovada pelo diretor do Hospital Militar de Cambridge, ele começou a desenhar com seriedade. Passava horas na sala de cirurgia com Gillies, tomando notas e esboçando diagramas de procedimentos complexos. "Estou fazendo uma série de cabeças em pastel de soldados feridos que tiveram o rosto danificado", escreveu ele para seu amigo D. S. MacColl, crítico de arte e ex-guardião da Tate Gallery, em Londres.[33] "Um cirurgião muito bom chamado Gillies [...] está realizando o que é conhecido como cirurgia plástica." Tonks contribuía com a percepção de um artista para as lesões que estavam sendo tratadas no Hospital Militar de Cambridge. Na mesma carta, ele descreveu um paciente que tinha um enorme buraco na bochecha, através do qual se via a língua mexendo. Referindo-se às obras de Diego Velázquez do século XVII, que retratavam o famoso rei da Espanha, Tonks observou: "Ele me lembra Filipe IV, pois a obstrução linfática deixou o rosto muito inchado."

A natureza de seu trabalho levou Tonks a nutrir uma espécie de intimidade com os sujeitos de seus desenhos. "A profissão médica é a única a dar ao observador uma oportunidade para um estudo profundo dos seres humanos", relembrou Tonks. "Todos [...] seriam mais sábios se observassem ao lado do leito dos doentes, porque o homem doente retorna ao que era sem as armadilhas encontradas no caminho." Como esses retratos nunca foram pintados para serem expostos publicamente (embora tenham sido exibidos após a guerra), Tonks sentiu um novo tipo de liberdade artística. "Quando exibo uma imagem [para um público], sempre sinto que ela perdeu a virgindade", observou.[34] "No meu estúdio, a imagem parece ter uma espécie de inocência, bastante comovente, às vezes até mesmo uma espécie de beleza [que diminui quando mostrada aos outros]." Em Aldershot, ele podia desenhar sem se preocupar com a reação de críticos, galerias e possíveis clientes. Da mesma forma, parece improvável que os próprios pacientes tenham pensado em qualquer escrutínio público pelo qual os retratos pudessem passar após o tratamento ou o fim da guerra.

Tonks interpretava muito do que via de uma forma que aqueles sem sua sensibilidade artística poderiam ter achado desconcertante. Ele comparou um soldado cujo nariz havia sido atingido pela bala de um fuzil de precisão a uma "cabeça grega viva e danificada".[35] No entanto, enquanto Tonks encontrava beleza ocasional em seus sujeitos danificados, a unidade de Gillies era, na maioria das vezes, um ataque aos sentidos. Tonks a descreveu como uma "câmara de horrores".

Na verdade, os combatentes ainda sofreriam alguns dos piores ferimentos — como no mar do Norte, que se tornou a arena para o confronto intenso entre as marinhas britânica e alemã. O perigo onipresente de incêndio a bordo dos navios seria amplificado pelo enorme volume de artilharia marítima empregado. E a tarefa de juntar as peças caberia a Harold Gillies, cujo tratamento fornecido às vítimas revolucionaria o campo nascente da cirurgia plástica.

A CERCA DE 110 QUILÔMETROS da costa oeste da Dinamarca, as ondas frias e escuras do mar do Norte martelavam o enorme casco do encouraçado britânico *Vanguard*. Abaixo do convés, Walter Greenaway esperava que 160 quilos de massa crescessem para que pudesse assar pão nos grandes fornos do navio de guerra. De repente, ele ouviu explosões abafadas ao longe. O padeiro-chefe do navio rapidamente limpou a farinha das mãos no avental antes de subir até o tombadilho para verificar de onde vinha o barulho. Lá, Greenaway ficou horrorizado com a cena medonha diante de seus olhos: "Todo o horizonte visível […] era uma longa chama."[36] Segundos depois, um cruzador próximo foi envolvido pelo fogo, despertando Greenaway de seu transe.

Era 31 de maio de 1916, e a Batalha da Jutlândia estava só começando. Não seria apenas a maior batalha naval da Primeira Guerra Mundial; seria a maior ação de navios de guerra de todos os tempos, envolvendo 279 navios e mais de cem mil homens. E estava prestes a abalar profundamente a Marinha Real.

As tensões entre as marinhas britânica e alemã vinham crescendo desde que a Alemanha começara a estabelecer sua frota de batalha, em 1898, desencadeando uma rivalidade entre os dois países na área da construção naval. A competição passou a se concentrar em uma nova classe de navio de guerra desenvolvida na Grã-Bretanha — o encouraçado [*dreadnought*]. Recebendo o nome do HMS *Dreadnought*, essas embarcações fortemente blindadas, que terminaram de ser construídas em 1906, tinham duas características revolucionárias: estavam equipadas inteiramente com armas de grande calibre e eram alimentadas por motores de turbina a vapor. Da noite para o dia, esses encouraçados deixaram os modelos anteriores obsoletos e logo se tornaram um símbolo do poder nacional, acirrando a corrida armamentista entre Grã-Bretanha e Alemanha.

Pouco depois da eclosão da guerra, os britânicos estabeleceram um bloqueio naval contra a Alemanha, declararam o mar do Norte uma zona de guerra e emitiram uma lista abrangente de contrabando que praticamente proibia o comércio americano com as Potências Centrais, grupo composto por Alemanha, Império Austro-Húngaro, Império Otomano e Bulgária. Em 1916, o bloqueio estava causando uma grave escassez de alimentos e de matérias-primas, levando à desnutrição e até à fome da população civil. Muitos alemães estavam ávidos por quebrá-lo, e os britânicos queriam confronto, já que acreditavam que sua vantagem numérica e seu poder de fogo os beneficiariam em mar aberto. Mas, ao longo de 36 horas de terror, essa presunção arrogante seria testada ao máximo.

Pouco antes das quatro horas da tarde, o vice-almirante Sir David Beatty — no comando do Primeiro Esquadrão de Cruzadores de Batalha — atacou os cruzadores de batalha dos alemães, liderados pelo vice-almirante Franz von Hipper. Treze minutos após o início do combate, o HMS *Indefatigable* sofreu uma série de ataques catastróficos que perfuraram seu casco. Para um navio de guerra britânico havia muito considerado quase inexpugnável, foi um golpe chocante. O sinaleiro C. Falmer, um dos três únicos homens a sobreviver ao ataque, viu "as armas pegarem fogo como palitos de fósforo" segundos antes de ser jogado para longe do navio, que explodiu e afundou com 1.017 homens presos a bordo.[37] A destruição de um navio de guerra logo no início da batalha foi um golpe desmoralizante para a Marinha britânica. "Houve uma dupla explosão colossal do nosso lado [...] Foi uma visão terrível, mesmo à distância que estávamos [no HMS *Lapwing*]; dava para ver claramente enormes funis, torres etc. voando enquanto a coluna de chamas e fumaça devia ter pelo menos quatrocentos metros de altura", lembrou o subtenente Edward Cordeaux.[38]

O pior ainda estava por vir.

Vinte e cinco minutos depois, projéteis alemães partindo dos cruzadores SMS *Derfflinger* ou SMS *Seydlitz* atingiram o HMS *Queen Mary* — o orgulho da frota britânica —, desencadeando outra explosão cataclísmica nessa região do mar do Norte. "O [navio] foi obliterado por uma nuvem em forma de cogumelo, uma forte coluna de fumaça com quase 250 metros de altura", contou o tenente Stephen King-Hall muito depois do terrível evento.[39] "Enquanto eu observava o túmulo ardente, ele parecia vacilar ligeiramente na base, e tive um vislumbre momentâneo mas claro do casco [...] saindo da água." O navio condenado *Queen Mary* afundou em poucos minutos, matando 1.266 homens a bordo, alguns dos quais estavam presos em câmaras herméticas atrás de portas e escotilhas trancadas. Arthur Gaskin, a bordo do HMS *Malaya*, sentiu a maré se voltar contra sua frota naquela tarde: "Percebi então que a morte estava no ar."[40]

Observando de longe, Beatty se virou para seus homens e disse friamente: "Parece ter algo de errado com a droga dos nossos navios hoje."[41] Quando a Frota de Alto-Mar alemã chegou para se juntar a Von Hipper, Beatty decidiu retirar seu esquadrão e ordenou que os navios dessem meia-volta. Os alemães o perseguiram, e ele os levou direto até toda a Grande Frota Britânica. Os cruzadores de batalha de Beatty então se juntaram ao restante da frota, e a batalha continuou noite adentro.

Reconhecendo que suas forças estavam em menor número, o almirante Reinhard Scheer ordenou que a Frota de Alto-Mar alemã voltasse.[42] Eles escaparam no escuro, privando os britânicos de um confronto final na manhã seguinte. A essa altura, os alemães haviam sofrido perdas graves: um navio de guerra, um cruzador de batalha, quatro cruzadores leves, cinco contratorpedeiros e mais de três mil homens. Mas as perdas do lado britânico foram muito piores: três cruzadores de batalha, três cruzadores leves, oito contratorpedeiros e mais de seis mil homens.

O impacto psicológico foi igualmente grande. A Batalha da Jutlândia ficou gravada na mente de cada marinheiro que a testemunhou, fosse de alto ou de baixo escalão. George Wainford, do HMS *Onslaught*, teve uma visão assombrosa: centenas de peixes mortos na superfície agitada do mar do Norte. "Acho que eles foram mortos por concussão", lembrou ele mais tarde.[43] Até o futuro rei George VI, que estava a bordo do HMS *Collingwood* quando a batalha começou, não ficou imune à intensidade do conflito. "Eu [...] me sinto muito diferente agora que vi um navio alemão cheio de alemães sendo atingido pelo disparo de nossas armas", escreveu ele em carta enviada da Grã-Bretanha, refletindo que, embora tivesse sido uma "ótima experiência", também "não foi facilmente esquecida".[44]

Com o tempo, a batalha seria vista na Grã-Bretanha como uma importante vitória. A frota alemã não se envolveu com a Marinha Real britânica de novo e raramente deixou o porto ao longo do restante da guerra, voltando-se para as táticas de guerra submarina. Ainda assim, a Marinha britânica sofreu uma dura derrota. Um jornalista dos Estados Unidos resumiu bem o fato ao escrever que a frota alemã havia atacado o carcereiro, mas ainda estava atrás das grades.[45]

A CÂMARA DOS HORRORES

DE VOLTA A BORDO do *Vanguard*, Walter Greenaway descobriu que o pão continuara assando durante o calor da batalha e ficou "razoavelmente bom", apesar dos horrores marítimos que aconteciam além das paredes metálicas da cozinha da embarcação.⁴⁶ Para a maioria dos que participaram da Batalha da Jutlândia, no entanto, havia poucos consolos. À medida que os oficiais faziam as chamadas, a escala da perda humana se tornava evidente. Os nomes dos mortos pairavam no ar como a melodia de um canto fúnebre. "Li a lista de nomes para a divisão do convés de proa", lembrou o subtenente Clifford Caslon a bordo do *Malaya*. "Era uma tarefa sombria, e fiquei aliviado quando terminou."⁴⁷

Evidências do abate eram inevitáveis. "Havia carne humana em todos os cantos possíveis, como tubos acústicos, telefones, dutos de ventilação e atrás das anteparas", lembrou o marinheiro Victor Hayward.⁴⁸ Ele e seus camaradas esfregaram o navio com sabão carbólico para livrá-lo do cheiro pungente de carne podre, enquanto outros prosseguiam com a macabra tarefa de tentar identificar os corpos, alguns dos quais estavam reduzidos a meros "restos irreconhecíveis de humanidade".⁴⁹

Cabia aos sobreviventes lidar com os restos carbonizados e desmembrados dos companheiros, costurando os corpos em sacos com pesos em preparação para o enterro no mar. Apesar dessas medidas, muitos cadáveres teimosamente emergiam e balançavam na superfície da água por minutos até gradualmente se acomodarem em posição vertical e enfim deslizar sob as ondas. "Era uma cena misteriosa, como se [os mortos] quisessem dar uma última olhada em seu antigo navio antes de afundarem", lembrou o sinaleiro John Handley.⁵⁰

Para os feridos, o fim da batalha era apenas o começo dos problemas. Os maqueiros se ocupavam procurando e recolhendo sobreviventes. Os cirurgiões dos navios se apressavam para tratar as vítimas, trabalhando sem descanso até desmaiarem de exaustão. "Eles estavam tão exaustos que, sem conseguir mais ficar em pé, deitavam-se ao lado dos pacientes para enfaixá-los", contou um homem.⁵¹ O maior obstáculo enfrentado pelas equipes médicas a bordo de navios danificados era localizar espaço e equipamentos adequados para atender aos necessitados. "Tínhamos apenas lampiões, que fornecem muito pouca iluminação para cirurgias críticas", lembrou o cirurgião tenente Charles Leake.[52] Ele também comentou que a falta de luvas fazia com que a mão dos cirurgiões "ficasse muito dolorida" por causa do uso de ácido carbólico como antisséptico.

Os piores casos envolviam queimaduras. "Eles estavam tão queimados que pouco poderia ser feito para aliviar a dor [...] injeções de morfina pareciam fazer pouco ou nenhum efeito", observou um médico.[53] Mesmo queimaduras aparentemente leves podiam se tornar fatais muito rápido. Duncan Lorimer, um cirurgião no *Malaya*, relatou:

> Um homem entra na estação de curativos, ou possivelmente é carregado para lá, com rosto e mãos [...] não muito queimados, nem desfigurados. O ferimento poderia ser chamado de queimadura de primeiro grau. Muito rapidamente, quase num piscar de olhos, o rosto incha, as partes mais soltas da pele ficam com edemas imensos, os olhos somem sob o inchaço das pálpebras e os lábios se tornam massas gelatinosas enormes, no centro das quais aparece uma boca semelhante a um botão.[54]

Lorimer percebeu, corretamente, que esse estranho fenômeno ocorria quando um marinheiro era queimado por cordite superaquecido — um explosivo propelente usado para projetar uma bomba ou uma arma. Os ferimentos resultantes eram conhecidos como "queimaduras por radiação". Na Jutlândia, geralmente eram causadas pela explosão de cordite em um espaço confinado. A detonação era tão rápida que apenas a pele exposta era chamuscada — geralmente o rosto, as mãos e os tornozelos. Era "muito diferente de qualquer queimadura que eu já tinha visto na vida civil", observou Lorimer.[55] Muitas vezes, as vítimas se queixavam de sede extrema antes de apresentarem insuficiência respiratória aguda devido à inalação de fumaça e gás. "Elas morrem muito rápido", escre-

A CÂMARA DOS HORRORES

veu ele.[56] A velocidade com que isso podia acontecer era assustadora até mesmo para cirurgiões calejados como Lorimer.

O que complicava a situação era que cada navio tinha apenas uma pequena equipe médica a bordo. No pandemônio que se seguiu à batalha, os cirurgiões dos navios logo ficaram sobrecarregados e fizeram o máximo para tratar as vítimas de queimaduras de forma rápida e eficaz. Frederick Arnold, o radiotelegrafista a bordo do *Malaya*, descreveu a "visão sombria, estranha e macabra"[57] daqueles que estavam terrivelmente queimados: "Quase todos envolvidos em faixas de algodão e ataduras com apenas uma pequena fresta para enxergarem." Alguns dos cirurgiões causavam ainda mais danos devido à pressa em tratar as vítimas. Alexander MacLean, a bordo do HMS *Lion*, relatou que ele e colegas usaram ácido pícrico como antisséptico pela primeira vez, o que efetivamente submetia a pele a um processo de bronzeamento, formando uma superfície dura. MacLean logo descobriu que a substância também secava os curativos, o que dificultava removê-los sem arrancar a pele nova por baixo.[58] Só mais tarde MacLean começou a aplicar eucalipto e azeite para manter os curativos flexíveis, de modo que pudessem ser retirados com facilidade.

Infelizmente para muitos, os efeitos dos curativos de ácido pícrico deixaram cicatrizes profundas.[59] Tais danos, causados por uma equipe médica bem-intencionada mas que, sobrecarregada, fez uma triagem apressada dos feridos, teriam que ser solucionados quando o imenso empreendimento de reconstruir o rosto desses homens se iniciasse. Mas o cirurgião responsável pelo trabalho mais meticuloso do Hospital Militar de Cambridge logo se sentiria tão sobrecarregado quanto seus colegas na linha de frente.

NOS PRIMEIROS DIAS DE JUNHO de 1916, as baixas navais da Batalha da Jutlândia começaram a chegar às dezenas em Aldershot. O rosto das vítimas estava carbonizado e muito danificado, e Harold Gillies nunca tinha visto nada parecido. Os ferimentos tornavam os homens "terrivelmente repulsivos", "praticamente incapacitados".⁶⁰ Ele observava em desespero esses marinheiros chegarem ao hospital. "É difícil imaginar como um homem pode sobreviver a uma queimadura tão terrível até encontrar um dos sobreviventes do incêndio e perceber o otimismo insaciável que os faz suportar quase tudo."⁶¹

Gillies logo começou a trabalhar e foi acomodando o fluxo repentino de pacientes. Aos poucos, desenvolveu uma rotina e, mais importante, um repertório de técnicas para tratar queimaduras brutais. Durante esse período, o trabalho não foi inovador. "Dificilmente há uma cirurgia, um único retalho em uso hoje, que não tenha sido sugerido cem anos atrás", contou Gillies.⁶²

O tratamento de queimaduras foi descrito pela primeira vez no papiro de Ebers, um texto médico egípcio datado de 1550 a.C. O documento antigo instrui os leitores a aplicar uma mistura de esterco de gado e lama negra na pele queimada. No século XV, o cirurgião alemão Wilhelm Fabricius Hildanus foi o primeiro a dividir as queimaduras em três graus diferentes de gravidade. Ao mesmo tempo, debatia-se se era melhor umedecer uma queimadura enquanto era tratada ou deixá-la secar e selar a ferida. Quase simultaneamente, as primeiras tentativas documentadas de remover a pele queimada foram registradas. No entanto, o benefício da remoção do tecido morto era contrabalançado pela perda de sangue, a má higiene e a falta de técnicas cirúrgicas antissépticas, o que resultava em altos índices de infecção.

Isso começou a mudar no século XIX.⁶³ O cirurgião americano Thomas Dent Mütter, um dos pioneiros da cirurgia plástica, tentou reconstruir o rosto de uma mulher de 28 anos que sofrera uma grave queimadura quando suas roupas pegaram fogo. Mütter descreveu que a paciente era "incapaz de mexer a cabeça para a esquerda ou para trás, ou fechar a boca por mais do que alguns segundos [por] vez" devido aos ferimentos. Além das limitações funcionais resultantes das queimaduras, ela também estava gravemente desfigurada. O olho direito ficou caído, dando-lhe uma aparência assimétrica.

Mütter propôs uma solução radical, que era não só arriscada mas também dolorosa em uma era anterior à dos anestésicos. "A minha paciente prontamente concordou", escreveu Mütter. Usando uma série de retalhos de rotação e de avanço, ele conseguiu transformar sua aparência: "A paciente [ficou] tão diferente que as pessoas que a viram antes da cirurgia mal a reconheciam." Mütter continuou a publicar extensivamente sobre seu trabalho reconstrutivo com vítimas de queimaduras — a maioria das quais ele tratou por anos ou décadas.

Embora conhecesse os trabalhos iniciais sobre queimaduras, Gillies os considerava de valor instrucional limitado. O médico escreveu que seu trabalho reconstrutivo em Aldershot era "original, pois tudo tinha que ser construído do zero".[64] Ele rapidamente descobriu a inviabilidade de métodos anteriores, que acreditava terem sido "apresentados apenas com evidências de um único caso, ou mesmo sob fundamentos puramente teóricos". Por exemplo, embora muitas vezes fosse capaz de alterar a aparência de um paciente, Mütter nem sempre conseguia restaurar a função. "Há casos em que devemos nos contentar com isso, já que a perda da função é um mal para o qual ainda não há solução", lamentou.[65]

Já Gillies estava tão preocupado com a função quanto com a forma e sabia que as duas estavam intrinsecamente ligadas. Ele alertou sobre os perigos de uma "aparência apresentável", argumentando que poderia "mascarar a ineficiência cirúrgica".[66] Trabalhava de dentro para fora, reconstruindo primeiro as membranas internas, depois estruturas de suporte, como osso ou cartilagem, e, por último, a pele. Ao fazer isso, conseguiu alcançar resultados que eram esteticamente agradáveis e funcionais. "Ao planejar a restauração, a *função* é a primeira consideração, e é de fato uma sorte que os melhores resultados estéticos sejam alcançados, via de regra, apenas onde a função foi restaurada."[67]

Gillies entrou no ritmo, trabalhando de maneira diligente e inabalável em seus pacientes. Um dia, convidou Sir William Arbuthnot Lane para visitar a unidade. Gillies estava ansioso para lhe mostrar um de seus casos de maior sucesso, um homem em que ele havia realizado um procedimento para corrigir um lábio contorcido. No dia da visita, Gillies — geralmente um exemplo de confiança e segurança — não escapou de se sentir ansioso na presença do cirurgião experiente que o ajudara a estabelecer a unidade de especialidade em Aldershot.

Lane era famoso na comunidade médica por seu rigor, em especial por seu comprometimento fanático com a assepsia na sala de cirurgia. Para minimizar o risco de infecção, desenvolveu uma técnica "sem toque", que envolvia o uso de instrumentos cirúrgicos com alças alongadas para garantir que mesmo uma mão enluvada não entrasse em contato com qualquer parte de uma ferida. "Com os instrumentos compridos, ele conseguia fazer um enxerto com osso de galinha e introduzi-lo sem encostar as mãos uma única vez sequer no paciente ou no enxerto", maravilhou-se Gillies.[68] A destreza de Lane até inspirou alguém a reproduzir uma caricatura dele realizando com habilidade uma cirurgia através de um buraco na cúpula do centro cirúrgico e com a ajuda de instrumentos absurdamente compridos.

Quando Lane chegou, Gillies e a enfermeira Black lhe mostraram a unidade. Tonks também estava presente, seguindo atrás do grupo com seu bloco de desenho e lápis. Quando alcançaram o paciente em questão, Gillies instruiu Black a remover as ataduras do homem. Depois de uma breve pausa, Lane se inclinou para a frente e pressionou suavemente um instrumento no lábio recém-suturado. "Para meu desespero, escorreu uma grande gota de pus", lembrou Gillies, com uma honestidade louvável. Ele nunca foi de fugir da responsabilidade por seus erros.[69]

E havia muitos erros no início. Narizes reconstruídos enrugavam por falta de membrana mucosa. Enxertos de pele não aderiam. Retalhos infeccionavam. "Então eu precisava confessar que tinha feito uma bagunça e que teríamos que começar de novo", disse Gillies. "Não era fácil."[70]

A visita pode não ter corrido exatamente como Gillies esperava, mas Lane ficou impressionado com o trabalho que estava sendo realizado na unidade. Antes de ir embora, comunicou a Gillies que alocaria mais duzentos leitos para ele em preparação a uma nova ofensiva importante.[71] O que Gillies experimentou ao lidar com o custo humano da Batalha da Jutlândia seria pouco em comparação com o que estava prestes a acontecer em um campo de batalha que se tornaria sinônimo da própria Grande Guerra.

6
A ALA SEM ESPELHO

O **SOL DO INÍCIO DA MANHÃ** já estava forte quando as tropas britânicas se preparavam para a Batalha do Somme em 1º de julho de 1916. Certamente seria um dia de calor intenso, em especial para homens em uniformes pesados, capacetes e armas, que teriam que atravessar um campo de batalha desprovido de qualquer cobertura ou sombra.

O soldado R. W. D. Seymour, conhecido pelos amigos como Big Bob, espiava por cima da trincheira. Embora apreensivos, muitos de seus camaradas estavam de bom humor. Tinham confiança de que o bombardeio de artilharia contra os alemães, que já durava uma semana, havia enfraquecido o inimigo e que eles encontrariam pouca resistência quando o "grande avanço" começasse. "Fomos informados por todos os oficiais, do coronel para baixo, que [...] restariam muito poucos alemães contra quem lutar", lembrou o anspeçada Sidney Appleyard, do Regimento Queen Victoria's Rifles.[1] Eles estavam confiantes de que o ataque terminaria logo e que suas ações naquele dia seriam um passo significativo para acabar com uma guerra terrível. Mal sabiam eles que mais da metade dos projéteis de artilharia falhariam, deixando praticamente intacta a maioria dos bunkers fortificados, abrigos profundos, fortes de concreto e barricadas de arame.

De repente, uma explosão sobrenatural chacoalhou a paisagem ao sul da aldeia de La Boisselle. Uma quantidade inacreditável de terra e detritos voou pelos ares. Quando a poeira assentou, uma cratera de cem metros de largura e 27 metros de profundidade fora deixada para trás. Nos dias seguintes, a explosão responsável pela cratera seria considerada mais alta do que qualquer ruído produzido pelo homem até então registrado; houve inclusive relatos de que tinha sido ouvida em Londres, a uns trezentos quilômetros de distância. A carga colocada na mina de Lochnagar, cujo nome homenageava a trincheira britânica da qual fora escavada em segredo pelo Corpo dos Engenheiros Reais, foi uma das dezenove dispostas em túneis escavados sob as linhas defensivas alemãs. Os túneis foram projetados para ajudar a infantaria britânica a avançar em direção ao inimigo naquela manhã.

Dois minutos após a explosão, o avanço começou. O ar foi tomado por um coro estridente de assobios de oficiais. O soldado Seymour e cem mil companheiros saíram das trincheiras como formigas de uma toca. Conforme progrediam, os homens começaram a cair sob um dilúvio de explosivos, estilhaços e tiros. Caíam tão rápido que parecia que tinham sido ordenados a deitar. Um artilheiro alemão se recordou da facilidade com que ele e seus companheiros foram capazes de atirar contra as tropas que avançavam pelo terreno descampado a partir de suas posições protegidas. "Quando começamos a disparar, tínhamos apenas que carregar e recarregar.[2] Eles caíam às centenas. Não precisávamos mirar, apenas atirávamos", escreveu ele. A visibilidade era limitada pelas nuvens de poeira levantadas pela explosão de bombas. Uma testemunha ocular descreveu a cena como "um verdadeiro inferno".[3] Sem que ninguém soubesse na época, o dia mais sombrio da história do Exército britânico tinha acabado de começar.

Seymour só tinha avançado uma curta distância antes de o fogo pesado forçá-lo a se abrigar em um buraco aberto por uma bomba.[4] De lá, avistou à distância um oficial alemão que sinalizava freneticamente para seus homens. Big Bob viu uma oportunidade. Ele saiu de seu local de segurança, mirou e disparou seu rifle Lee-Enfield contra o oficial. Quando o homem caiu, Seymour se ajoelhou, triunfante. Logo depois, uma bomba explodiu, salpicando seu rosto com estilhaços e arrancando fora metade do seu nariz. A força do impacto fez Seymour girar, quando então foi baleado cinco vezes nas costas por uma metralhadora. Ele ficou gravemente ferido no local onde caiu, enquanto a luta continuava a todo vapor a seu redor.

O campo de batalha logo ficou tomado de mortos e moribundos. "Havia homens em todos os lugares, montes de homens, não um ou dois, mas montes de homens em todos os lugares, todos mortos", lembrou um soldado.[5] Donald Murray, da Infantaria King's Own Yorkshire, ficou horrorizado ao ver "homens presos no arame farpado e com as entranhas penduradas, gritando".[6] Ele descreveu o cenário como um inferno de fogo, fumaça e fedor. George Rudge — que tinha apenas dezessete anos na época — observou a cena perplexo. "Parecia que todos ao meu redor haviam sido mortos ou feridos, pois eu era o único do meu regimento que eu enxergava", contou ele.[7]

Dos cem mil soldados britânicos que participaram do avanço, 19.240 homens morreram, e mais 38 mil ficaram feridos — a maioria deles gravemente.[8] Nunca antes ou depois um exército sofreu tantas perdas em um único dia e em uma só batalha.[9] Era nítido o contraste com a situação do Exército alemão, que sofreu cerca de seis mil baixas no primeiro dia da Batalha do Somme.[10] O terreno tomado pelos britânicos poderia ser medido em metros e não em quilômetros. Ambos os lados estavam presos em uma pequena área com um enorme poder de fogo, que não daria trégua por 140 dias. Quando os relatos da carnificina chegaram à Grã-Bretanha, o nome dos mortos desde o primeiro dia da batalha ocupou não colunas, mas páginas inteiras nos jornais.

POUCAS HORAS APÓS O INÍCIO da ofensiva do Somme, os postos de evacuação perto da Frente Ocidental foram invadidos por homens feridos que precisavam urgentemente de assistência médica, entre eles o soldado Big Bob Seymour. A situação foi agravada pela falha de planejamento: não havia trens suficientes para transferir pacientes para hospitais de base naquele primeiro dia. Como resultado, dezenas de milhares de soldados ficaram caídos nas entradas, corredores, salas de recreação e refeitórios. O número de feridos no chão em frente às instalações era tão grande que, ao final do dia, uma enfermeira observou que não dava para ver nem um fio de grama.[11] Jack Brown, um assistente médico, recordou vividamente o caos sangrento:

> Chegavam tantos feridos que todos perdemos a noção do tempo [...] Era minha função separar os casos que precisavam de cirurgia em macas fora do centro cirúrgico [...] Cabia a mim decidir quem deveria ir para cirurgia e quem já não tinha mais chance [...] foi terrível, nunca vou esquecer, ninguém deveria ter que fazer isso [...] mas o cirurgião não podia, pois estava ocupado demais operando as vítimas. Eu sabia que ele tinha que tratar os homens rapidamente; caso contrário, todos morreriam.[12]

Soldados marcados com listras vermelhas nos uniformes eram levados às pressas para salas de cirurgia rudimentares, onde se estancavam as hemorragias. Eram carregados e passavam por pilhas de membros amputados. "De vez em quando, o cirurgião me dizia para retirar [os membros], e eu tinha que encontrar um lugar para queimá-los", lembrou Brown. "Eu sentia pena daqueles rapazes lá fora, que esperavam a sua vez de entrar e que viam tudo isso acontecendo."[13]

Philip Gibbs, que serviu como repórter oficial britânico durante a Primeira Guerra Mundial, contou que as "cabanas e tendas do hospital cresciam como cogumelos durante a noite".[14] Todos os meios de transporte possíveis foram empregados para evacuar os feridos e dar lugar a novas baixas. "Eles eram retirados do caminho para que todas as enfermarias estivessem vazias para receber uma nova leva enorme de homens feridos", escreveu Gibbs. "A solidão sinistra esperava uma multidão prestes a chegar."

Em poucos dias, soldados feridos começaram a chegar em grande número ao Hospital Militar de Cambridge. Alguns tinham a etiqueta manuscrita de Gillies presa ao uniforme esfarrapado; outros usavam etiquetas oficiais do Ministério da Guerra. Gillies não se permitiria ficar intimidado pela magnitude da situação. Ele observou uma "procissão grotesca" de homens feridos desembarcando dos trens transformados em hospital a caminho da enfermaria e pensou consigo mesmo: "Vamos arregaçar as mangas, porque o trabalho de verdade começa agora."[15]

Seriam semanas sem descanso. "Havia feridas muito piores do que qualquer coisa que já tínhamos visto", escreveu Gillies em uma carta ao amigo dr. Lyndon Peer.[16] "Meus dias e noites eram preenchidos com um fluxo constante de feridos." A equipe começou a sentir a pressão. "Em toda a minha experiência de enfermagem, aqueles meses em Aldershot [...] foram, eu acho, os mais tristes", escreveu Catherine Black.[17] Manter o ânimo era uma luta constante e exigia paciência e compaixão infinitas por parte dos médicos e enfermeiros. O impacto psicológico sobre os feridos podia ser avassalador. "O mais difícil de tudo foi tentar reacender o desejo de viver em homens condenados a passar semana após semana sufocando em curativos e ataduras, incapazes de falar e de comer, incapazes de dormir sem opiáceos por causa da agonia dos nervos dilacerados e, ao mesmo tempo, sabendo que estavam terrivelmente desfigurados."

O soldado Big Bob Seymour acabou sendo resgatado e enviado para um hospital de base, onde passou um tempo se recuperando dos múltiplos ferimentos de bala nas costas. Depois, foi transferido para Aldershot para tratar o nariz danificado pela bomba. Até aquele momento, Gillies não tivera muitas oportunidades de reconstruir narizes, uma vez que a maioria das vítimas em suas enfermarias sofrera danos na mandíbula e em outras partes do rosto. Foi preciso haver a devastadora carnificina da Batalha do Somme para ampliar o alcance de seu trabalho. Seymour seria um dos primeiros pacientes de muitas "plásticas no nariz" que Gillies faria durante a guerra.

A RINOPLASTIA, UMA OPERAÇÃO para alterar a aparência do nariz, é um dos procedimentos cirúrgicos mais antigos registrados na história. Por volta de 600 a.C., o cirurgião indiano Sushruta desenvolveu um método de reconstrução nasal cuja versão é usada até hoje. A técnica envolvia cortar um retalho de pele da testa ou da bochecha e prender a extremidade livre ao dorso do nariz. Duas pequenas palhetas eram inseridas nas narinas para facilitar a respiração enquanto o nariz cicatrizava e o edema cedia. Após a extremidade livre fixar-se ao novo local, o retalho era então cortado da testa ou da bochecha e costurado sobre a área danificada, proporcionando um substituto útil para o nariz perdido.

Uma técnica parecida chegou à Europa pouco antes do Renascimento.[18] Em 1432, um cirurgião chamado Gustavo Branca obteve uma licença para abrir uma loja especializada em Catânia, na Sicília, onde usava retalhos de pele da bochecha e da testa para reconstruir o nariz. Alguns anos depois, seu filho Antonio aperfeiçoou esse método, optando por um local de doação mais discreto: o braço.

A nova técnica envolvia o corte parcial de um retalho de pele da parte superior do braço, remodelando-o no formato de um nariz e, em seguida, encaixando-o à cavidade nasal danificada.[19] O braço então ficaria imobilizado próximo à cabeça, por ataduras, por até quarenta dias. Depois, Gustavo Branca cortava o novo "nariz" do braço e começava a remodelar e contornar a pele restante.

Esse método, que eliminou a necessidade de deixar ainda mais marcas no rosto com a retirada de retalhos de pele da testa ou bochecha, foi popularizado no século XVI por um cirurgião italiano chamado Gaspare Tagliacozzi, que aperfeiçoou a técnica. Ele se gabava de que seus clientes recebiam narizes "tão parecidos com os naturais, tão perfeitos em todos os aspectos, que os pacientes gostavam mais do nariz novo que do original que a natureza lhes dera".[20] O trabalho de Tagliacozzi foi motivado em parte por um aumento de lesões no nariz provocadas pela rapieira, a nova arma favorita de duelistas. Mas muitos buscavam uma solução cirúrgica por causa da crescente associação da desfiguração nasal à sífilis, doença que havia aparecido pela primeira vez na Europa naquela época.

Aqueles que contraíam sífilis muitas vezes desenvolviam "nariz em sela", condição em que o nariz fica achatado no rosto. Como consequência, a desfiguração nasal era vista como um sinal de falha moral das vítimas, independentemente da causa verdadeira. Esse estigma persistiu por séculos. Em 1705, o escritor satírico Edward Ward advertiu que a "varíola francesa" (a sífilis) "levava [os doentes] pelo nariz à vergonha e ao escárnio públicos".[21] De fato, havia tanto medo de deformidades nasais que os narizes eram muitas vezes propositadamente lesionados, em particular como forma de punição para transgressões sexuais como prostituição ou adultério.[22]

Dado esse estigma, não é surpreendente que as pessoas tenham recorrido a Tagliacozzi, apesar do alto risco de infecção e desfiguração adicional. Ele acreditava que a tarefa do cirurgião era "restaurar, reparar e curar as partes do rosto que a natureza deu mas que a sorte tirou, não tanto para que agradem aos olhos, mas para melhorar os ânimos e ajudar a condição mental dos aflitos".[23] Em 1597, Tagliacozzi publicou *De Curtorum Chirurgia per Insitionem* [Sobre a cirurgia da mutilação por enxerto] — o primeiro livro a tratar exclusivamente de cirurgia reconstrutiva. Longas seções são dedicadas à rinoplastia.

Há muitas histórias estranhas de narizes sendo completamente cortados e recolocados no lugar. No século XVIII, o cirurgião francês René-Jacques Croissant de Garengeot contou a história de um soldado cujo nariz fora parcialmente cortado durante uma luta: "Um pouco de vinho

foi aquecido para limpar a ferida e o rosto, que estava coberto de sangue."
Garengeot relatou que o nariz foi então colocado no vinho "para aquecê-lo um pouco" e depois foi "ajustado com sucesso à sua posição natural" e fixado no lugar com gesso e fita adesiva.[24] Algo semelhante supostamente ocorreu no início do século XIX, quando "um espanhol [chamado] Andreas Gutiero lutou contra um soldado que arrancou seu nariz, deixando-o cair na areia". Um cirurgião que por acaso estava presente na luta urinou no nariz antes de recolocá-lo no rosto do infeliz. Nos dois casos, o nariz foi supostamente enxertado de volta no rosto do paciente com sucesso — embora haja motivos para duvidar da veracidade desses relatos.[25]

Nem todos viram essas evoluções cirúrgicas com bons olhos. O historiador Sander Gilman aponta que a restauração de um nariz permitia que seu dono aparentasse ser saudável e era uma manifestação do poder do cirurgião de refazer o homem à sua própria imagem.[26] Em uma época em que as pessoas acreditavam — quase literalmente — que a doença era um castigo de Deus e que as imperfeições físicas refletiam o status da alma, a ideia de que alguém poderia mascarar uma deformidade passando por uma cirurgia reconstrutiva era vista por alguns como imoral, se não extremamente perigosa. Essa é uma das muitas razões pelas quais a rinoplastia caiu na obscuridade após a morte de Tagliacozzi, em 1599. Ela só reapareceu nas primeiras décadas do século XIX, quando um cirurgião britânico chamado Joseph Carpue ressuscitou e divulgou o "método indiano" em seu livro *An Account of Two Successful Operations for Restoring a Lost Nose* [Um relato de duas cirurgias bem-sucedidas para restaurar o nariz], de 1816. Foi nessa época que a rinoplastia alcançou um renascimento próprio na cirurgia.

EMBORA A RINOPLASTIA JÁ EXISTISSE havia séculos, os métodos existentes eram ineficazes para tratar a gravidade e a variedade dos danos infligidos durante a Primeira Guerra Mundial.[27] Isso era ainda mais verídico se o dorso do nariz ou a cartilagem tivessem sido destruídos, uma vez que a maioria das técnicas mais antigas envolvia apenas a reconstrução de tecidos moles, com o uso de retalhos de pele. Mas os cirurgiões descobriram que até mesmo casos envolvendo retalhos poderiam ser problemáticos.

Um paciente que estava sob os cuidados de Gillies fora submetido pela primeira vez a uma cirurgia reconstrutiva em Birmingham.[28] O retalho de rotação usado para reconstruir o nariz não tinha o suporte de cartilagem, de modo que toda a estrutura afundou. Além disso, o cirurgião tirou o retalho da testa do paciente, mas, ao fazê-lo, acidentalmente transplantou parte de seu couro cabeludo para a nova ponta do nariz. Quando o homem foi atendido por Gillies, "um tufo de cabelo considerável" estava nascendo do novo nariz. Foram necessárias 21 operações durante quase cinco anos para corrigir o defeito.

Logo após a chegada do soldado Seymour ao Hospital Militar de Cambridge, Gillies entregou-lhe um álbum com diferentes tipos de nariz para que ele examinasse com cuidado.[29] Depois de alguma consideração, Seymour se decidiu por um de tipo romano, com dorso proeminente. Em duas cirurgias, Gillies reconstruiu o nariz de Seymour.

Primeiro, ele colheu um pedaço de cartilagem do paciente. Para estabelecer um suprimento de sangue, Gillies envolveu-a em um retalho de tecido rico em vasos sanguíneos, que foi dobrado para baixo a partir da testa. Em seguida, essa parte foi coberta pelo que Gillies denominou de retalho "Mitra do Bispo" — já que a pele usada para cobrir o local foi cortada na forma de uma pipa truncada, parecida com o chapéu de um bispo. Dois meses depois, Gillies conseguiu puxar o retalho mais para baixo, uma vez que a cartilagem havia produzido um suporte satisfatório para a nova ponta.

Foi uma primeira tentativa imperfeita, proporcionando a Seymour um nariz que mais parecia o de um boxeador do que o perfil aquilino de um senador romano. Mas Seymour ficou tão satisfeito com o resultado que concordou em se tornar secretário particular do cirurgião após sua recuperação, posição que manteve por 35 anos.

Reparar lesões nasais tornou-se um procedimento comum para Gillies, mas um caso se destacou de todos os outros. O procedimento foi tão bem-sucedido que Gillies mais tarde perceberia seu significado para o aperfeiçoamento das técnicas de reconstrução nasal.

William Spreckley — o filho mais velho de um fabricante de renda — estava na Alemanha aprendendo seu ofício quando a guerra eclodiu. No retorno para a Grã-Bretanha, foi detido pelas autoridades. Como falava alemão fluente, os homens que detiveram Spreckley o confundiram com um cidadão alemão e pensaram que ele estivesse tentando fugir do país para evitar ser mandado para a batalha. Spreckley acabou conseguindo voltar para a Inglaterra, onde se alistou no Exército e foi enviado para a Bélgica. Lá, alcançou o posto de tenente antes de sofrer a lesão no rosto que encurtaria sua carreira militar.[30]

Quando Spreckley chegou ao Hospital Militar de Cambridge, em janeiro de 1917, uma grande cratera ocupava o centro do seu rosto, no lugar do que um dia fora um nariz. Gillies recepcionou o novo paciente com a mesma confiança silenciosa com que recebia todos aqueles sob seus cuidados. "Não se preocupe, filho", disse ele, apesar de ser apenas alguns anos mais velho que Spreckley. "Você vai ficar bem e terá um rosto tão bom quanto a maioria de nós quando finalizarmos os procedimentos."

Gillies não demorou para começar os trabalhos.[31] O tempo era primordial, dada a profundidade do corte no rosto de Spreckley. Primeiro, Gillies aplicou enxertos de pele nas áreas cruentas da ferida, para garantir que as vias aéreas estivessem protegidas. Então pegou um pedaço de cartilagem de uma das costelas de Spreckley e a moldou como uma ponta de flecha para dar suporte lateral às asas do nariz que formam as narinas. Gillies implantou a cartilagem na testa de Spreckley, perto do couro cabeludo, onde a deixou por seis meses. Em seguida, criou um enxerto de pele moldado para suprir o futuro revestimento nasal e colocou-o abaixo da cartilagem. Depois de estabelecer um suprimento de sangue viável, puxou a cartilagem e o enxerto de pele moldado para baixo para construir o dorso do nariz. Por fim, cobriu o dorso nasal com um retalho de pele que tinha sido retirado da testa do soldado.

Inicialmente, o novo nariz de Spreckley ficou gigantesco — três vezes o tamanho que deveria ter. Onde antes não havia nada além de um buraco gigante no meio do rosto, agora se via uma massa bulbosa de pele e tecido. Gillies comparou o nariz ao focinho de um tamanduá: "Todos os meus colegas se acabaram de tanto rir."[32] Desanimado com o resultado, o médico perdeu a fé na técnica complexa, jurando nunca mais repeti-la. Mas logo o edema começou a diminuir, e ele conseguiu remover o excesso de tecido fibroso ao redor do local. O resultado foi encorajador, pois a aparência de um nariz começou a surgir. Gillies escreveu: "Uma avaliação apressada muitas vezes nos leva a descartar o princípio, que pode mais tarde ser comprovado."[33]

Quando as feridas de Spreckley sararam e o nariz se assentou, ele se tornou um dos casos de sucesso de Gillies. "Olhe para Spreckley hoje", brincou o médico muitos anos depois. "Ele e o nariz voltaram para o Exército em 1939 e serviram juntos até [ele dar baixa em] 1950."[34] Foi um final feliz para o cirurgião e o paciente.

COM RECURSOS LIMITADOS À sua disposição, Gillies estava sob intensa pressão para descobrir a melhor forma de reconstruir o rosto dos inúmeros homens que chegavam à sua porta todos os dias. Foi a fé de seus pacientes nele que sustentou seu ânimo durante esse período terrível. "Sem isso, eu estaria perdido", escreveu ele.[35]

Gillies teve que confiar em sua imaginação para visualizar procedimentos cirúrgicos complexos e muitas vezes era encontrado fazendo esboços rápidos no verso de envelopes quando as ideias lhe ocorriam. O grande número de pacientes que chegavam ao Hospital Militar de Cambridge também lhe proporcionou a oportunidade de experimentar diferentes técnicas. Ao refletir sobre aqueles dias em Aldershot, ele lembrou: "O tempo todo estávamos tentando encontrar novos métodos e chegar a novos resultados […] Minha equipe e eu sentíamos que estávamos em julgamento."³⁶

O silêncio tumular que cobria a área de domínio de Gillies aumentava a sensação de estar em julgamento. A enfermeira Black se referiu à unidade como "aquela ala silenciosa onde apenas um em cada dez pacientes conseguia murmurar algumas palavras, por causa da mandíbula quebrada".³⁷ Pior do que o silêncio mortal era o grito esporádico de um homem agonizando de dor. Gillies se perguntava se alguns dos pacientes não tinham morrido de tristeza nos dias sombrios após a ofensiva do Somme.³⁸

Quando começou a trabalhar no Hospital Militar de Cambridge, Gillies proibiu espelhos em suas enfermarias. A proibição não apenas protegia os recém-chegados do choque de ver seus ferimentos pela primeira vez, mas também impedia que quem passava por longas cirurgias reconstrutivas visse o próprio rosto antes que o trabalho estivesse concluído. O capitão J. G. H. Holtzapffel se lembrou de sua reação ao ver o nariz logo após a cirurgia inicial: "Quando tive a chance de me olhar no espelho, fiquei um pouco chocado, porque meu lindo nariz novo parecia mais um pequeno pedaço de pepino jogado no meu rosto."³⁹ Gillies entendia o efeito que isso poderia ter na vontade do paciente de continuar com o trabalho de reconstrução. "Se nossos planos estéticos dessem errado, um paciente sem grande fibra moral podia entrar em um estado quase de delinquência", explicou ele.⁴⁰ Apenas os que ficaram cegos em combate permaneciam de bom humor enquanto seu rosto era reconstruído, observou Gillies.

Impedir que os homens vissem o próprio reflexo nem sempre era tarefa fácil. Para proteger sua identidade, "Cabo X" foi a designação que a enfermeira Black usava em suas anotações para um soldado que chegou a Aldershot logo após o início da ofensiva do Somme.⁴¹ Como tantos homens que apareciam no Hospital Militar de Cambridge, ele ainda estava coberto de lama das trincheiras, com metade do rosto destruído por estilhaços.

Durante os primeiros dias, o Cabo X perdia e retomava a consciência enquanto suas feridas inflamavam e infeccionavam. Black enfatizou que ninguém, nem mesmo o próprio Gillies, acreditava que o jovem sobreviveria. No entanto, graças em parte a seus cuidados constantes, que incluíam alimentação o dia todo, o soldado se recuperou. Embora as lesões no rosto fossem graves, o Cabo X não perdera a capacidade de falar. Não demorou muito para que ele divertisse todos na enfermaria com histórias sobre sua noiva, Molly.

O Cabo X era apaixonado por Molly desde a infância, quando a conheceu em uma aula de dança. Ao completar dezoito anos, ele foi para a faculdade de Direito e, depois de se formar, voltou para casa e montou o próprio escritório. Trabalhou muito nos anos seguintes para aumentar sua clientela antes de pedir Molly em casamento. Mesmo que seu negócio estivesse prosperando, temia que ela o rejeitasse, já que os pais dela eram ricos proprietários de terras e abertamente contra a união. Mas acabou que Molly estava tão apaixonada quanto ele e aceitou o pedido de casamento com alegria, apesar da discordância dos pais.

Quando a guerra eclodiu, ele se voluntariou imediatamente para o serviço militar — uma decisão que não recebeu o apoio dos pais de Molly, que sentiram que ele deveria esperar por uma comissão de oficial. Molly, porém, apoiou sua decisão e toda semana lhe escrevia cartas, contando seus sonhos e planos para os dois quando ele voltasse. As palavras dela o animavam nos momentos mais sombrios — sendo o mais obscuro de todos a longa recuperação após ser atingido por fragmentos metálicos escaldantes que rasgaram seu rosto.

"Enquanto eu não tirar algumas dessas faixas que me fazem parecer um monstro, não quero que ela venha até aqui", disse a Black um dia enquanto ela cuidava de suas feridas. "Ela morreria de medo se me visse deitado aqui parecendo uma múmia." O Cabo X, que não se olhava no espelho desde antes de ser ferido, agarrava-se à esperança de que estaria apenas levemente desfigurado.

No dia em que as ataduras foram enfim removidas, sua mãe o estava visitando. "Ela ficou muito pálida", lembrou Black. "Por um segundo, pensei que fosse desmaiar, mas ela não deixou transparecer nada no rosto ou na voz." Enquanto Black desenrolava delicadamente as faixas, a mãe do cabo continuou conversando, embora o homem diante dela tivesse pouca semelhança com o filho bonito de que se lembrava. Mais tarde naquela noite, o jovem chamou por Black, pedindo que ela colocasse divisórias em torno de sua cama. Ao fazer isso, o brilho de um espelho de barbear pendurado no armário chamou a atenção da enfermeira. Para azar dela, ela percebeu que o Cabo X tinha visto o próprio rosto. "Toda enfermeira aprende que há momentos em que é melhor deixar um paciente em paz porque a empatia só pioraria as coisas."

O Cabo X ficou profundamente deprimido. O futuro que ele imaginara para si mesmo parecia ter morrido com aquele vislumbre de seu reflexo. Ele internalizara a repulsa da sociedade contra rostos desfigurados e a voltara contra si mesmo. Não se sentia mais digno de amor devido à mudança em sua aparência. Além disso, a proibição de espelhos provavelmente reforçou nele a sensação de que seu rosto não era digno de ser visto. Black supôs que "ele deve ter sofrido e pensado muito durante a noite". Na manhã seguinte, o rapaz pediu a ela que mandasse uma carta dele a Molly. Depois de fazer isso, Black voltou para a enfermaria e disse ao jovem: "Você já está bem o suficiente para vê-la agora. Por que não deixa que ela venha?"

Com tristeza na voz, o Cabo X respondeu baixinho: "Agora ela nunca virá." Ele então disse a Black que havia mentido para Molly na carta, informando-a de que conhecera uma mulher em Paris e que percebera que o noivado deles era um erro. "Não seria justo deixar uma garota como Molly ficar presa a um infeliz deformado como eu", disse ele a Black. "Não vou deixá-la se sacrificar por pena. Dessa forma ela nunca ficará sabendo."

Black ficou consternada com essa reviravolta. Ela lamentou que "Gillies tinha feito tudo o que era humanamente possível, mas não podia fazer milagres". Os mesmos padrões de beleza que faziam do trabalho de Gillies necessário também levavam alguns pacientes a serem vistos como "fracassos" — até por eles próprios — quando a cirurgia não era capaz de alterar sua aparência de forma a atender a esses padrões. Naquele início, Gillies ainda estava aprendendo — e em grande parte inventando — seu ofício, e fazendo isso nos casos mais desafiadores que se possa imaginar. Era inevitável que houvesse uma alta proporção de desfechos tristes e desfavoráveis.

Arbuthnot Lane recorda que "nada era mais doloroso do que a solidão [desses homens]".[42] No caso do Cabo X, ele não estava errado. Quando o jovem finalmente recebeu alta do Hospital Militar de Cambridge, foi para casa e escolheu levar a vida tranquila de um recluso.[43]

ROSTOS DESFIGURADOS FREQUENTEMENTE deixavam corações partidos durante a guerra. Pouco depois do início da Batalha do Somme, o soldado Walter Ashworth, do 18º Regimento de West Yorkshire, foi parar no Hospital Militar de Cambridge. Ele foi um dos poucos soldados de sua unidade que sobreviveram ao primeiro dia da ofensiva. Diante do ataque intenso do inimigo, os homens, em sua maioria, caíram mortos no campo de batalha antes mesmo de chegarem à linha de frente da própria trincheira. Ashworth — que perdeu metade do rosto depois que uma bala rasgou sua bochecha e quebrou uma grande parte da mandíbula — caiu em uma cratera cheia de água e ficou lá por três dias, até que alguém percebeu que ele ainda estava vivo e o arrastou para um local seguro.

Ele foi rapidamente transportado de volta para a Grã-Bretanha, onde foi levado para o Hospital Militar de Cambridge em 5 de julho de 1916. Logo após sua chegada, Henry Tonks esboçou o retrato do soldado enquanto as enfermeiras irrigavam o terrível corte no rosto.[44] No desenho em pastel, Ashworth está jogado sobre uma cuba rim, que fora posicionada sob seu queixo caso a água, o sangue e o muco da ferida escorressem.

Os olhos azuis penetrantes fitam a distância, enquanto um fio de cabelo cai sobre a testa. É o retrato de um homem que está apenas começando a compreender o horror de sua situação.

O caso de Ashworth foi bem desafiador devido à quantidade de perda óssea e tecidual sofrida. "Infelizmente, os mísseis [do campo de batalha] não estavam apenas lacerando e fraturando, mas arrancando grandes pedaços do rosto, o que significava que faltavam peças no quebra-cabeça", escreveu Gillies.[45] Àquela altura, ele entendeu que simplesmente puxar retalhos adjacentes da pele não geraria bons resultados, a menos que a estrutura subjacente fosse reparada primeiro. O que complicava as coisas era que a mandíbula fraturada tinha que ser realinhada e imobilizada antes que a cirurgia reparadora pudesse ser feito. Onde não havia perda óssea ou tecidual, o realinhamento podia ser realizado usando-se uma tala dentária, que mantinha os fragmentos ósseos juntos enquanto cicatrizavam. O dentista poderia usar um aparelho fixo que se encaixasse nos dentes ou um que ficasse preso na parte externa do rosto, quando o paciente tinha sofrido uma extensa perda dentária devido a ferimentos ou cáries.

No entanto, se "pedaços de rosto" estivessem faltando, o realinhamento só seria bem-sucedido se a tala permanecesse no lugar.[46] Isso significava que o aparelho dentário tinha que ser usado o tempo todo enquanto Gillies criava um enxerto ósseo ou de cartilagem para reforçar a estrutura subjacente. Podia levar de três a doze meses para um enxerto aderir, período durante o qual o paciente não seria capaz de comer alimentos sólidos por causa da imobilização da mandíbula. A solução era uma dieta líquida, mas até seguir esse plano era complicado se o paciente também tivesse danificado o palato duro (o céu da boca), já que o líquido poderia subir para o nariz. O que piorava a situação era o fato de que não mexer a mandíbula por longos períodos poderia fazer com que a articulação temporomandibular, que liga a mandíbula ao crânio, travasse. Nada era fácil ou simples. E nenhuma reconstrução era possível sem a ajuda de cirurgiões-dentistas competentes.

Ashworth passou por três cirurgias dolorosas para reconstruir o rosto danificado.[47] Um diagrama cirúrgico raro desse procedimento sobreviveu ao tempo e mostra como Gillies fechou a ferida suturando os retalhos de pele e tecido da bochecha e da mandíbula. Posteriormente, o cirurgião escreveu que havia sido necessário sacrificar parte dos lábios para fechar o buraco na bochecha de Ashworth e, assim, o paciente foi deixado com uma "expressão incomum de um lado só, que [...] não era de todo desagradável".[48]

Infelizmente, a noiva de Ashworth não via as coisas dessa forma.[49] Depois de saber da desfiguração facial dele, ela rompeu o noivado. Louise Grime, uma amiga da noiva, ficou sabendo dessa rejeição dolorosa. Comovida com a situação, ela começou a escrever para Ashworth em Aldershot. Os dois trocaram várias cartas antes que Grime tomasse coragem de perguntar se poderia visitar o jovem soldado no hospital. Ele concordou com entusiasmo. Logo os dois se apaixonaram.

Quando foi dispensado do Exército, Ashworth voltou para sua cidade natal, Bradford, onde trabalhava como alfaiate antes da guerra.[50] Ao contrário de William Young — que foi condecorado com a Cruz Vitória e morreu de complicações da anestesia sob os cuidados de Gillies —, Ashworth não teve uma recepção de herói. Nenhuma banda ou desfile o recepcionou em sua chegada, e a ex-noiva não foi a única que reagiu mal à sua aparência diferente. Quando voltou ao seu antigo trabalho, o chefe insistiu que ele realizasse tarefas sem relevância nos fundos da loja para que os clientes não ficassem assustados com sua aparência.[51] O rebaixamento de função o deixou tão chateado que ele pediu demissão. As feridas não surgiam apenas no campo de batalha.

O relacionamento de Ashworth com Grime continuou a florescer apesar desses contratempos pessoais. Ele acabou a pedindo em casamento, e os dois se casaram. Após a guerra, o casal se mudou para o outro lado do mundo, na Austrália, em busca de um recomeço. Muitos anos depois, Ashworth acabou encontrando Gillies, que estava no país para dar um curso. O cirurgião perguntou se poderia tentar outra cirurgia no rosto do ex-paciente. De acordo com sua neta, Ashworth agradeceu, mas recusou a oferta.[52] Talvez ele tivesse feito as pazes com o rosto que Gillies lhe dera em uma época em que pensava que toda a esperança de uma existência normal estava perdida.

7
NARIZES DE LATA E CORAÇÕES DE AÇO

ENQUANTO HAROLD GILLIES TRABALHAVA no Hospital Militar de Cambridge, um artista britânico chamado Francis Derwent Wood desenvolvia sua própria ideia de como ajudar soldados desfigurados. Nascido em 1871, filho de pai americano e mãe britânica, Wood estudou em vários institutos de arte do mundo, cultivando um talento para a escultura que ficou evidente pela primeira vez ainda quando criança. Aluno dos famosos escultores Édouard Lantéri e Sir Thomas Brock, Wood tornou-se um artista respeitado pelos próprios méritos, exibindo seu trabalho na Academia Real Britânica todos os anos desde 1895 até sua morte, em 1926.

Como Tonks, Wood estava velho demais para o serviço militar quando a guerra eclodiu.[1] Aos 44 anos, alistou-se como soldado no Corpo Médico do Exército Britânico e foi designado para o 3º Hospital Geral de Londres, em Wandsworth, onde trabalhou como assistente, projetando talas. Enquanto esteve lá, Wood ficou profundamente comovido com a reação dos visitantes aos pacientes com lesões faciais. Ele percebeu que suas habilidades artísticas poderiam ser úteis e, portanto, começou a produzir máscaras para esses homens, muitos dos quais tinham sofrido extensa perda de tecido e passado por diversas cirurgias. "Meu trabalho começa quando o do cirurgião está concluído", disse Wood.[2]

O conceito de prótese facial tem uma longa história. Em 1566, o famoso astrônomo Tycho Brahe teve parte do nariz cortada fora durante um duelo e posteriormente usou um substituto grudado com uma substância viscosa que carregava consigo em uma caixinha de metal. De acordo com a lenda, o nariz era de prata, mas, quando seu corpo foi exumado, em 2010, cientistas realizaram uma análise química do osso ao redor da cavidade nasal e descobriram que a prótese tinha sido feita de latão.

As doenças também tiveram um papel importante na proliferação de tais substitutos.[3] Muitas pessoas que tiveram o rosto deformado pela sífilis recorreram a próteses nasais para disfarçar os sinais desagradáveis de infecção. Na década de 1860, os inventores americanos John Wesley Hyatt e seu irmão Isaiah descobriram que a nitrocelulose misturada à cânfora produzia uma substância que poderia ser moldada. O celuloide — o primeiro plástico — logo se tornou o material escolhido para produzir narizes artificiais. O problema é que era altamente inflamável. Dada a prevalência do tabagismo no fim do século XIX, há muitas histórias de narizes de celuloide que ficaram chamuscados ou até pegaram fogo.

As guerras também proporcionaram oportunidades para a inovação cirúrgica e artística nos séculos anteriores. Um livro do cirurgião militar do século XVI Ambroise Paré contém ilustrações de olhos, orelhas e narizes esmaltados feitos de prata e ouro, que foram usados por soldados feridos.[4] Quando o soldado Alphonse Louis — um artilheiro francês de 22 anos — foi atingido por um estilhaço de pouco mais de três quilos no Cerco de Antuérpia, em 1832, ele perdeu uma grande porção da mandíbula.[5] Louis foi transportado para um hospital de campo, onde um cirurgião tentou fechar a ferida puxando o tecido mole restante. Seu prognóstico era terrível. A língua de Louis inchou e quadruplicou de tamanho, o que o impedia de comer e beber direito. Durante sua recuperação, Louis sobreviveu à base de uma mistura de caldo ralo e limonada com vinho, administrados por uma colher curva colocada na parte de trás de sua língua.

Quando sua condição se estabilizou, ele ficou sob os cuidados do dr. Forjet, um cirurgião-major do Exército do Norte. Forjet primeiro criou um molde de gesso do rosto danificado de Louis, depois contratou um mestre artesão para elaborar uma máscara de prata. A máscara, que pesava quase um quilo e meio, tinha componentes articulados que permitiam que a boca se abrisse para que Louis pudesse comer. Fixada ao seu interior estava uma câmara de drenagem que coletava saliva. A mesma atenção e cuidado dispensados à mecânica da máscara foram estendidos para o seu exterior, que foi pintado para combinar com o tom de pele de Louis e enfeitado com um bigode feito de cabelo de verdade. Louis ficou conhecido dentro e fora dos círculos médicos como "o artilheiro com a máscara de prata".

Apesar desses casos bem-sucedidos, foi só a partir da Primeira Guerra Mundial que as próteses faciais começaram a ser produzidas em grande número. E grande parte do trabalho começou com Wood, que estabeleceu o Departamento de Máscaras para Desfiguração Facial no 3º Hospital Geral de Londres em março de 1916 — na mesma época em que Gillies criou sua própria unidade de cirurgia plástica em Aldershot. Não demorou muito para que as pessoas começassem a se referir ao departamento como "a loja de narizes de lata". No entanto, o apelido era um tanto equivocado.

As criações de Wood começavam com um molde de gesso do rosto do paciente. Depois, consultando fotografias pré-guerra de seus sujeitos, ele usava argila para preencher as lacunas no molde causadas por perda de tecido e osso. Após concluir esse processo, Wood fundia a "nova face" em cobre galvanizado. Isso formava uma camada fina de metal, feita sob medida para se adequar à estrutura facial subjacente do paciente. Ele então prendia a essa camada todos os acessórios necessários — como óculos ou olhos de vidro — antes de lhe dar um banho de prata. Em seguida, pintava a máscara à mão para combinar com o tom de pele do paciente, antes de acrescentar sobrancelhas e cílios feitos de filme metálico colorido que eram soldados na prótese.

As novas máscaras metálicas de Wood — que eram mais leves do que as próteses de borracha de vulcanite usadas anteriormente — eram projetadas para que o usuário restaurasse sua aparência pré-guerra. Ele não tentava melhorar a aparência física do homem. "Eu procurava reproduzi-los como eles eram, bonitos ou feios; a única aspiração era que parecessem naturais", escreveu ele.[6] (Em contraste, Gillies se sentia confortável em criar aparências totalmente novas para seus pacientes, como fez com Big Bob Seymour, e muitas vezes cumprimentava um soldado perguntando-lhe que tipo de rosto ele queria.[7])

Ao contrário dos membros artificiais, a produção de máscaras nunca poderia ser padronizada, devido à diversidade das lesões e à habilidade artística necessária para restaurar a aparência de cada indivíduo.[8] Como na cirurgia reconstrutiva, cada máscara era feita sob medida. A produção era tediosa e demorada, e uma prótese levava aproximadamente um mês para ficar pronta.[9] Além disso, as máscaras exigiam ajustes frequentes, uma vez que a cicatrização ou a formação de tecido cicatricial podiam alterar os contornos da face ao longo do tempo. Se as mudanças na estrutura do tecido subjacente fossem muito grandes, Wood teria que começar tudo de novo.[10]

Ainda assim, as máscaras de Wood logo foram aclamadas como "mágicas". Um jornalista do *The Times* escreveu que, com suas criações, o artista era capaz de "roubar a guerra de seu maior horror".[11] Em um artigo para a *The Lancet*, Wood descreveu seus esforços meticulosos para recriar o rosto de cada homem e recuperar o máximo possível sua aparência anterior ao ferimento. Ele comparou o impacto psicológico das máscaras ao que os pacientes experimentavam ao se submeterem a uma cirurgia reconstrutiva bem-sucedida. "O paciente adquire o autorrespeito, a autoconfiança e a segurança de antes e, ao descartar seu desânimo induzido, fica mais uma vez orgulhoso de sua aparência", afirmou.¹² Seu trabalho inspirou outros artistas a defender a causa. O mais notável entre eles foi a escultora americana Anna Coleman Ladd.

Nascida Anna Watts em 1878, filha de expatriados americanos abastados, foi criada em Paris, onde teve aulas particulares de línguas modernas e artes. Aos vinte e poucos anos, mudou-se para Roma e estudou escultura. Não demorou muito para que conhecesse e se casasse com o médico Maynard Ladd, formado em Harvard. O casal se instalou em Boston, onde ela se tornou uma proeminente artista da alta sociedade, criando fontes decorativas e bustos para a elite local. Quando a Primeira Guerra Mundial eclodiu, o marido de Anna viajou para a França para servir no centro infantil da Cruz Vermelha dos Estados Unidos. Lá, ele inaugurou uma série de hospitais e estações de socorro para mulheres e crianças afetadas pela guerra.

Ladd não era o tipo de mulher que se contentava em ficar de braços cruzados. Inspirada no trabalho de Wood, começou a pressionar a Cruz Vermelha dos Estados Unidos para abrir um estúdio na França. Durante esse período, também trocou cartas com Wood, que compartilhou descrições de suas técnicas com a artista ávida por conhecimento. Em 1917, Ladd viajou para Paris, onde passou pela primeira vez um tempo no hospital militar de Val-de-Grâce, observando o trabalho de Hippolyte Morestin — o cirurgião mal-humorado que uma vez expulsara Harold Gillies de sua sala de cirurgia. Em novembro do mesmo ano, a campanha de Anna Ladd deu frutos, e ela conseguiu abrir o Studio for Portrait Masks [Estúdio para Máscaras de Perfil] sob os auspícios da Cruz Vermelha dos Estados Unidos.

Situado no Quartier Latin da cidade, o estúdio de Ladd era claro e espaçoso, com vista para um pátio repleto de hera e de estátuas clássicas. Ela encheu o local com buquês de flores naturais para criar uma atmosfera alegre e acolhedora aos clientes. Depois de subir cinco lances de escada, os visitantes do estúdio eram recebidos com moldes de outros homens desfigurados pendurados na parede. Normalmente, havia meia dúzia de soldados franceses por lá, fumando e jogando dominó à espera da transformação pela mágica artística de Ladd. Toda terça-feira, Ladd organizava um chá em seu estúdio para que aqueles com próteses faciais pudessem demonstrar aos que ainda não as tinham recebido que era possível restaurar a "normalidade" de sua aparência.[13] Os homens desfigurados — conhecidos na França como *les gueules cassées*, "os rostos destruídos" — até trocavam presentes no Natal. "Eles nunca eram tratados como se algo tivesse acontecido com eles", lembrou Ladd. "Nós ríamos com eles e os ajudávamos a esquecer. Era isso que desejavam e apreciavam profundamente."[14]

Como Wood, Ladd intervinha quando a cirurgia falhava — uma ocorrência frequente no caos da guerra, já que os soldados eram muitas vezes enviados primeiro a cirurgiões com experiência limitada em cirurgia plástica. Ellen La Motte, enfermeira e jornalista americana que se voluntariou para a linha de frente antes de os Estados Unidos entrarem na guerra, encontrou um soldado francês que fora ferido muito gravemente, a ponto de ter os quatro membros removidos. Além disso, onde deveria ser o nariz, havia "um monte hediondo de pele flácida moldado de um jeito muito peculiar a partir do tecido do peito".[15] Os cirurgiões fizeram muito pouco para corrigir a boca desfigurada. "Todos os dentes da frente se foram", escreveu ela, "e no bolso dele havia um endereço indicando onde poderia comprar olhos artificiais." Depois que o soldado foi enviado para casa, sua depressão piorou. Ele havia sido informado de que era um milagre médico e, no entanto, "continuava chorando, debulhando lágrimas dos olhos cegos, sacudindo os quatro tocos em súplica, implorando em agonia: 'Me mate, pai!'"

Alguns soldados perderam a esperança, mas outros se voltaram para Ladd depois que seus cirurgiões deixaram a faca de lado. "Um homem que nos procurou havia sido ferido dois anos e meio antes e nunca tinha voltado para casa", escreveu Ladd sobre um cliente.[16] "Ele não queria que sua mãe visse sua aparência pavorosa. De todo o rosto restava apenas um olho e depois de cinquenta cirurgias [...] ele nos procurou." Ladd contava com seu conhecimento anatômico e sua intuição artística para criar uma máscara que fosse uma reprodução razoável do rosto anterior do soldado. Como Wood, ela se baseava em fotografias pré-guerra para alcançar um resultado realista e surpreendente. "Para que [a máscara] pudesse ser tão perfeita quanto humanamente possível, o rosto dos soldados era estudado dia após dia, em repouso, em movimento, e todas as fotografias que eles tinham eram usadas para ajudar no trabalho", explicou ela. "Então, trabalhando a partir de fotos ou descrições, eu construía os traços ausentes ou que tinham sido destruídos para retratar a expressão habitual ou natural."

A carga de trabalho de Ladd era pesada, então ela contava com a ajuda de quatro pessoas: Diana Blair, da Harvard Medical School, e os escultores Jane Poupelet, Louise Brent e Robert Vlerick. Juntos, eles produziram 97 máscaras durante os onze meses que Ladd passou na França.[17] Cada uma foi vendida por 18 dólares, um preço módico diante do trabalho necessário para produzi-las.[18] Em uma visita a Ladd, uma jornalista notou em uma mesa próxima várias dessas máscaras requintadamente trabalhadas. Eram tão realistas que ela observou: "Pareciam mesmo narizes e queixos humanos dispostos para a ceia de um canibal."[19]

Embora as máscaras de Ladd tendessem a ser mais pesadas do que as de Wood, eram consideradas superiores em termos de realismo. Um homem usando uma das máscaras de Ladd foi supostamente capaz de prender a atenção de um grupo de cirurgiões que tentavam adivinhar se os olhos eram reais ou pintados.[20] E muitas das máscaras desenvolvidas por ela foram modeladas com os lábios ligeiramente abertos para permitir que o usuário fumasse um cigarro. Ladd lembrou quantos de seus pacientes "pareciam ser um pedaço de carne nos hospitais até que, protegidos por suas máscaras e mais uma vez capazes de andar pelas ruas e ser reconhecidos pelos amigos, puderam voltar à vida e renovar suas batalhas e conquistas.[21] Eles podiam fumar e enrolar o bigode; os filhos podiam dizer: 'Lá vem o papai!'"

À medida que a guerra avançava, a popularidade das "lojas de narizes de lata" crescia como reflexo do aumento do número de vítimas.[22] No entanto, assim como no caso de cirurgiões, não havia artistas suficientes para atender à demanda. Quando Henry Brooks, um inglês que lutava na França, perdeu parte do nariz devido a um ferimento de bala, foi informado de que sua lesão era muito pequena para ter prioridade na fila da cirurgia. Brooks, que era óptico antes da guerra, usou suas habilidades para fazer uma prótese nasal de alumínio, a qual tratou com ácido para criar pequenos poros e proporcionar uma leve aparência de pele humana. Depois pintou o novo nariz com o tom de sua pele. O resultado foi tão bem-sucedido que Brooks começou a produzir próteses semelhantes para outras vítimas da guerra.

No entanto, para Gillies, a mera existência das máscaras era um forte lembrete das limitações da cirurgia plástica.[23] Wood observou que "os casos que vêm a mim são aqueles em que os ferimentos [...] são tão graves que ultrapassaram a capacidade das cirurgias plásticas mais avançadas".[24] Gillies percebeu que muitas vezes não tinha escolha senão recomendar máscaras a alguns dos homens sob seus cuidados. Um deles, o fuzileiro Moss, perdera os dois olhos e uma grande porção do nariz e da maxila. Quando Gillies alcançou o limite da cirurgia reconstrutiva, o soldado passou a usar uma máscara que era mantida no lugar por óculos escuros.

Quando o uso de uma máscara era necessário, Gillies preferia que fosse uma solução temporária para convalescentes que aguardavam uma nova cirurgia. Um paciente sul-africano usava máscara sempre que tinha permissão para visitar amigos e familiares em Londres. Em um dia quente, ele seria forçado a remover a prótese metálica devido ao calor. Quando o jovem soldado voltava ao hospital, ele levantava dois, três ou às vezes quatro dedos para sinalizar o número de pessoas na rua que haviam se assustado com sua aparência debaixo da máscara. Às vezes, as senhoras no ônibus "desmaiavam de horror ou choravam de tristeza ao olhar para ele".[25]

Gillies tinha sérias dúvidas se as máscaras poderiam ser uma solução de longo prazo para os pacientes. Embora fossem de alta qualidade

— até mesmo bonitas —, a expressão imutável podia ser perturbadora. O problema era que as máscaras nunca conseguiriam registrar emoções como as de um rosto humano. Quando um dos pacientes de Wood recebeu licença para visitar a família no sul de Londres, seus filhos fugiram aterrorizados ao ver sua expressão e feição congeladas. Gillies entendia isso muito bem.[26] "Deve-se compreender a repugnância da amada que deveria beijar lábios bem torneados mas irresponsivos, feitos de bronze fosforoso esmaltado", brincou ele.[27] Ademais, a máscara não envelhecia com seu usuário e acabava ficando obsoleta depois de um tempo.

Além das limitações estéticas, as máscaras eram incômodas e difíceis de prender à cabeça. Também eram frágeis. Com o tempo, a tinta descascava e o metal começava a desbotar. De todas as máscaras que Anna Coleman Ladd desenvolveu durante a guerra, nenhuma resistiu até hoje. Embora o objetivo fosse restaurar a dignidade de um soldado e facilitar sua transição para a vida civil, a própria máscara servia como um lembrete de seu propósito final: ocultar, principalmente para o bem do observador. Lon Chaney usou uma máscara não muito diferente daquelas feitas por Wood e Ladd para cobrir os traços distorcidos de seu personagem na adaptação cinematográfica de *O Fantasma da Ópera* de 1925. A verdade era que havia algo assombroso nessas máscaras. Por essas razões, muitos soldados as recusavam. "Esses rostos de lata não são bons para nós", reclamavam eles. "Você não pode nos dar algo que possamos lavar e barbear e que não caia na rua?"[28]

No fim das contas, a maioria dos homens desfigurados estava disposta a se sujeitar a operações experimentais dolorosas a fim de restaurar a aparência. "Com base em uma experiência considerável, sabemos que o paciente [...] aceitará passar por dificuldades incalculáveis até ser restaurado ao que era", escreveu um cirurgião de campo. Gillies descobriu que isso era verdade. Ele testemunhou um efeito imediato no bem-estar dos homens: "Quando começávamos a fazer os reparos, o ânimo geralmente conduzia o ritmo, como evidenciado por muitos bigodes se animando com um pouco de cuspe e torção."[29] Além disso, o alcance do que Gillies poderia oferecer estava se expandindo, pois cada nova fase da guerra produzia um número maior de homens feridos nos quais ele era obrigado a aprimorar suas habilidades.

UM FLUXO INTERMINÁVEL de baixas continuava escoando em direção a Aldershot durante a Batalha do Somme. No fim do verão, o Hospital Militar de Cambridge parecia ter atingido sua capacidade máxima. Gillies sabia que precisaria de mais espaço para acomodar os pacientes. "Meus dias e noites eram completamente preenchidos com os problemas dos feridos", desesperou-se ele.[30] Apesar de Sir William Arbuthnot Lane ter alocado mais duzentas camas a Gillies, ainda não havia espaço suficiente para abrigar todos os homens que chegavam da Frente Ocidental.

O problema era agravado pelo fato de que aqueles que passavam por cirurgia de reconstrução facial muitas vezes precisavam de vários procedimentos intercalados com longos períodos de recuperação. Como resultado, a rotatividade de Gillies era muito menor do que a de um cirurgião comum — embora ele às vezes cedesse à pressão externa dos próprios homens para pegar prematuramente no bisturi. "Eu me vi operando precocemente e com frequência excessiva", confessou ele.[31] "Leva tempo para reconstruir um rosto, mas esses jovens guerreiros mutilados, cansados de ficar esperando sentados pela próxima cirurgia, me incentivavam a operar muito antes que a hemoglobina e a cicatrização permitissem." Inevitavelmente, erros foram cometidos, e alguns pacientes tiveram contratempos. "Teria sido melhor pôr um bigode neles e deixá-los descansar por um tempo", refletiu Gillies. O valor de nunca fazer hoje o que se podia fazer amanhã foi continuamente enfatizado por seu trabalho em Aldershot.

Como o problema de superlotação aumentou rapidamente, Gillies abordou Lane com a ideia de desenvolver uma grande unidade de convalescença onde seus pacientes pudessem se recuperar das cirurgias. Isso liberaria os leitos no hospital e criaria espaço para os recém-chegados.[32] Lane concordou e convocou a ajuda de uma pequena aristocrata, lady Rodney, que ofereceu sua propriedade rural na Grande Alresford, no condado de Hampshire, aos convalescentes. Porém, embora essa nova instalação tenha proporcionado algum alívio a Gillies e sua equipe, ainda era necessário mais espaço para acompanhar a enxurrada de vítimas. O Hospital Militar de Cambridge simplesmente não estava equipado para lidar com a carnificina em massa produzida por uma guerra industrializada em grande escala.

Como solução, Gillies atormentou o alto escalão no Ministério da Guerra, mas não obteve sucesso.[33] Mais uma vez frustrado com a relutância do governo em agir, ele fez um apelo direto para a Cruz Vermelha britânica. Com a ajuda da sociedade, formou-se um comitê, e os apelos do médico foram enfim ouvidos. O Ministério da Guerra concedeu permissão para que a unidade de Gillies fosse transferida para instalações maiores.

O comitê recém-formado consultou Charles Kenderdine, um agente fundiário bem relacionado, para obter orientação sobre locais adequados,[34] e Kenderdine os avisou da disponibilidade da Frognal House. Ele atuava como agente imobiliário da propriedade desde que ela fora colocada à venda, em dezembro de 1914, após a morte do proprietário, Robert Marsham-Townshend. Situada cerca de vinte quilômetros a sudeste de Londres, na cidade de Sidcup, a mansão do início do século XVIII ficava em uma área de aproximadamente sete quilômetros quadrados. Também era perto da linha ferroviária principal para Dover, o que garantia uma ligação direta com a França para o recebimento das vítimas. Era o local perfeito para instalar um novo hospital.

Kenderdine foi nomeado secretário honorário e tesoureiro de um comitê encarregado de arrecadar fundos para garantir a compra da terra. Doações generosas começaram a chegar de organizações e indivíduos. A rainha Mary estava entre os muitos benfeitores ilustres e acabou emprestando seu nome ao hospital para incentivar novas doações. Não demorou muito para que Kenderdine e o comitê pudessem arrendar a Frognal House e os terrenos ao redor. A construção do Queen's Hospital começou em fevereiro de 1917.

Assim como ocorreu com a unidade especializada em Aldershot, Lane teve um papel importante na instalação do novo hospital em Sidcup. Ele escreveu a Gillies sobre suas aspirações: "Quero fazer de Sidcup o *maior e mais importante* hospital voltado para a reconstrução de mandíbulas e cirurgia plástica do mundo, e de você, consequentemente, um líder nessa modalidade de cirurgia."[35]

Mas nem todos acompanhariam Gillies na mudança para o novo local. A enfermeira Catherine Black, que havia trabalhado incansavelmente ao seu lado no Hospital Militar de Cambridge, foi enviada para a França antes que o hospital estivesse pronto e em funcionamento. Lá ela trabalhou para reabilitar oficiais que sofriam de neurose de guerra, descrevendo o distúrbio como "um dos mais tristes da guerra moderna".[36] A neurose de guerra, ou o que os médicos modernos chamam de transtorno de estresse pós-traumático (TEPT), ficou tão generalizada durante a Primeira Guerra Mundial que o termo quase se tornou sinônimo do próprio conflito. No início do combate, entre 3% e 4% dos soldados de todas as patentes estavam sendo evacuados da linha de frente devido a "choque nervoso e mental".[37] Os efeitos psicológicos do combate eram pouco compreendidos na época. Os médicos inicialmente presumiram que o transtorno decorresse do poder de concussão das barragens de artilharia — daí o termo "*shell shock*" em inglês (choque provocado por projéteis). Esse mal-entendido fundamental traiu as ineficiências da medicina no tratamento dessa doença. A enfermeira Black muitas vezes se sentia tão inútil para esse tipo de soldado traumatizado na França quanto para os homens desfigurados em Aldershot.

Ao menos, no caso do tratamento das feridas físicas, algo estava sendo feito. Sob os cuidados de Harold Gillies, o Queen's Hospital logo atrairia alguns dos melhores cirurgiões e dentistas de todo o mundo. Eles viajavam para lá com o objetivo de observar as últimas inovações em cirurgia plástica, que eram muitas. Gillies abriria caminho para uma nova geração de cirurgiões plásticos — profissionais que estavam preocupados não apenas com a função, mas também com a estética. Suas técnicas ajudariam a restaurar o rosto de milhares de homens feridos.

O escritor Reginald Pound observou que a clínica pré-natal da cirurgia plástica moderna foi o Hospital Militar de Cambridge em Aldershot, e seu local de nascimento, o Queen's Hospital em Sidcup.[38] Foi lá que muitos dos princípios da cirurgia plástica contemporânea foram estabelecidos antes de serem adotados no mundo inteiro.[39]

Gillies chegou a Sidcup em 18 de agosto de 1917 — cinco meses após o início da construção do hospital — e logo começou a operar. "Literalmente colocamos nossas malas no chão e pegamos nossos porta-agulhas", escreveu ele. "Existe maneira melhor de inaugurar um hospital?"[40]

8
OS OPERADORES DE MILAGRES

GILLIES PEDIU QUE O HOMEM PERPLEXO vagando na entrada se aproximasse. "Essas manchas aqui são os olhos", explicou ele a Harold Begbie, um jornalista em uma visita oficial a Sidcup.[1] Begbie vinha fazendo reportagens sobre a resposta da comunidade médica à guerra desde o início do conflito e, por isso, acabara testemunhando o melhor e o pior da humanidade nos últimos anos.

"A guerra é horrível, diabólica e tão repugnante que é impossível descrever", relatou Begbie no *Liverpool Daily Post*.[2] Em uma visita anterior a um hospital improvisado perto da linha de frente, ele conheceu um jovem que fora atingido por vários tiros na cabeça e ainda assim sobrevivera. Os cirurgiões conseguiram remover quatro das balas, mas duas permaneceram alojadas no crânio — uma lembrança eterna de como ele havia chegado perto da morte. Em outra ocasião, no ambiente mais salubre de um lobby de hotel britânico, Begbie ouviu uma conversa entre um bacteriologista respeitado e um cirurgião proeminente, que bebiam juntos. O bacteriologista virou-se para o amigo, gesticulou para os soldados uniformizados que cruzavam a sala e mostrou o cálculo brutalmente simples da medicina em tempo de guerra: "Aqui estamos nós, você e eu, cujo trabalho é salvar vidas, no meio de homens cujo trabalho é destruir vidas."

Na sala de cirurgia do Queen's Hospital, então recém-construído, Begbie foi testemunha dessa destruição. Quando se aproximou, viu o paciente, que estava nu até a cintura, com o corpo manchado de iodo, dando à pele uma forte cor alaranjada. Gillies usou seu bisturi para apontar para uma área no peito do homem, que tinha o contorno fraco de um rosto desenhado à mão. "Aqui é onde vai ficar o nariz", explicou ele a Begbie, "e aqui você vê a boca que daremos a ele."[3] Begbie ficou horrorizado e fascinado. Não conseguia desviar o olhar. Posteriormente, ao escrever sobre a experiência para o *Yorkshire Evening Post*, o jornalista contou: "Vejo que o paciente é um homem e que esse homem tinha um rosto, mas estou pensando não na [...] perversidade condenável da guerra, mas apenas em até quando serei capaz de ficar olhando para essa terrível criatura que ainda é um homem."[4]

Se o observador parecia incomodado, Gillies não notou. Um rosto mutilado mal o fazia parar naqueles dias. Begbie, porém, não estava acostumado a ver tais cenas. O jornalista ficou extremamente impressionado com o espetáculo assombroso daquela "face desenhada a lápis no peito do homem, como uma máscara, e acima [...] o rosto velho e destruído que alguns dias antes tinha a beleza e o frescor da juventude".[5] Ele ficou se perguntando quem o homem anestesiado deitado no centro da sala havia sido antes da guerra e quem ele se tornaria depois que aquela série de cirurgias dolorosas estivesse concluída.

Gillies interrompeu o transe de Begbie ao pegar o ombro do paciente para ajustar sua posição. A sala se encheu de expectativa quando ele posicionou o bisturi e fez a primeira incisão. Naquele momento, outro membro da equipe sussurrou para Begbie: "Sabe aqueles pequenos edemas no ombro? São pedaços de osso que foram retirados das costelas do homem e colocados lá para formar a cartilagem do nariz."[6] Chocado e fascinado, Begbie inspecionou as duas cristas distintas formadas a partir do osso, implantadas ali três dias antes.

Trabalhando habilmente com sua lâmina, Gillies começou a levantar a pele do peito do paciente para transplantá-la no rosto sem traços. Ao fazer isso, o mesmo membro da equipe continuou a explicar: "[O] rosto inteiro no peito será levantado e posicionado sobre o rosto desfigurado; o nariz será reconstruído com a cartilagem retirada das costelas — revestido com pele viva real; o tecido, com irrigação sanguínea, crescerá no novo local como um enxerto e então todas as cicatrizes serão removidas."[7]

Gillies estava totalmente absorto em seu trabalho quando Begbie foi dominado de forma súbita por um desejo desesperado de escapar dali. O jornalista foi escoltado da sala até uma janela aberta, e ofereceram-lhe um cigarro. Embora o que acabara de testemunhar fosse horrível, Begbie entendeu sua dimensão e importância. "O sr. Derwent Wood, o mais criativo de nossos escultores ingleses [...] fez máscaras tão maravilhosas para soldados desfigurados que do outro lado da sala pareciam naturais. Mas agora a cirurgia desempenha a função do escultor", refletiu ele mais tarde.[8]

Enquanto se recompunha no corredor, alguém lhe entregou um álbum que continha fotos dos pacientes antes e depois das cirurgias. Begbie ficou impressionado com as transformações cirúrgicas. "A revolução chegou", maravilhou-se ele.[9] "Enxerta-se um novo rosto, que cresce ali e se transforma em um rosto real — não uma máscara que esconde o horror." Olhando para as fotos de inúmeros soldados cuja qualidade de vida fora devolvida pela cirurgia plástica, Begbie considerou o trabalho que estava sendo realizado por Harold Gillies e sua equipe "um milagre".[10]

OS ALIADOS NÃO FORAM OS únicos a realizar tais "milagres". Os alemães também estavam progredindo no manuseio e no tratamento de lesões faciais. De junho de 1916 a janeiro de 1922, o cirurgião judeu alemão Jacques Joseph comandou uma divisão no Hospital Charité, localizado em Berlim, que não era diferente daquela que Gillies havia estabelecido em Aldershot.

A desfiguração não era estranha a Joseph. Ele tinha uma cicatriz na bochecha após duelar com sabres quando era universitário, na década de 1890 — embora provavelmente não tenha se importado muito, pois na Alemanha as cicatrizes de duelo eram prova de coragem; por causa disso, os alunos da universidade se juntavam a fraternidades de duelos e se desafiavam mutuamente. Os duelistas protegiam olhos e garganta, mas deixavam o rosto exposto à lâmina. Os cortes ou retalhos sofridos durante os duelos recebiam pouquíssima atenção médica. Um observador relatou: "De propósito, [a ferida] é costurada desajeitadamente, na esperança de que, dessa forma, ela dure a vida toda."[11]

Os jovens alemães continuaram buscando a "cicatriz honrosa" no século XX, como ilustra o caso de um ganhador da loteria na década de 1920 que pediu a um cirurgião que criasse uma marca artificial de duelo no rosto.[12] Ele queria "passar" a imagem de alguém digno de ser desafiado para um duelo.[13] Quando o cirurgião se recusou a fazê-lo, o homem foi a um barbeiro, que concordou em cortar sua bochecha em troca de uma quantia em dinheiro. Infelizmente, o barbeiro também acabou danificando as glândulas salivares do rapaz.

A ideia da "cicatriz honrosa" pode ter suavizado o impacto psicológico da desfiguração para os soldados alemães, mas as feridas faciais dos soldados eram muito piores do que simples lacerações, e não demorou muito para que a nova unidade de Joseph no Hospital Charité fosse tomada por pacientes que precisavam de cuidados urgentes.

Ao contrário de Gillies, Joseph já tinha experiência em cirurgia reconstrutiva antes da guerra.[14] Na década de 1890, ele realizara uma cirurgia para fixar as orelhas grandes e protrusas de um menino de dez anos que se recusava a frequentar a escola por causa da zombaria dos colegas de classe. Embora a cirurgia tenha sido um sucesso, Joseph acabou perdendo o emprego. Seus superiores se preocuparam com o impacto que aquele tipo de procedimento experimental poderia ter na reputação do hospital, argumentando que não se deveria realizar uma cirurgia apenas por questões de vaidade. Mas o incidente não afastou Joseph de seu interesse cada vez maior pela cirurgia estética.

Posteriormente, Joseph ingressou em uma clínica particular e começou a realizar outros procedimentos semelhantes, entre eles rinoplastias em clientes judeus que desejavam modificar uma característica física que identificava a sua etnia.[15] (Joseph também resolveu fazer outra alteração por conta própria, trocando o nome Jakob para Jacques quando era estudante.) Em uma época em que a maioria dos cirurgiões desprezava procedimentos "frívolos", Joseph afirmava que o impacto psicológico da cirurgia plástica era tão importante quanto sua capacidade de restaurar alguma função. Era uma filosofia que lhe seria muito útil quando ele assumisse a tarefa de reconstruir o rosto de soldados feridos na guerra.

Em muitos aspectos, o trabalho de Joseph refletia o de Gillies. Ambos estavam interessados tanto na forma quanto na função. Joseph foi aclamado depois de reconstruir o rosto de um soldado chamado Musafer Ipar.[16] O desafortunado Ipar ficara gravemente desfigurado quando os Aliados lançaram um ataque às forças turcas durante a batalha de Galípoli, em uma tentativa infeliz de assumir o controle de um estreito estrategicamente localizado entre a Europa e a Ásia. A bochecha, os lábios, o nariz, o palato e a órbita direita de Ipar ficaram destruídos por completo. Dada a gravidade dos ferimentos, a Cruz Vermelha enviou Ipar de avião para Berlim, onde ele foi internado no Hospital Charité. Lá, Joseph trabalhou incansavelmente para reconstruir o terço médio do rosto do soldado.

Em muitos casos, o trabalho de Joseph foi nada menos que milagroso. No entanto, como Hippolyte Morestin em Paris, ele evitava colaborações. Quando os cirurgiões visitavam o Charité para observá-lo no centro cirúrgico, não podiam fazer perguntas e muitas vezes eram recebidos com indiferença.[17] Isso contrastava fortemente com a postura de Gillies, que estava trabalhando muito para montar uma equipe multidisciplinar em Sidcup que incluiria cirurgiões, médicos, dentistas, radiologistas, artistas, escultores, fabricantes de máscaras e fotógrafos — todos os quais ajudariam no processo de reconstrução do início ao fim.

GILLIES SABIA QUE A COLABORAÇÃO era fundamental para o desenvolvimento de novas técnicas em cirurgia plástica. Sua visão para o Queen's Hospital estava alinhada com a de Sir William Arbuthnot Lane, que continuou a enfatizar a necessidade de fazer de Sidcup o principal local para cirurgia plástica e de reconstrução de mandíbula no mundo. "Quanto maior for o hospital e mais proeminentes forem os homens associados a ele, mais forte será sua posição", Lane escreveu a Gillies.[18]

Gillies organizou o hospital com a mesma atenção meticulosa aos detalhes que exibia na sala de cirurgia.[19] A Frognal House foi adaptada para criar um espaço administrativo, acomodações para a equipe de enfermagem e um refeitório para os oficiais de convalescença. As paredes da mansão do século XVIII também alojavam um estúdio de arte para o professor Tonks, que na época dividia seu tempo entre a Slade School of Fine Art e Sidcup. Além do edifício histórico, havia uma série de cabanas de madeira que funcionavam como alas, cada uma contendo 26 leitos. Elas foram dispostas em uma configuração de ferradura em torno de um setor de admissão central. Cada ala se abria para uma varanda. Olhando a partir da abertura da ferradura, os casos de septicemia eram alojados à direita. Movendo-se no sentido anti-horário, cada enfermaria seguinte ia acomodando pacientes em risco cada vez menor de infecção. Dentro do perímetro do semicírculo havia vários centros cirúrgicos e odontológicos, bem como salas de exame, raios X, fisioterapia e fotografia. Quando o jornalista Harold Begbie visitou o estabelecimento, o Queen's Hospital tinha capacidade para acomodar 320 pacientes. Com o tempo, o espaço seria expandido e abrigaria mais de seiscentos.[20]

Gillies se mudou com a família para Twysdens, uma grande casa vitoriana em Foots Cray, a poucos quilômetros de Sidcup. Isso proporcionou privacidade a Kathleen e às crianças e, ao mesmo tempo, permitiu que Gillies descansasse do intenso trabalho diário no hospital.

Desde o início, era importante para Gillies que cirurgiões de guerra especializados em lesões maxilofaciais pudessem praticar e trabalhar no mesmo lugar. "Até organizamos a nova casa [...] o estudo era totalmente desarticulado neste departamento de cirurgia", observou ele.[21] Em Sidcup, tudo isso mudaria.

O hospital deveria funcionar como um centro para o tratamento de vítimas da Grã-Bretanha e das nações do domínio britânico — Canadá, Austrália e Nova Zelândia — e foi dividido em quatro seções, uma para cada país. Cada uma agia de forma autônoma e era composta por uma equipe própria de cirurgiões, dentistas, radiologistas, artistas, fotógrafos e modeladores. Gillies chefiava a seção britânica, auxiliado pelo cirurgião William Kelsey Fry — um oficial médico que havia sido designado para o Queen's Hospital depois de ser ferido na linha de frente. No início da guerra, Kelsey Fry entregara um homem com uma lesão facial a um posto de socorro regimental e descobriu que o soldado havia sufocado logo depois que os médicos o colocaram de costas em uma maca.[22] Era uma lição que ele jamais esqueceria. Kelsey Fry ficou no comando dos tecidos duros, enquanto Gillies trabalhava com os tecidos moles. A seção britânica era a maior das quatro e abrigava dois quintos dos pacientes de Sidcup.[23] Gillies também foi nomeado diretor médico do hospital, ficando responsável por supervisionar o funcionamento das quatro unidades.

A seção australiana, que alojava um quinto dos pacientes do Queen's Hospital, era liderada pelo tenente-coronel Henry Simpson Newland, um homem magro de temperamento sério. Nascido em 1873, Newland tinha uma visão vitoriana tardia. O artista australiano Daryl Lindsay — que foi a Sidcup com o objetivo de trabalhar para Newland na mesma função que Tonks desempenhava para Gillies — disse sobre ele: "Daryl era um disciplinador e mantinha todos em alerta. Ele nunca se poupava e esperava que todos acompanhassem seu ritmo."[24] Newland era o diretor mais antigo e de maior patente entre os quatro diretores de seção. No entanto, queria que Gillies continuasse como diretor médico devido à sua vasta experiência em cirurgia maxilofacial, que era muito maior do que a de Newland. (Ao contrário das unidades de infantaria, os hospitais militares dão mais importância à habilidade dos médicos do que à sua patente ao determinar os papéis de liderança.)

Em seguida, vinha o major Carl Waldron, que liderava a seção canadense.[25] Waldron tinha formação em otorrinolaringologia (ouvido, nariz e garganta) e patologia maxilofacial, o que o tornava especialmente qualificado para lidar com feridas na mandíbula e no rosto. No início da guerra, Waldron tentou se alistar no Corpo Médico do Exército Canadense, mas ficou frustrado ao descobrir que havia quase quatrocentos candidatos na sua frente. Como estava muito ansioso para se juntar ao esforço de guerra, pagou sua passagem para Londres do próprio bolso, levando uma carta de recomendação de Sir William Osler, um proeminente médico canadense e fundador do Johns Hopkins Hospital, que revolucionou os métodos de educação em medicina. Não demorou muito até Waldron garantir uma posição como tenente do Exército britânico. De 1916 em diante, ele se especializou no tratamento de lesões faciais a vítimas canadenses, primeiro no Westcliffe Canadian Eye and Ear Hospital, em Kent, e depois no Ontario Military Hospital, em Orpington, a menos de dez quilômetros de Sidcup. Waldron era auxiliado por Fulton Risdon, que, como Kelsey Fry, tinha prática em cirurgia e odontologia.

O último diretor a ser trazido a bordo, e o mais relutante, foi o major Henry Percy Pickerill. Ele era ex-reitor da Faculdade de Odontologia da Universidade de Otago e passou a ser o encarregado da seção da Nova Zelândia — ainda que Gillies, sendo neozelandês, pudesse ter assumido o comando dessa unidade. Ao contrário dos outros três diretores de seção, Pickerill era um dentista sem qualificação formal em cirurgia. Depois que chegou à Inglaterra, em março de 1917, foi enviado para o Hospital Geral nº 2 da Nova Zelândia em Walton-on--Thames, em Surrey. Inicialmente, escreveu que estava encarregado de uma enfermaria geral que continha "casos médicos e cirúrgicos de todos os tipos possíveis, de modo que precisei aprimorar os meus conhecimentos em cirurgia e medicina".²⁶ Com o tempo, ele começou a se especializar em lesões na mandíbula e no rosto, tornando-se pioneiro em enxertos ósseos e passando de reitor universitário a cirurgião maxilofacial.²⁷

De início, Pickerill resistiu à realocação de seus pacientes para Sidcup, pois acreditava que poderia atendê-los melhor onde estava. Ao visitar o Hospital Geral nº 2 da Nova Zelândia, a rainha Mary se mostrou surpresa com o fato de a unidade de Pickerill não ter sido realocada. A rainha — que fizera a sua parte para que uma seção do Royal Mews, a cavalariça do Palácio de Buckingham, fosse convertida em uma ala médica, e que visitava regularmente militares feridos e moribundos no hospital — conversou com Pickerill a respeito das preocupações dele, mas no fim deixou evidente a sua vontade. "Bem, major, para me agradar, eu gostaria que você fosse para Sidcup", disse ela.²⁸ Não surpreende que Pickerill e seus 29 pacientes tenham se mudado para as novas instalações logo após a visita da rainha.

Além desses quatro homens, vários cirurgiões dos Estados Unidos tinham sido designados para trabalhar em Sidcup. Eles não receberam um feudo próprio, sendo alocados para todas as seções do hospital. Isso foi feito em antecipação a uma provável enxurrada de soldados americanos que precisariam de cirurgia reconstrutiva, uma vez que os Estados Unidos haviam entrado na guerra vários meses antes, em abril de 1917. A decisão da nação foi motivada, em parte, pela interceptação de um telegrama do ministro das Relações Exteriores alemão, Arthur Zimmermann, para o embaixador da Alemanha no México, Heinrich von Eckhardt. Em sua mensagem, Zimmermann instruía Eckhardt a propor uma aliança entre a Alemanha e o México. Como parte do acordo, os alemães apoiariam os mexicanos na recuperação dos territórios do Texas, Novo México e Arizona, que haviam sido perdidos durante a Guerra Mexicano-Americana, em meados do século XIX. O telegrama criou ondas de choque pelos

Estados Unidos. Pouco depois, o presidente Woodrow Wilson compareceu a uma sessão conjunta especial do Congresso e pediu uma declaração de guerra contra a Alemanha. Dois meses depois, as primeiras tropas americanas desembarcaram na Europa.

Embora esses desdobramentos estivessem dando à equipe de Gillies um tempero muito internacional, havia algumas ausências perceptíveis no hospital. Logo que ele abriu, Gillies pediu que o cirurgião-dentista Varaztad Kazanjian se juntasse à sua equipe. A notícia de que esse armeno-americano estava realizando milagres no rosto de soldados feridos na França se espalhara rápido. Mas Kazanjian recusou o convite. "Eu tinha sido enviado para a França por Harvard e tinha responsabilidades", escreveu ele.[29] No fim das contas, ele sentiu que poderia dar o seu melhor mais perto da linha de frente, "com os pés na lama". Os dois homens, no entanto, mantiveram contato, e muitos pacientes de Kazanjian acabaram sob os cuidados de Gillies quando foram transferidos de volta para a Grã-Bretanha. "Como a guerra se estendeu ao longo dos anos, eu visitava Sir Harold com frequência no Queen's Hospital, em Sidcup, onde muitos dos meus pacientes foram encaminhados para outras cirurgias reconstrutivas", lembrou o cirurgião-dentista.[30] Não está claro se Gillies alguma vez pediu a Auguste Charles Valadier que se juntasse a ele, mas, como ocorreu com Kazanjian, ele manteve contato com o excêntrico dentista francês durante a guerra e, ao longo do tempo, também recebeu alguns dos pacientes de Valadier.

Em Sidcup, Gillies esperava que o estabelecimento de um hospital único e especializado incentivasse a cooperação entre os vários profissionais que lá trabalhavam. Gillies se gabava da diversidade no Queen's: "Era um grupo impressionante [...] Nas muitas reuniões acaloradas [no hospital], surgia uma sinfonia de sotaques, o canadense com um toque da Irlanda do Norte, o neozelandês com a nasalidade de Fiji, o *cockney* australiano, a fala arrastada do Meio-Oeste, os rosnados da Filadélfia e um sotaque de Oxford de Nova York."[31] Com o tempo, essa equipe improvável avançaria na disciplina de cirurgia plástica, criando técnicas que poderiam ser experimentadas, testadas e padronizadas. Até Pickerill, que originalmente se opunha a uma mudança para Sidcup, passou a compreender as vantagens de estar lá. "O hospital inteiro foi um excelente exemplo da parceria harmoniosa das forças do Império Britânico e dos Estados Unidos", comentou.[32]

Dessa forma, o que Gillies e seus colegas conseguiram realizar em um período tão limitado foi de fato nada menos que um milagre em comparação ao trabalho realizado em outros lugares. O Queen's Hospital até chamou a atenção da principal revista médica do mundo, *The Lancet*, que comentou sobre o ineditismo de sua abordagem. "Aqui [no Queen's Hospital], uma cultura muito intensa de método científico sob o estímulo do interesse coletivo e da crítica produz resultados que dificilmente poderiam ter sido alcançados por uma geração de esforços individuais esporádicos", relatou a revista médica em 1917.[33]

A reunião de todo esse talento também estimulou a competição entre os vários cirurgiões do hospital — especialmente Gillies, um esportista nato que nunca perdia a oportunidade de ofuscar alguém que considerava um adversário. Como qualquer artista, cada cirurgião tinha o próprio estilo. Logo ficou fácil distinguir entre narizes reconstruídos por Gillies, Newland, Waldron ou Pickerill. "Com nossos esforços artísticos constantemente em exibição nas enfermarias, não só os pacientes julgavam nossos resultados, mas nós também, mesmo que só com um olhar de soslaio, comparávamos com inveja nosso trabalho com o dos colegas", confessou Gillies.[34] Como consequência, de modo geral, os padrões foram subindo. Até mesmo Sir William Arbuthnot Lane reconheceu o valor dessas rivalidades profissionais, observando que a "concorrência trouxe à tona muitos homens que eram excelentes em cirurgia plástica e que também competiam entre si no avanço dessa forma especial de cirurgia".[35] Os resultados muitas vezes foram notáveis.

Mas havia uma desvantagem. Com o tempo, essa "rivalidade amigável e competição calorosa", como Gillies a caracterizou, passou a ser uma fonte de tensão. Patentes médicas sobre técnicas cirúrgicas eram uma raridade, visto que entravam em conflito com a missão moral da profissão, que priorizava o cuidado do paciente em detrimento do interesse próprio.[36] Se era difícil obter as recompensas financeiras, os cirurgiões pelo menos buscavam reconhecimento por suas inovações. Em tal ambiente, eclodiram disputas sobre quem havia concebido primeiro certos procedimentos.[37] Pickerill costumava entrar em atrito com Gillies sobre esses assuntos. Muito depois da guerra, Pickerill antecipou um desses debates enviando a Gillies um artigo que escrevera. Em seus próprios arquivos, havia uma nota que dizia: "Reimpressão extraída e enviada para Gillies [...] Para que não haja dúvidas sobre quem enxertou pela primeira vez um sulco bucal [a depressão entre a bochecha e o osso da mandíbula] com enxerto livre aberto sob pressão."[38]

Tal é a natureza possessiva de cirurgiões altamente ambiciosos, tanto na guerra quanto na paz.

EM 3 DE OUTUBRO DE 1917, o marinheiro de convés William Vicarage foi levado para o centro cirúrgico no Queen's Hospital de Sidcup. Dezoito meses antes, ele sofrera graves queimaduras por cordite a bordo do HMS *Malaya*, durante a Batalha da Jutlândia, que o deixaram com enormes cicatrizes no rosto. As pálpebras e o lábio inferior estavam virados do avesso, de modo que ele não conseguia fechar os olhos nem abrir a boca. A mão também apresentava queimaduras graves. Com o tempo, o tecido cicatricial fez com que os dedos se contraíssem, deixando-o com a mão em garra.

Vicarage foi uma das vítimas de queimadura mais graves que Gillies já vira. "É difícil imaginar como um homem pode sobreviver a uma queimadura tão terrível", contou ele.[39] Os ferimentos do jovem de vinte anos eram assustadores, além de muito dolorosos. A situação do paciente era tão sombria que Gillies escreveu mais tarde que "era necessária uma coragem moral considerável para tentar uma cirurgia que pudesse de alguma forma curar radicalmente a condição".[40] Mas Gillies percebeu que os homens que sobreviviam a traumas como o sofrido por Vicarage muitas vezes demonstravam um "otimismo insaciável que os levava a encarar quase tudo".[41] De fato, o marinheiro precisaria de um espírito indomável para suportar as cirurgias necessárias para reparar os ferimentos.

Pouco depois que Vicarage chegou a Sidcup, Gillies decidiu que a melhor maneira de proceder era tirar retalhos do tórax do marinheiro para substituir as áreas danificadas do rosto — um procedimento complexo e doloroso parecido com aquele testemunhado pelo jornalista Harold Begbie. Embora Gillies tivesse empregado essa técnica em vários pacientes, ele tinha consciência de certos riscos, que aumentavam ao lidar com grandes áreas. No entanto, havia poucas opções para abordar as extensas queimaduras no rosto de Vicarage, uma vez que os enxertos de pele eram menos confiáveis.

Ao contrário de um retalho, que permanece preso de um lado ao local original para manter a irrigação sanguínea, um enxerto é completamente separado do corpo antes de ser transferido. Os enxertos sobrevivem pois o oxigênio e os nutrientes se espalham para eles a partir do leito da ferida subjacente, mas a sobrevivência a longo prazo depende da formação rápida de um novo suprimento sanguíneo. Como resultado, os enxertos mais antigos apresentavam maiores taxas de insucesso.

Tal como acontece com o tratamento médico de queimaduras, a menção mais antiga a enxertos de pele também pode ser encontrada no papiro de Ebers. Todavia, só a partir da segunda metade do século XIX houve avanços significativos na técnica de enxerto. Um cirurgião suíço chamado Jacques-Louis Reverdin desenvolveu uma técnica para remover pequenos pedaços de pele de uma área saudável do corpo e incorporá-los em feridas. Reverdin obtinha os enxertos beliscando a pele entre o dedo indicador e o polegar e, em seguida, usando um instrumento afiado para raspar pequenos pedaços da epiderme sem fazer o local sangrar. O *pinch grafting*, ou enxerto do tipo *pinch* ou pinça (como ficou conhecido), foi um importante avanço, porém demorava a cicatrizar e muitas vezes levava a contraturas à medida que a pele transplantada encolhia.

Vários anos depois, o cirurgião francês Louis Léopold Ollier desenvolveu uma abordagem diferente, que utilizava fragmentos de pele posicionados juntos sobre o local da lesão. Esse procedimento foi refinado e popularizado pelo cirurgião alemão Karl Thiersch. Em geral, a técnica resultava em cicatrização mais rápida, menor formação cicatricial e menor contratura do que o enxerto do tipo pinça. Ainda assim, havia problemas. Os enxertos eram cortados à mão livre com uma faca grande, o que dificultava a padronização da espessura, apesar dos instrumentos criados especificamente para esse propósito. Além disso, ainda não se conhecia a espessura tecidual exata para a retirada bem-sucedida de um enxerto. Por essas razões, Gillies preferia usar o retalho, principalmente ao lidar com uma grande área sem pele.

Em Sidcup, Gillies começou a operar Vicarage cortando um retalho em forma de V do peito do marinheiro e então esticando-o sobre a superfície queimada da parte inferior do rosto do paciente. Em seguida, Gillies levantou duas faixas mais finas de pele do ombro de Vicarage e se preparou para prender a extremidade livre de cada retalho ao rosto. Enquanto fazia isso, ele notou que a borda da pele dos dois retalhos do ombro tendia a se enrolar para dentro, como papel. "Será que, se eu costurasse a borda desses retalhos, eu não poderia criar um tubo de tecido vivo que aumentaria o suprimento de sangue para os enxertos, evitaria a infecção e ficaria muito menos suscetível a contrair ou degenerar como os métodos mais antigos?", indagou-se Gillies.[42]

Enquanto continuava operando Vicarage, a ideia tomou conta de sua mente e suas mãos começaram a se mover quase em dissonância com o pensamento consciente. "[Com] outra agulha enfiada, em meio a um silêncio pasmo, comecei a costurar os retalhos na forma de tubos", lembrou ele.[43] Não era só Vicarage que estava prestes a sofrer uma transformação, mas todo o ramo da cirurgia plástica. "Esses tubos do marinheiro Vicarage passaram a ser tesouros históricos", refletiu Gillies mais tarde.[44] "Eles abriram a porta para uma área maior e mais refinada de desenvolvimento do que jamais havíamos vislumbrado."

Gillies chamou sua invenção de "retalho pediculado tubular". Era um retalho de pele costurado na forma de um cilindro protetor e resistente a infecções, cuja extremidade livre era então presa ao local da lesão. Ao contrário dos retalhos abertos, que deixavam exposta a parte inferior, intacta, essa técnica reduzia drasticamente a chance de infecção ao envolver o tecido em uma camada cutânea externa que a protegia. Quando o suprimento sanguíneo estivesse estabelecido de forma satisfatória no novo local, a conexão original poderia ser cortada.

"Eu podia levá-los de uma parte para outra do paciente, e em etapas simples", entusiasmou-se Gillies.[45] Havia pouca coisa que ele não pudesse fazer com o pedículo em forma de tubo. "Eu poderia posicioná-los em forma de 'U' com as duas extremidades ainda presas à base, permitindo que os vasos sanguíneos se ajustassem ali dentro até serem necessários", explicou ele.[46] Em pouco tempo, dezenas de soldados nas enfermarias de Gillies tinham tubos que pareciam trombas brotando da testa, das bochechas, do nariz, dos lábios e das orelhas — todos levando consigo a promessa da reconstrução milagrosa de partes cada vez mais díspares do corpo.

Não demorou muito para que os colegas de Gillies adotassem sua técnica. "A multidão de cirurgiões entusiasmados apoderou-se desse método", escreveu ele.[47] As alas de Sidcup logo "se assemelhavam às selvas da Birmânia, repletas de pedículos pendurados". Dez anos após a guerra, Gillies encontrou um de seus pacientes, que ainda tinha preso um pedículo nasal parecido com uma tromba. Gillies fora forçado a mandá-lo para casa antes de novas cirurgias pois uma nova ofensiva alemã deixara o hospital sob forte pressão.[48] No meio do caos, o homem fora esquecido. Quando Gillies perguntou a ele como passara os anos seguintes, ele comentou (possivelmente de brincadeira) que estava ganhando a vida como "homem-elefante" em um circo itinerante. Mas, apesar de todo o voyeurismo não edificante que atraíram no mundo exterior, esses apêndices passaram a ser emblemáticos do trabalho inovador realizado no Queen's Hospital. "Se todos os retalhos pediculados tubulares que eu e meus assistentes fizemos fossem dispostos lado a lado, calculando dois pedículos e meio por semana, eles ficariam amarrados como salsichas saindo do Palácio de Buckingham, passando pela The Mall e atravessando o Admiralty Arch até a Trafalgar Square, subindo metade do monumento a Nelson", brincou Gillies.[49] "Minha ambição é que, antes de fazer meu último pedículo, cheguemos ao topo deste famoso pináculo, restando pelo menos um pedículo para alcançar o palato do almirante Nelson."

Um dos primeiros casos envolvendo o uso do retalho pediculado tubular foi o de um paciente que não apenas tinha o sobrenome Gillies, mas também ocupava o posto de major. A confusão era inevitável, e Gillies muitas vezes recebia as cartas do homem por engano. Um dia, a conta da lavanderia do major T. Gillies foi entregue equivocadamente a Harold Gillies. De brincadeira, o cirurgião agarrou seu homônimo pelo colarinho e rosnou: "Não me importo de ler suas cartas de amor, mas me recuso a pagar por sua roupa suja."[50]

Sucessos com os retalhos pediculados tubulares fizeram com que o método se tornasse a primeira opção dos cirurgiões, o que, como Gillies admitiu mais tarde, fazia com que às vezes fossem usados em detrimento do paciente, como quando a utilização de retalhos de pele locais ou de outros tipos provavelmente teria sido mais eficaz. "Como sempre ocorre com as inovações, as limitações [...] ainda não haviam sido descobertas, e, no processo, deixou-se que o pêndulo balançasse longe demais", confessou Gillies.[51]

GILLIES E SUA EQUIPE ESTAVAM fazendo grandes progressos em um campo cirúrgico até então negligenciado. No entanto, a alegria da inovação bem-sucedida era muitas vezes atenuada pelos lembretes da guerra. Certa noite, Gillies foi em plena escuridão para casa em Twysdens, onde Kathleen e seus filhos — John, de cinco anos, e Margaret, de três — o aguardavam.[52] Ele apreciava a breve solidão que essas caminhadas lhe proporcionavam depois de um árduo dia de trabalho no tumulto do hospital. Naquela época, ele vinha carregando o mundo nas costas — tanto que, certa vez, mal notou as silhuetas sinistras dos dirigíveis alemães acima dele. Os dirigíveis rumavam para Londres com a barriga de aço cheia de granadas e bombas incendiárias.

A missão dos pilotos fazia parte de uma longa campanha de bombardeio aéreo travada contra a Grã-Bretanha pelos alemães durante a Primeira Guerra Mundial. O ataque inicial à capital ocorreu em 31 de maio de 1915, quando uma porta se abriu sob um zepelim futurista que pairava sobre a cidade sonolenta. A cena era estranhamente parecida com uma que H. G. Wells descrevera anos antes em seu livro *A guerra no ar*. Enquanto a cidade tremia sob o bombardeio naquela noite, civis desavisados saltaram de suas camas e correram em pânico para as ruas. No leste de Londres, uma bomba atingiu a casa de Samuel Leggatt, ferindo quatro de seus filhos e matando a filha de três anos, Elsie. Daquele dia em diante, os zepelins passaram a ser conhecidos como "assassinos de bebês".[53]

Para muitos londrinos, a guerra não estava "lá longe", mas bem ali em suas portas. Doris Cobban escreveu que, aos cinco anos, foi acordada no meio da noite pelas bombas.[54] Ela se lembrava do pai subindo até o quarto. Ele a pegou, a envolveu em um cobertor e lhe disse: "É a história acontecendo, você precisa ver isso." De fato, os civis britânicos estavam começando a entender o que seus pais, filhos, irmãos e maridos que lutavam na linha de frente já sabiam: a guerra não discriminava. Ninguém estava a salvo. Todos eram alvos.

Esses balões de hidrogênio monstruosos, com suas armações de aço em forma de charuto e duas vezes o comprimento de um jumbo moderno, eram muito eficazes em ataques-surpresa. A 3.350 metros de altitude, o zepelim conseguia desligar o motor e se mover silenciosamente em direção aos alvos, muito acima do alcance da maioria dos biplanos. O tiro antiaéreo só forçava os dirigíveis a subir. E holofotes que foram projetados para vasculhar o céu em busca de ameaças potenciais provaram ser em grande parte inúteis, além de causar apreensão entre os londrinos. "Você tinha quase a mesma chance de avistar um gato preto no Albert Hall no escuro", brincou um homem.[55]

Ainda assim, alguns pilotos tiveram sorte.[56] Reginald Warneford tornou-se o primeiro aviador a abater um zepelim depois de avistar um dirigível acima de Gent, na Bélgica, em 7 de junho de 1915. As balas da metralhadora de seu biplano rasgaram os flancos da besta flutuante, mas não foram suficientes para derrubá-la. Warneford perseguiu o zepelim, desligando seu motor e deslizando sobre o dirigível antes de lançar seis bombas incendiárias no topo dele. A força da explosão de hidrogênio girou seu avião de cabeça para baixo, forçando-o a fazer uma aterrissagem de emergência em território inimigo. Warneford trabalhou freneticamente para consertar o avião e decolou assim que os alemães descobriram o que estava acontecendo. Ele supostamente gritou: "Dê meus cumprimentos ao Kaiser!" para o inimigo enquanto o avião deixava o solo.[57] Mas a vitória de Warneford foi a exceção, não a regra, nos anos iniciais da guerra, quando as limitações dos primeiros aviões impediam os britânicos de derrubar esses leviatãs aéreos.

O povo britânico ficou indignado com os ataques, que, longe de destruir o ânimo, acabaram unindo os londrinos. Depois de um ataque particularmente mortal à cidade, de uma janela do Palácio de Buckingham, o rei George V apontou para a estátua da rainha Vitória e gritou: "O Kaiser, maldito seja, tentou destruir até a estátua da própria avó!"

Além da indignação, também houve alarme.[58] À medida que os bombardeios aumentavam, as pessoas começaram a se proteger no metrô de Londres. As autoridades ordenaram apagões em toda a cidade e até drenaram o lago no St. James Park para evitar que a claridade da lua refletisse na água e guiasse os zepelins até o Palácio de Buckingham. O governo também começou a se concentrar no desenvolvimento de aeronaves que não só pudessem atingir altitudes mais elevadas, mas também estivessem armadas com dois tipos de munição: projéteis explosivos capazes de rasgar o bolsão de gás de um dirigível, permitindo que o oxigênio se misturasse ao hidrogênio, e projéteis incendiários capazes de inflamar a mistura gasosa, fazendo com que o zepelim explodisse.

Em 2 de setembro de 1916, a Força Aérea britânica, o Royal Flying Corps, teve a oportunidade de testar sua nova tecnologia quando dezesseis zepelins se amontoaram à noite no céu de Londres.[59] Era para ser um dos maiores ataques aéreos até então. Quando as bombas começaram a cair na capital, o tenente William Leefe Robinson subiu em sua cabine e arrancou em direção ao inimigo. Os holofotes do chão seguiram o avião de Robinson enquanto ele subia para a altura de 3.300 metros e começava a atirar contra um zepelim. Em pouquíssimo tempo, o dirigível pegou fogo. Milhares de londrinos que haviam invadido as ruas para assistir à perseguição começaram a cantar músicas patrióticas enquanto o zepelim caía do céu. O dirigível caiu em um campo ao lado da casa do jovem Patrick Blundstone, que descreveu o incidente com entusiasmo em uma carta ao pai. "Partiu ao meio [...] [e] estava em chamas, rugindo e crepitando", escreveu o garoto.[60] Ele e a família saíram de casa para olhar mais de perto, chegando ao local ao mesmo tempo que os bombeiros. Com um entusiasmo de menino, Blundstone descreveu o estado da tripulação: "Eles estavam assados [...] como a parte externa de um rosbife. Um tinha as pernas na altura dos joelhos, e dava para ver as juntas."

Robinson recebeu a Cruz Vitória 48 horas após destruir o zepelim — a entrega mais rápida da medalha já feita a um soldado.

Os dirigíveis acabaram se mostrando vulneráveis, até mesmo frágeis.[61] Dos oitenta zepelins usados pelos alemães durante a Primeira Guerra Mundial, 34 foram abatidos, e outros 33, destruídos em acidentes. À medida que a guerra avançava, a Alemanha começou a usar aviões bombardeiros biplanos pesados ao lado dos zepelins, realizando ataques aéreos em toda a Grã-Bretanha. Quando a guerra terminou, os alemães haviam matado aproximadamente 1.400 civis e ferido mais de três mil pessoas em suas campanhas sistemáticas de bombardeio — precursoras dos ataques muito mais mortais da Blitz na Segunda Guerra Mundial. (O número de civis alemães que morreram devido ao bloqueio dos Aliados, que restringia o fornecimento marítimo de bens à Alemanha, foi muito maior, alcançando entre quinhentas mil e oitocentas mil mortes ao fim da guerra.)[62]

Mas naquela noite em particular, nos últimos dias de outubro de 1917, enquanto os zepelins zumbiam, a mente de Harold Gillies estava em outro lugar. Ele estava preocupado com a melhor forma de realizar a restauração das pálpebras do marinheiro William Vicarage, que ainda estavam torcidas do avesso devido à contração do tecido cicatricial decorrente das graves queimaduras. "O pobre rapaz tinha que dormir com os olhos abertos, usando uma máscara", comentou Gillies.[63] O cirurgião ficou assombrado pela ideia de que o paciente não conseguia se desligar do mundo. A vida de Vicarage se tornara um pesadelo desde a Batalha da Jutlândia. Era difícil imaginar uma existência pior, embora Gillies tivesse visto muitos casos equiparáveis.

Não havia solução fácil para reparar algo tão delicado e frágil quanto a pálpebra. Uma das primeiras menções à cirurgia de pálpebras remete ao século I d.C., quando o escritor romano Aulus Cornelius Celsus descreveu um procedimento em que foi feita uma incisão para relaxar a pele esticada ao redor dos olhos. Em 1818, o cirurgião alemão Karl Ferdinand von Gräfe cunhou o termo "blefaroplastia" — das palavras gregas *blefaron* (pálpebra) e *plastikos* (moldar) — para se referir a um procedimento cirúrgico destinado a reparar certas deformidades nas pálpebras. No entanto, quando era preciso lidar com danos tão graves quanto os de Vicarage, as opções eram limitadas. Mas Gillies estava desenvolvendo uma ideia.

Ele conhecia uma técnica chamada restauração epitelial, ou *inlay* epitelial, inventada por Johannes F. Esser, um cirurgião holandês que estudara brevemente em Paris antes da guerra sob a orientação do caprichoso Hippolyte Morestin.⁶⁴ Em 1916, Esser pegou um enxerto de pele da coxa de um paciente e o envolveu, com a parte interna para fora, em torno de um material de suporte firme, ou *stent*. Em seguida, colocou tudo em um bolso preparado cirurgicamente no local onde o enxerto era necessário. Quando os dois lados de dentro do bolso e do enxerto aderiram um ao outro, Esser removeu o *stent* e abriu o enxerto, descobrindo que havia pele saudável dentro. Isso garantiu que a ferida ficasse completamente revestida com epitélio — um tecido vital que cobre as superfícies internas e externas de órgãos e glândulas.⁶⁵

Antes da invenção desse método, as feridas que não tinham revestimento de epitélio muitas vezes acabavam infeccionando e encolhiam por causa da cicatrização. A restauração epitelial de Esser neutralizava esses problemas ao manter o enxerto firmemente seguro contra a ferida e impedir movimento e sangramento enquanto se estabilizava. Ele publicou suas descobertas primeiro em alemão e depois em inglês. Após ler sobre esse método em uma revista médica, Gillies decidiu adaptá-lo aos seus propósitos.⁶⁶

Várias semanas depois da primeira cirurgia de Vicarage, Gillies o levou de volta para uma sala de cirurgia no Queen's Hospital e se preparou para duplicar a restauração de Esser, mas com uma diferença crucial.⁶⁷ Ele envolveu o *stent* com a pele coletada como Esser havia feito, com o lado de dentro voltado para fora, mas, em vez de inseri-lo na ferida, ele o prendeu ao lado de *fora*, logo acima do olho de Vicarage, antes de suturar com crina de cavalo.

Havia um "interesse duvidoso" entre os colegas de Gillies quanto ao funcionamento real de sua solução criativa.⁶⁸ Oito dias depois, Gillies removeu o *stent* e os pontos, permitindo que a nova pele se desenrolasse. Para seu deleite, "diante de nós brilhava a pálpebra mais perfeita que tínhamos conseguido até então". Passaram-se dezoito meses desde que o marinheiro havia sofrido queimaduras graves na Batalha da Jutlândia, tempo em que ficou sem conseguir fechar os olhos para o mundo exterior. Mas agora ele poderia finalmente desfrutar de uma noite de descanso tranquila. "Isso causou certa agitação em Sidcup", contou Gillies com orgulho.

De fato, o *outlay* epitelial — como Gillies o nomeou — seria de ainda maior utilidade para os cirurgiões plásticos nas décadas seguintes, pois suas conquistas durante a Primeira Guerra Mundial determinariam o que poderia ser feito por toda uma nova geração de soldados vítimas de queimaduras durante a Segunda Guerra Mundial.[69]

9
OS RAPAZES NOS BANCOS AZUIS

DORIS MAUD TINHA APENAS ONZE ANOS quando o pai a levou pela primeira vez para visitar o Queen's Hospital, não muito distante da casa da família.¹ Todos os domingos de manhã, eles embarcavam em um ônibus de dois andares com destino a Sidcup, levando dezenas de maços de cigarros para distribuir aos soldados que se recuperavam lá.

Enquanto o ônibus sacudia a menos de vinte quilômetros por hora — o limite de velocidade em 1917 —, Doris olhava pela janela embaçada. Os militares feridos saíam para uma caminhada ladeando a estrada que levava ao hospital. Os curativos brancos contrastavam com os uniformes azul-marinho que todos os convalescentes de Sidcup usavam. O rosto de muitos estava coberto quase inteiramente por ataduras para esconder o custo humano da guerra daqueles que viessem a encontrar aqueles homens solitários em seu passeio.

Para os civis, ver um soldado desfigurado era uma evidência inquietante do massacre em massa que ocorria na linha de frente. Os jornais às vezes publicavam fotos de soldados que haviam perdido membros — sorrindo e aos cuidados de enfermeiras e médicos —, mas raramente apresentavam homens que tinham ficado sem partes do rosto. Apesar disso, os repórteres não necessariamente suavizavam a realidade das lesões faciais. Um jornalista do *Daily Sketch* começou seu artigo perguntando aos leitores: "Que tipo de visão sua mente evoca quando você ouve ou vê a palavra 'ferido'?" E continuou:

> Provavelmente, se você é um civil comum que está em casa, é a de um homem que manca vestindo uma roupa azul de hospital ou, na pior das hipóteses, uma figura indefinida encolhida em uma maca. Mas há outros feridos que a mente instintivamente evita contemplar. Há homens que voltam da batalha ainda andando com firmeza, ainda com mãos capazes e corpos sem cicatrizes, mas que são as mais trágicas de todas as vítimas da guerra, cuja resistência deve ser testada nos dias mais difíceis, que agora são meio estranhos entre seu próprio povo e relutantes até mesmo em trilhar o tão desejado caminho de volta para casa. Na linguagem médica, eles são classificados como "Casos faciais e mandibulares". Pense nessa expressão por um minuto e perceba o que ela pode significar.[2]

A maioria dos jornalistas de guerra caracterizava as lesões faciais como o "golpe mais cruel que a guerra pode dar", uma vez que privava o homem de sua identidade externa.[3]

Desmentindo tais relatos, muitos soldados falavam sobre seus ferimentos de maneira estoica, até mesmo com otimismo, em cartas enviadas para casa. Reginald Evans — o homem que expressou espanto por Gillies tratar soldados comuns com o mesmo cuidado que dispensava aos oficiais — escreveu à mãe pouco depois de ser ferido durante uma missão de reconhecimento noturno na Frente Ocidental. Embora não conseguisse comer devido à gravidade dos ferimentos, Evans informou à mãe que ela "não precisaria ficar nem um pouco preocupada".[4] Apesar de suas garantias, no entanto, Evans estava claramente apreensivo com sua aparência.

Durante uma visita à Abadia de Waverley, ele riu baixinho quando um ministro pregou, em um sermão, que era dever de todos "cultivar uma boa aparência e se tornar o mais bonito possível".[5] Ciente da reação que sua desfiguração poderia provocar em casa, Evans alertou sua mãe em outra carta dizendo que ela "teria que se preparar para receber um patinho mais feio do que antes".[6] Apesar do tom alegre, é inevitável se perguntar o quanto disso era dito para o bem da mãe. Evans terminou a carta provocando: "Espere até eu chegar em casa com meus dentes falsos e minha mandíbula artificial. Todos ficarão envergonhados."[7]

Apesar da relutância do público em enfrentar esse tabu da guerra, os pacientes do Queen's Hospital não ficavam confinados lá.[8] Gillies e sua equipe incentivavam quem tinha forças a sair para tomar um ar e fazer passeios na área ao redor. Eles caminhavam pela cidade e se aglomeravam em uma sala de descanso na High Street. Era uma loja vazia que tinha sido transformada para servir refrigerantes a pacientes do hospital, uma vez que os homens não podiam consumir bebida alcoólica enquanto convalesciam. O local também os protegia dos olhares curiosos dos habitantes da cidade.

A equipe médica tinha bastante consciência do efeito que a atenção indesejada poderia ter em seus pacientes. Ward Muir, um cabo do Corpo Médico do Exército Britânico, escreveu sobre as dificuldades enfrentadas ao interagir com um soldado desfigurado. "Ele está ciente de sua aparência: portanto, você sente intensamente que ele sabe que você também sabe e que algum olhar descuidado seu pode lhe causar dor", observou ele.[9] Muir estava ciente de que o próprio desconforto poderia afetar os outros. "Este, então, é o paciente a quem você tem medo de olhar com firmeza: não por sua causa, mas por *ele*", acrescentou.[10] Mas a maioria das pessoas não era tão autoconsciente quanto Muir e achava difícil moderar ou ocultar as próprias reações. Além disso, a exposição limitada que o público tinha a rostos desfigurados, tanto em jornais como pessoalmente, servia apenas para aumentar o medo de um possível encontro.

Horace Sewell, um brigadeiro-general que passou quatro anos e meio no Queen's Hospital, onde foi submetido a vinte cirurgias excruciantes, lembrou-se de ter sido enviado para uma casa de convalescença próxima em Burnham-on-Crouch para se recuperar entre um procedimento e outro. "As pessoas boas daquele lugar pediram que a casa nos mantivesse isolados, já que ficavam todos arrepiados ao nos ver."[11] Mesmo o príncipe de Gales não conseguia disfarçar seu desconforto na presença de soldados com ferimentos na face. Em uma visita a Sidcup, foi proibida a entrada do futuro rei Eduard VIII nas enfermarias reservadas para os piores casos do hospital. A equipe temia que a experiência fosse perturbadora demais para alguém que não tivesse entrado em contato anteriormente com casos tão graves de desfiguração. No entanto, a inspeção do príncipe não poderia ser negada. Sewell escreveu que "ele teve autorização e entrou e, até onde eu sei, teve que ser retirado".[12]

Na área ao redor do Queen's Hospital, um expediente brutalmente simples foi utilizado para "proteger" o público: certos bancos externos foram pintados de um azul forte e reservados para uso exclusivo de pacientes em Sidcup. Quando os transeuntes viam que um desses assentos estava ocupado, sabiam que teriam que desviar o olhar. O uniforme azul-marinho dos homens internados no hospital também servia como aviso ao público. Infelizmente, isso contribuiu ainda mais para a alteração das pessoas desfiguradas e deve ter feito alguns pacientes se sentirem ainda mais isolados enquanto estavam internados.

Repletos de cigarros para dar de presente, os passageiros de ônibus Doris Maud e seu pai, motivados por um senso de dever patriótico, eram alguns dos poucos civis que nunca evitaram os soldados desfigurados. Os menores atos de bondade civil muitas vezes causavam o maior impacto no ânimo daqueles que tentavam aceitar os próprios ferimentos, e ninguém estava mais ciente disso do que o cirurgião-chefe do Queen's Hospital.

HAROLD GILLIES ESTAVA EM UM BECO entre as enfermarias 2 e 3, segurando um taco de golfe.[13] Ele costumava ir para lá arejar a cabeça depois de passar horas na sala de cirurgia. O estresse de ter que reconstruir rostos todos os dias sem um único livro para guiá-lo era muitas vezes avassalador, embora ele tivesse o cuidado de não deixar a tensão transparecer. Gillies posicionava os pés na linha dos ombros enquanto balançava com perícia o taco em um arco. A bolinha branca percorria o beco antes de sair quicando pelo pavimento. Depois de mais algumas tacadas, ele guardava o equipamento e voltava para dentro.

Os pacientes do Queen's Hospital se acostumaram com a visão peculiar de seu cirurgião carregando uma bolsa com tacos de golfe para lá e para cá pelos corredores. Ele não apenas gostava de praticar seu *swing* durante momentos mais tranquilos no trabalho, mas também frequentava o campo de golfe local. Lá costumava jogar com os amigos, alguns dos quais eram vítimas de suas brincadeiras. Em uma ocasião, Gillies conseguiu trocar a bola verdadeira por uma réplica feita de gesso de Paris, o mesmo material que os artistas do hospital usavam para fazer moldes do rosto dos pacientes. Ao encostar o taco na bola, o jogador desavisado se viu envolto em uma nuvem de pó branco — para a diversão de todos.[14]

O esporte era uma válvula de escape bem-vinda para Gillies, mas nem sempre conseguia distraí-lo do trabalho. Quando o cirurgião chegou atrasado para um jogo um dia, o que não era nada comum, um amigo perguntou se ele estava se sentindo bem. Ao ouvir a pergunta, Gillies desabou e começou a chorar. Um de seus pacientes tinha morrido naquela manhã. "Jogamos, e acho que foi a única ocasião em que consegui vencê-lo", lembrou o amigo mais tarde.[15]

No entanto, em se tratando de Gillies, tais demonstrações de emoção eram raras. Foi sua personalidade travessa e o amor pelas brincadeiras que ganharam o coração dos soldados em recuperação no hospital. Um ex-paciente lembrou com carinho que "o próprio major Gillies era 'um dos garotos'. Ele falava a língua deles e os compreendia".[16] Gillies trabalhava horas extras para manter o ânimo dos pacientes durante os meses e anos que muitos deles passaram lá. Reparar o rosto de um soldado era difícil, mas não mais do que tratar os danos psicológicos causados pelos ferimentos. "O dano mental subconsciente causado pelas desfigurações físicas nem sempre é facilmente curado", escreveu Gillies.[17] Mas isso não o impedia de tentar.

O melhor preditor da saúde mental de um paciente era o resultado do trabalho reconstrutivo em si. "Percebemos que, se fizéssemos uma restauração ruim para um sujeito já humilhado, ele tendia a piorar", contou Gillies.[18] Por outro lado, se a cirurgia fosse um sucesso, o paciente "recuperava seu velho ânimo e hábitos" e se tornava um "convalescente feliz". Para Gillies, isso demonstrava o impacto que a aparência física podia ter na psique de uma pessoa. "Se na minha careca de repente brotasse um monte de cachos e meu queixo ficasse mais largo e quadrado, imagine como minha personalidade se tornaria mais agradável", brincou ele.

Manter seus pacientes felizes era uma das principais preocupações de Gillies. Durante o dia, ele aderia a — e aplicava — políticas hospitalares rigorosas. À medida que o sol se punha, no entanto, o cirurgião travesso (muitas vezes sob o disfarce de um *alter ego* a quem chamava de "Dr. Scroggie") encorajava os rapazes a quebrar as regras. Por exemplo, as bocas de gás portáteis que os pacientes às vezes usavam para cozinhar as refeições eram trancadas às oito horas da noite. Mas, quando a fome batia (muitas vezes por volta das onze da noite), alguns dos soldados com maior mobilidade roubavam a chave e cozinhavam um banquete para a ala da enfermaria. O cheiro de ovo frito muitas vezes atraía Gillies para a cozinha, onde ele ficava atrás da porta e gritava, brincando: "Mais dois ovos e duas torradas, ou eu quero todos os nomes e números aqui!"[19] Os cozinheiros clandestinos gritavam de volta: "Tem dois ovos aqui e um monte de pão, vem fazer a porcaria do seu prato!"

A comida era abundante em Sidcup, e os homens muitas vezes acabavam recorrendo a ela para aliviar o tédio de esperar pelo procedimento seguinte. O comandante J. G. H. Budd, que perdeu o nariz depois que uma bomba explodiu na sua frente, recordou-se das refeições do hospital com carinho. "Ainda me lembro dos cafés da manhã que tomávamos e me pergunto como aguentávamos!", escreveu.[20] "Sempre havia dois pratos enormes distribuídos em uma tábua lateral, um cheio de ovos fritos e o outro com bacon."

Gillies acreditava que os pacientes não deveriam ser escravos da rotina e, como "Dr. Scroggie", ocasionalmente incentivava o contrabando de bebida alcoólica para as enfermarias. Até fazia vista grossa para jogos de apostas. Philip Thorpe — um soldado que havia sido tratado pelo dentista francês Auguste Charles Valadier antes de ser enviado para Sidcup — lembrou-se de ensinar a Gillies o jogo de cartas *rummy*. Depois que os homens o derrotaram, Gillies pegou o nome de todos e, brincando, ameaçou denunciá-los. "No entanto", escreveu Thorpe, "conseguimos provar que ele não havia vencido um jogo e nenhum de nós tinha perdido nada, então não poderia ser um jogo de aposta."[21]

A personalidade de Gillies foi, sem dúvida, uma força motriz da reputação e do sucesso crescentes do Queen's Hospital. As doações continuaram a chegar de todo o país, em parte devido à cobertura positiva que o hospital recebeu na imprensa nacional. Um jornalista, escrevendo sob o título provocador de "HOMENS DESPEDAÇADOS SÃO RECONSTRUÍDOS", disse a seus leitores que "esses magos da cirurgia literalmente reconstroem o rosto dos homens e transformam a feiura em boa aparência".[22] Os jornais pediram às pessoas que colocassem a mão no bolso: "Você vai se negar a participar — seja com 1 xelim ou centenas de libras — e deixar que os estragos da solidão continuem entre esses heróis que deram tudo por você?"[23] Por 50 libras, um doador poderia custear um leito para um "herói de guerra [...] gravemente desfigurado" por um ano inteiro.[24]

O hospital continuou a crescer, ganhando uma capela, uma cantina e até mesmo um cinema. Embora os edifícios que compunham o Queen's Hospital ocupassem quase 365 mil metros quadrados de terreno, Gillies ainda lutava para encontrar espaço para o fluxo interminável de baixas que chegavam da linha de frente. Uma estrutura de concreto que os pacientes apelidaram de "A Selva" acabou sendo construída, o que quase dobrou o número de leitos. Além disso, havia leitos de convalescença em hospitais-satélites nas imediações, que Gillies ajudou a requisitar. "Nenhuma unidade de cirurgia plástica é boa, a menos que tenha um número igual de leitos de convalescença", argumentou Gillies.[25] Esses hospitais auxiliares permitiram que ele e os outros cirurgiões admitissem e liberassem os pacientes das instalações principais, conforme a necessidade. "Com um simples telefonema, podemos enviar um paciente para convalescença e chamar outro para a cirurgia", escreveu Gillies mais tarde.[26]

ERA O OUTONO DE 1917 e ainda não se via no horizonte o fim da guerra. Territórios eram perdidos, ganhos e perdidos novamente em um cabo de guerra mortal. Os exércitos mais poderosos do mundo escavavam cada vez mais fundo. Ambos os lados se tornaram mais eficientes em mutilar e matar um ao outro. As ogivas passaram a ser esvaziadas e recarregadas com centenas de pequenas bolas de aço ou de chumbo. Projetadas para serem detonadas sobre as trincheiras, essas peças causavam estragos no corpo e rosto dos soldados, cujos equipamentos de proteção ainda eram insuficientes.

Uma vítima desse tipo de bombardeio foi Sidney Beldam, de 22 anos, gravemente ferido durante a Terceira Batalha de Ypres — mais conhecida como Batalha de Passchendaele, nome de uma aldeia próxima que testemunhou os estágios finais do combate. Após três meses, uma semana e três dias de guerra brutal nas trincheiras, os Aliados finalmente recapturaram a aldeia, mas a um terrível custo humano.

Com o tempo, o nome "Passchendaele" passaria a evocar memórias horríveis naqueles que lá estiveram. O médico canadense Frederick W. Noyes, que também esteve na Batalha do Somme, descreveu Passchendaele como "o Somme dez vezes pior".[27] Não foi apenas uma das batalhas mais sangrentas da guerra, mas também uma das mais lamacentas. A chuva golpeou duramente os exércitos por quase três meses enquanto os combates se desenrolavam. O campo de batalha, repleto de crateras formadas por cerca de quatro milhões de bombas e projéteis que haviam sido empregados durante a barragem de artilharia preliminar, logo ficou inundado. Um soldado escreveu sobre Passchendaele que "toda a terra está arada pelos explosivos, e os buracos estão cheios d'água; se você não morrer pelas bombas, pode se afogar nas crateras".[28]

Cavalos, mulas, armas e outros equipamentos afundavam em bolsões de lama. Os homens ficavam presos onde estavam, incapazes de se mover ou escapar — transformando-se em alvos fáceis para os metralhadores. Outros simplesmente se afogavam. Edwin Campion Vaughan se lembrou de ouvir "os gemidos e lamentos de homens feridos" que se arrastaram para buracos abertos por bombas em busca de refúgio e lá perceberam que esses abismos estavam aos poucos se enchendo com água da chuva.[29] "[A] água subia ao seu redor, e, sem forças para se mexer, eles lentamente se afogavam", lembrou com horror. Na manhã seguinte, ele reparou que a água transbordava das crateras, o que explicava o silêncio dos homens.

Beldam se viu em meio a essa paisagem infernal em novembro de 1917. Como tantos outros, logo se tornou uma vítima. Um estilhaço foi lançado em sua direção, despedaçando o lado direito do rosto e arrancando uma grande porção do nariz. Beldam caiu de cara na lama e, embora não tenha se sentido sortudo naquele momento, provavelmente teria se engasgado com o próprio sangue se tivesse caído de costas. Ele permaneceu lá por três dias, enquanto ratos e outras pragas se moviam apressadamente sobre ele para se aninhar nos cadáveres de seus companheiros — uma visão comum no campo de batalha alagado. Um soldado explicou que os "ratos se protegiam da chuva, é claro, porque o tecido sobre a caixa torácica formava um belo ninho, e, quando você movia um corpo, os ratos apareciam aos montes [...] Pensar que um ser humano servia de ninho para um rato dava uma sensação terrível".[30] Por causa da experiência em Passchendaele, Beldam desenvolveu uma fobia de ratos e baratas que o acompanhou pelo resto da vida.[31]

Quando um grupo de homens que fora remover os mortos se aproximou de Beldam, um soldado o cutucou com uma bota na tentativa de virar o corpo. Foi só então que perceberam que ele ainda respirava: "Meu Deus, este ainda está vivo." Não era culpa da equipe de resgate pensar que o monte amassado e ensanguentado diante deles era um cadáver. Os campos de batalha estavam repletos de mortos em vários estágios de decomposição. "Muitas vezes, eu pegava os restos mortais de um combatente forte e corajoso com uma pá", lembrou um homem.[32] "Apenas um monte de ossos e larvas para ser levado para a vala comum." Essas equipes de recuperação enfrentavam horrores inimagináveis após as batalhas. "Eu estremecia quando minhas mãos, cobertas de carne macia e lodo, buscavam o disco [a etiqueta de identificação] [...] Tive que desmembrar corpos para que não fossem enterrados sem identificação. Era muito doloroso ter que enterrar homens sem nome", acrescentou.[33]

Os homens pegaram o soldado quebrado e mutilado e o levaram de volta para as trincheiras.[34] Beldam então fez a árdua viagem para a Grã-Bretanha, onde foi inicialmente enviado para um hospital auxiliar em Rawtenstall, Lancashire. Devido à gravidade de seus ferimentos e ao seu estado geral, os médicos lhe deram seis meses de vida. Talvez por isso, suturaram às pressas os ferimentos sem tratar da extensa perda de tecido do rosto. Como resultado, o lado direito do lábio superior ficou permanentemente levantado, como se ele estivesse rosnando, enquanto o nariz parecia torcido e afundado.

Mas a sorte estava do lado de Beldam. Vários meses depois de ter sido ferido, as autoridades decidiram transferi-lo para o Queen's Hospital, onde havia boatos de que milagres médicos ocorriam todos os dias. Ao chegar ao hospital, a condição de Beldam mais uma vez ilustrou a Gillies por que uma ferida facial não deveria ser fechada às pressas antes que as lesões na estrutura subjacente tivessem sido tratadas. Seria doloroso, mas

Gillies informou ao jovem que teria que reabrir o ferimento para reparar a desfiguração provocada pela operação original. Ele precisaria cortar o tecido cicatricial denso, depois suturar um retalho de tecido saudável no lugar de modo a preencher a bochecha, que havia sido bastante destruída.

Para Beldam, seria a primeira de quase *quarenta* cirurgias realizadas por Gillies.

Tal como "Big Bob" Seymour, que se tornou secretário particular de Gillies, Beldam também encontraria um lugar na crescente comitiva do cirurgião. Ele se tornaria o motorista pessoal de Gillies após a guerra — um trabalho que trazia sua cota de surpresas.[35] Quando se esqueceu de renovar a carteira de motorista, Gillies enviou Beldam à prefeitura para resolver o assunto em seu nome, com ordens estritas de retornar prontamente para que pudesse levá-lo ao hospital para realizar uma cirurgia mais tarde naquele dia. Quando Beldam chegou à prefeitura, ficou apavorado ao encontrar uma longa fila à sua frente. Em desespero, saiu da fila e implorou ao funcionário que renovasse a carteira de Gillies para que ele pudesse correr de volta e levar seu chefe até o hospital. O funcionário não se sensibilizou e censurou o motorista, observando que seu chefe não deveria ter deixado para fazer isso no último dia.

Exasperado, Beldam procurou Allen Daley, um conhecido de Gillies que, por acaso, estava trabalhando na prefeitura naquele dia. Quando Daley ligou para o funcionário, explicou que o motorista estava representando Harold Gillies, "o renomado cirurgião plástico", que precisava urgentemente voltar ao hospital. Mas o funcionário pareceu também não dar ouvidos aos apelos de Daley. Ele estava prestes a desistir quando o funcionário de repente perguntou: "Ele é aquele jogador de golfe, o homem que quase ganhou o campeonato amador?" Daley confirmou que era o mesmo Harold Gillies. "Por que você não disse isso antes?", gritou o homem. "Claro, farei qualquer coisa que um jogador de golfe tão renomado pedir. Mande o motorista dele à minha sala, e eu mesmo providenciarei a renovação." Beldam deixou a prefeitura com um novo documento na mão e tempo de sobra.[36]

Mas tudo isso aconteceria depois. Por enquanto, Beldam ainda estava percorrendo o longo caminho da recuperação. Se ele se sentia desmoralizado, a chegada de certa jovem ao hospital levantou seu ânimo. Winifred era uma pianista habilidosa que vivia em Sidcup. Ela tinha ouvido falar dos soldados desfigurados sob os cuidados de Harold Gillies e decidiu se voluntariar para entreter os convalescentes com seus talentos musicais. Ao atravessar os jardins movimentados da Frognal House com as partituras musicais debaixo do braço, deu de cara com Beldam. Foi amor à primeira vista.[37]

EMBORA OS PACIENTES DE GILLIES se beneficiassem muito do trabalho dele, nem todos o viam como lá tão original. Pouco depois da invenção do retalho pediculado tubular, surgiu um debate sobre quem o havia desenvolvido pela primeira vez. A discussão acabou se transformando em uma disputa entre Gillies e seu colega, o capitão John Law Aymard, nos anos seguintes à guerra.

Aymard era um cirurgião inglês formado na África do Sul e que trabalhara com Gillies em Aldershot e Sidcup. Após a guerra, Aymard desafiou a reivindicação de Gillies de ter sido o inventor da técnica. Em uma carta ao editor da *The Lancet*, ele escreveu: "Eu chamaria a atenção do major Gillies para a história dos retalhos com pedículos duplos a que ele atribui tanta importância. O primeiro retalho de pedículo duplo em Sidcup foi realizado [...] por mim."[38] Aymard detalhou uma cirurgia que realizou em outubro de 1917, no mesmo mês em que Gillies operou o marinheiro Vicarage. Tratava-se de um caso de rinoplastia que ele havia discutido em outro artigo, publicado pela *The Lancet* alguns meses depois da realização da cirurgia.[39] Aymard terminava a carta com a afirmação pouco convincente de que sua motivação para escrever para a revista médica não era inveja profissional. "Não pretendo entrar em nenhuma disputa, mas espero retratar a influência da cirurgia de guerra na prática civil, deixando de fora todos os casos de guerra e grande parte da mesquinhez relacionada a eles", escreveu ele.[40]

Gillies não deixou a reivindicação de Aymard passar sem resposta, citando um caso seu em uma carta à *The Lancet* uma semana depois. Na resposta, escreveu que os "livros e registros de cirurgia e os livros das enfermeiras da ala do Queen's Hospital mostram os fatos" — isto é, que a operação a que Aymard se referia acontecera em 18 de outubro, duas semanas depois de Gillies ter operado Vicarage usando os retalhos pediculados tubulares.[41] Dessa forma, era ele, *não* Aymard, quem deveria receber os créditos pela inovação. Gillies tentou aliviar a tensão no fim da carta: "A culpa é minha por não informar o capitão Aymard no momento em que publicou seu caso de rinoplastia na [*The Lancet*] de que ele não foi o primeiro a usar o princípio de 'tubulação' do pedículo." Infelizmente, por parte de Aymard, isso não pôs fim à discussão. Na época, ele já havia deixado o Queen's Hospital para retornar à África do Sul, mas, apesar da distância entre eles, não seria a última vez que Gillies ouviria do colega ofendido sobre o assunto.

Não muito tempo depois de Aymard escrever a carta à *The Lancet*, Gillies soube de outra contestação a seu título de criador do retalho pediculado tubular. Em uma visita aos Estados Unidos, Gillies foi informado de que um cirurgião russo chamado Vladimir Filatov havia desenvolvido a técnica em 1916 — um ano antes de ele ter operado William Vicarage. Em um artigo publicado, Filatov descreveu como começara a testar a técnica em coelhos. Ao fazer isso, descobriu que a circulação em um retalho pediculado tubular melhora graças à formação de novos vasos sanguíneos. Em 9 de setembro de 1916, ele passou dos coelhos para a criação do retalho pediculado tubular em um paciente humano. O artigo continha detalhes da cirurgia, acompanhados de desenhos e fotografias.

Essa notícia atingiu Gillies em cheio. Ele escreveu: "Devo admitir que, na época, foi um duro golpe."[42] No entanto, aceitou que Filatov havia inventado uma técnica idêntica de maneira independente antes de seu próprio desenvolvimento do retalho pediculado tubular em Sidcup. Embora estivesse frustrado com essa reviravolta, não ficou totalmente surpreso depois de refletir um pouco a respeito. "No geral, o retalho pediculado tubular era uma manobra que estava destinada a ocorrer a qualquer cérebro oportunista que trabalhasse em cirurgia plástica", escreveu ele.

De fato, ele descobriria que um dentista alemão e cirurgião de guerra autodidata chamado Hugo Ganzer também desenvolvera um retalho pediculado tubular em 1917, de forma independente, e sem qualquer conhecimento do trabalho que estava sendo realizado por Filatov e Gillies. Dado o grande número de soldados desfigurados durante a Primeira Guerra Mundial, não surpreende que três cirurgiões especializados em reconstrução tenham desenvolvido a mesma solução para o problema de como transplantar com segurança tecidos de uma área do corpo para outra. Nesse sentido, o retalho pediculado tubular foi um desenvolvimento evolutivo, e não revolucionário, na história da cirurgia plástica, decorrente de uma grande necessidade gerada pela guerra.[43] Não foi a primeira vez que uma inovação médica foi desenvolvida simultaneamente por pessoas diferentes sem conhecimento prévio do trabalho uma da outra.

No entanto, o colega de Gillies, Aymard, nutriu esse ressentimento por mais duas décadas. Ele continuou alegando que tinha sido o primeiro a usar a técnica no Queen's Hospital, em 1917. Gillies foi forçado a se defender mais de uma vez. Em uma carta particular a Sir Squire Sprigge, editor da *The Lancet*, ele expressou preocupação com as acusações. "É horrível sentir que Aymard ache que, de alguma forma, eu roubei a originalidade dele", admitiu.[44]

Na verdade, havia rumores de longa data de que Aymard participara da segunda das diversas cirurgias de Vicarage no dia 17 de outubro, que foi realizada em nome de Gillies pelo tenente H. C. Malleson.[45] Teria sido durante esse procedimento que Aymard conheceu a famosa técnica. Gillies confirmou que tinha suas próprias suspeitas quando escreveu para Sprigge: "Eu não podia publicar [na *The Lancet*] o que acredito ser a verdade: que Aymard primeiro viu o meu caso e depois realizou o procedimento dele e o publicou imediatamente para, como me pareceu, obter prioridade."

Pelo resto da vida, Aymard permaneceu inflexível e afirmou ter sido Gillies quem roubou o conceito do retalho pediculado tubular. Em uma carta final para seu colega insatisfeito, Gillies escreveu: "Sinto muito que ainda esteja remoendo isso de forma tão profunda. Os fatos, acredito, são muito claros."[46]

O retalho pediculado tubular, como muitas técnicas reconstrutivas que emergiram a partir da guerra, tornou-se um procedimento consagrado da cirurgia plástica sob o comando de Gillies no Queen's Hospital. No fim da vida, ele escreveu: "Eu tenho recebido, e acho que com razão, o crédito pela observação independente do valor do retalho pediculado tubular e de todos os seus enormes desenvolvimentos desde então."[47] A tensão entre Gillies e Aymard mostrou que a competição entre cirurgiões em Sidcup durante a guerra nem sempre era tão amigável quanto Gillies gostava de retratar — mas desafios muito maiores do que disputas profissionais o testariam nos meses seguintes.

10
PERCY

O SOLDADO PERCY CLARE, DO 7º BATALHÃO do Regimento de East Surrey, permaneceu caído no chão por horas, enquanto a Batalha de Cambrai trovejava a seu redor.[1] Ele fora baleado no rosto a cerca de 650 metros da trincheira logo após o início da batalha. O sangue escorria do buraco escancarado na bochecha, encharcando a frente do uniforme.

Clare havia desobstruído a própria via aérea ao extrair o pacote de curativos de campo que fora enfiado ali por um oficial em pânico chamado Rawson. Mas o sangue continuou a inundar a parte de trás da garganta, fazendo com que ele ficasse vomitando. Seus pensamentos vagavam para a vala comum que o aguardaria quando a batalha terminasse.

Clare estava conformado com seu destino quando as botas do amigo — e salvador — Weyman apareceram em seu campo de visão. Clare perdia e retomava a consciência quando os homens reunidos por Weyman o colocaram em uma maca e assumiram a perigosa tarefa de retirá-lo do campo de batalha. Em sua mão estava uma pequena Bíblia que a mãe lhe dera — agora manchada com o próprio sangue.[2] "[A] nossa jornada foi ainda mais perigosa em razão do bombardeio pesado", mais tarde recordou em seu diário.³

A certa altura, a equipe de resgate se perdeu e teve que voltar em meio a uma chuva de balas. "Eu me lembro deles escalando o barranco para contornar a barricada de arame farpado na estrada pela qual passamos quando subimos", escreveu Clare.⁴ Ali estavam os corpos e membros de soldados que haviam sido atingidos por projéteis. Enquanto os carregadores da maca corriam pelos cadáveres, um deles foi baleado. Ele se contorceu de dor, quase jogando Clare no chão. No entanto, depois que os socorristas se juntaram e conseguiram se desvencilhar do caos, Clare foi colocado em uma maca de rodinhas e escoltado para uma ambulância por dois prisioneiros alemães forçados a realizar o serviço. Ele registrou com gratidão que eles "tomaram todas as precauções para evitar que a maca sacudisse na estrada irregular".⁵ Quando foi colocado no veículo, ao lado de outros sete homens gravemente feridos, Clare se despediu de Weyman. Só mais tarde ele saberia que o amigo morrera em decorrência de ferimentos logo após os dois tomarem rumos diferentes. Clare nem tinha percebido que o estoico Weyman também estava ferido.⁶

A ambulância acelerou, dando um solavanco nas vítimas. Cada lombada na estrada era uma agonia. "O motorista disparou num ritmo que me pareceu imprudente, fazendo com que o homem ferido abaixo de mim soltasse gemidos e gritos horríveis", lembrou Clare.⁷ O motorista, porém, não tinha culpa pela pressa. Ele não tinha tempo a perder, já que estava tentando fugir das bombas que continuavam explodindo ao redor deles. "Uma caiu e explodiu cerca de dez metros atrás de nós", escreveu Clare. A ambulância escapou por apenas uma fração de segundo.

O veículo percorreu a lama de forma agressiva antes de desacelerar e parar diante de um posto de evacuação de vítimas. Clare foi rapidamente retirado da ambulância, e sua maca, colocada no chão. Canhões continuavam atirando ao longe. Ele agora era apenas mais um entre tantos homens feridos deitados em longas fileiras com as botas para fora de cobertores manchados de sangue. Os maqueiros atravessavam esse labirinto de corpos agonizantes, levantando alguns poucos do chão e levando-os para o interior frenético de uma sala de cirurgia. Uma enfermeira observou que "são tantos os cirurgiões vestidos de branco ao redor das mesas cirúrgicas que não dá para ver quem está nelas".[8] Lá fora, as ambulâncias continuavam chegando para descarregar cada vez mais homens feridos.

Enquanto Clare esperava sua vez, um oficial médico se inclinou sobre ele para inspecionar seu rosto. "Sim, senhor: completo", murmurou para o sargento ao lado antes de passar para o próximo soldado — deixando Clare sem entender o que ele queria dizer.[9] Ele tinha apenas uma vaga noção de seus ferimentos. "Eu certamente não conseguiria dizer a eles onde estava ferido; àquela altura, eu não sabia."[10] Só mais tarde Clare descobriria que uma bala havia entrado bem na frente de sua orelha direita em uma trajetória descendente, por pouco não atingindo o olho direito, e então fraturara a mandíbula em vários lugares antes de esmagar a bochecha esquerda.[11] O sargento rabiscou algo em uma etiqueta e a prendeu à roupa de Clare. Nas semanas seguintes, ele seria examinado por todos que tivessem contato com ele. "Eles apenas liam a etiqueta e ordenavam minha remoção de um lugar para outro, como se eu fosse uma carcaça em um mercado de carne, um produto pesado, descrito e precificado!"[12]

Apesar da gravidade dos ferimentos de Clare, ele foi um dos sortudos.[13] Muitas vítimas foram capturadas pelo inimigo e enviadas para campos de prisioneiros, onde receberam tratamento médico inadequado. Alguns homens sofriam zombarias por causa do rosto desfigurado. Depois de ser baleado duas vezes na Batalha de Mons, em 1914, o major Malcolm Vivian Hay foi deixado perto da aldeia de Audencourt por seu batalhão, uma vez que não havia macas para carregá-lo. Ele foi resgatado por um civil francês, que acabou o levando para um hospital em Cambrai, na época ocupada pelos alemães. Quatro meses se passaram até ele ouvir que seria transferido para um campo de prisioneiros em Würzburg. Ao embarcar em um trem com destino à Alemanha, ele observou um sentinela olhando para um prisioneiro irlandês que fora baleado no rosto. "O olho cego do homem era uma ferida aberta, a bochecha rasgada tinha cicatrizado, virando uma depressão horrenda, e a boca e o nariz estavam torcidos para o lado", lembrou Hay. O guarda tirou o homem desfigurado da pilha de prisioneiros que dormiam no chão, e os outros sentinelas ficaram em volta, apontando e zombando. Hay escreveu que nada — nem mesmo testemunhar a execução de homens feridos — mexeu tanto com ele quanto a "visão patética desse jovem irlandês e seus atormentadores desalmados".

Clare pode ter se sentido como um pedaço de carne sendo carregado, mas pelo menos não havia caído nas mãos do inimigo. No posto de evacuação, ele recebeu cuidados e foi tratado com compaixão. Tomou banho e foi vestido e vacinado contra o tétano. Por causa da natureza de suas feridas, um oficial médico lhe disse que ele teria que ser enviado de volta para a Grã-Bretanha. A proximidade do campo de batalha limitava os cuidados que poderiam ser prestados a ele, já que não paravam de chegar novas vítimas.

Clare ficou emocionado ao pensar em retornar para casa. "Sou incapaz de descrever como me senti ao saber que em breve estaria na Inglaterra de novo", escreveu ele mais tarde.[14] Pouco tempo antes, ele estava imaginando o próprio enterro. "Tendo perdido todas as esperanças enquanto estava ferido no campo de batalha pela manhã, parecia ainda mais maravilhoso que houvesse uma mudança de tal magnitude em poucas horas." Infelizmente, sua esperança seria testada no longo e árduo percurso até a recuperação.

Do posto de evacuação, Clare foi levado para um hospital de base em Rouen, onde foi autorizado a ver seu rosto no espelho pela primeira vez. "Minha barba estava com mais de um centímetro de comprimento, coberta de sangue seco e sujeira, que só sairiam se eu a cortasse. Minha aparência estava tão nojenta e tão alterada que fiquei muito infeliz", lembrou ele.[15] A enfermeira providenciou que fizessem a barba de Clare com cuidado. Em seguida, ele se olhou no espelho pela segunda vez. A extensão dos ferimentos ficou bastante óbvia depois que o sangue e o pelo haviam sido removidos. Chocado, Clare viu pela primeira vez os ferimentos provocados pela entrada e saída da bala que havia causado tantos danos em seu rosto.

Alguns dias depois, Clare foi colocado em um navio-hospital — um dos 77 comissionados durante a guerra.[16] O maior da frota era o RMS *Aquitania*, que possuía 4.182 leitos. Em uma viagem saindo do estreito de Dardanelos, a embarcação trouxe tantos homens feridos de volta à Grã-Bretanha que foram necessários vinte trens-ambulância para transportá-los de seu ancoradouro para vários hospitais em todo o país.

Tecnicamente, os navios-hospital eram protegidos pelas Convenções de Genebra, uma vez que não estavam diretamente envolvidos no combate.[17] No entanto, esses hospitais flutuantes — pintados de branco e decorados com cruzes vermelhas — não estavam imunes ao perigo. Entre 1915 e 1917, sete navios-hospital se chocaram contra minas e afundaram ou foram gravemente danificados. Quando o HMHS *Anglia* atingiu uma mina pouco antes do meio-dia em 17 de novembro de 1915, a equipe médica se esforçou para remover as talas de madeira dos membros inferiores dos pacientes, já que aqueles que caíram na água com talas ainda presas viram as pernas flutuando, mas o tronco afundando. Pacientes que podiam caminhar foram conduzidos até o convés, enquanto aqueles que não podiam foram carregados em macas e colocados em botes salva-vidas enquanto o navio começava a afundar. No total, 130 das 388 pessoas a bordo morreram naquele dia, incluindo nove integrantes do Corpo Médico do Exército Britânico.

A maior perda durante a guerra foi a do navio-hospital britânico *Britannic*. Era o navio gêmeo do infame RMS *Titanic*, construído pela White Star Line pouco antes da guerra, e ainda se encontra submerso a mais de 120 metros de profundidade no canal de Kea, na costa da Grécia. Violet Jessop, uma enfermeira a bordo do *Britannic* que também havia sobrevivido ao naufrágio do *Titanic*, em 1912, viu o navio portentoso afundar, matando trinta pessoas. "Todos os maquinários do convés caíram no mar como se fossem brinquedos de criança", escreveu ela.[18] "Então, o navio deu um mergulho terrível, a popa erguendo-se a centenas de metros no ar até que, com um rugido final, desapareceu nas profundezas, o barulho ressoando pela água com uma violência inimaginável." (Jessop também teve a infeliz coincidência de estar a bordo do RMS *Olympic*, o mais antigo dos três navios gêmeos, quando colidiu com o HMS *Hawke*, em 1911.)

Não eram apenas as minas que representavam um risco para os navios-hospital. Com as novas coberturas de tinta branca brilhando contra o azul e cinza do oceano e do céu, eles passavam a ser alvos fáceis para os submarinos alemães que patrulhavam vias navegáveis movimentadas e perseguiam suas presas. Em 1917, as potências centrais decidiram desconsiderar a lei internacional. Navios-hospital, independentemente da sinalização, tornaram-se alvos. Durante 1917 e 1918, uma série de navios que transportavam soldados feridos foram torpedeados. O evento mais trágico de todos foi o naufrágio do HMHS *Llandovery Castle*, que navegava de Halifax para Liverpool quando um submarino o atacou, na noite de 27 de junho de 1918. Não levava pacientes, mas havia inúmeras enfermeiras a bordo. Barcos salva-vidas e jangadas foram utilizados, mas o submarino alemão foi implacável, bombardeando e abalroando todos, exceto uma das embarcações de emergência. Apenas 24 dos 258 passageiros do navio sobreviveram.

Percy Clare, pelo menos, atravessou o canal com segurança — embora a jornada tenha sido tensa.[19] Após o embarque, ele foi levado para as entranhas do navio por meio de um elevador elétrico e colocado em um catre preso por cordas ancoradas no teto. Uma enfermeira pôs uma boia salva-vidas ao seu redor — um lembrete cruel dos perigos escondidos sob as ondas.

Quando a noite caiu, o navio-hospital deixou o porto. O mau tempo e a ameaça representada pelos submarinos tornaram a travessia lenta. No total, a viagem até Southampton durou treze horas. Durante toda a noite, um homem ferido colocado no catre aos pés de Clare ficou gritando em agonia. Ele fora baleado no abdômen e a bala perfurara o rim. Apesar de todo o esforço de uma enfermeira, pela manhã o soldado estava morto. "Vi lágrimas escorrerem pelo rosto da enfermeira e fiquei maravilhado com a ternura que ela sentia por um homem que não conhecia", escreveu Clare.[20]

O navio finalmente chegou à costa da Grã-Bretanha no início da manhã seguinte, enquanto o sol despontava no horizonte. Uma multidão de voluntários da Cruz Vermelha começou a retirar os feridos do navio. Clare foi mais uma vez colocado no chão, junto a três mil outros soldados feridos. O jornalista Philip Gibbs foi assombrado por uma cena semelhante. "Do lado de fora de um prédio de tijolos", escreveu ele, "os casos 'ruins' eram retirados: homens com pedaços de aço nos pulmões e intestinos vomitando muito sangue, homens com braços e pernas arrancados, homens sem nariz e com o cérebro pulsando nos escalpos abertos, homens sem rosto."[21]

A etiqueta presa ao uniforme de Clare dizia que ele deveria ser enviado para um "hospital especial de Londres", presumivelmente o de Sidcup.[22] Para o azar de Clare, ele foi colocado em um trem que estava indo na direção oposta. Quando lhe contaram, ele virou o rosto machucado e despedaçado para a janela e começou a chorar em silêncio.

ENQUANTO HAROLD GILLIES OPERAVA soldados no Queen's Hospital, Clare estava em uma instalação a quase cem quilômetros de distância. O Hospital Militar de Frensham Hill foi estabelecido na casa da sra. Lewin, em outubro de 1914, e contou com a equipe do Destacamento de Ajuda Voluntária de Frensham.[23] Com o tempo, quartéis foram erguidos nas proximidades, a fim de abrigar o fluxo de soldados feridos. Mesmo com esses acréscimos, o Hospital Militar de Frensham Hill era um pequeno posto avançado em comparação com outras instalações médicas da época. Em essência, não oferecia o tipo de atendimento especializado de que Clare precisava tão desesperadamente.

"O Hospital de Frensham era um lugar precário, feito de estruturas de madeira temporárias, cada uma com um fogão de 'combustão lenta igual a uma tartaruga' no centro", escreveu Clare em seu diário. A chefe de equipe era a matrona, ou enfermeira-chefe. Clare a descreveu como uma "'gata' velha com cara de poucos amigos", que queria que os homens ficassem em alerta sempre que ela entrasse nos quartos e punia o que considerasse insubordinação.[24] O hospital não tinha a atmosfera jovial de que muitos pacientes desfrutavam em Sidcup. Não se podia tocar piano, jogar cartas nem fazer lanches noturnos secretos. "[Os] homens não tinham entretenimento ou meios para passar o tempo", reclamou Clare.[25] Ele descreveu os dias que passou lá como "um tédio mortal". Na maioria das vezes, ele e os outros homens se aglomeravam ao redor do fogão para se aquecer enquanto fumavam cigarro e jogavam conversa fora sobre a guerra.

Entretanto, Clare enfrentava problemas muito mais sérios do que o tédio. Ele praticamente não conseguia se alimentar com a comida do hospital por causa da mandíbula ferida, que o impedia de mastigar os pedaços duros de pão fornecidos a cada refeição. "Não havia alimentos para um caso como o meu", escreveu Clare. "Minha mandíbula estava inchada e rígida, e eu não tinha forças para abri-la."[26]

A equipe médica não sabia o que fazer com ele. Embora as feridas de Clare tivessem sido limpas e atadas, ele ainda não havia recebido nenhum atendimento especializado. Infelizmente, os atrasos no tratamento só causariam problemas no futuro, uma vez que o tecido cicatricial tinha se formado e a infecção, se instalado. Um médico admitiu a Clare que ele fora enviado para o lugar errado. "O oficial médico queria que eu me levantasse o mais rápido possível e saísse para andar, para que ficasse forte o suficiente para ser levado a um hospital especial", escreveu Clare. "Ele disse que não estavam aptos a lidar com o meu caso [...] [e] que eu nunca deveria ter sido enviado para lá."[27]

Enquanto esperava ser transferido, Clare descobriu que outro homem de sua companhia também havia sido enviado para o Hospital Militar de

Frensham Hill e estava alojado em uma seção separada. Clare procurou seu velho camarada, que confessou casualmente ter assassinado o comandante deles no meio da batalha no dia em que ele e Clare foram feridos. "Ele se gabou de ter se vingado do segundo-tenente H★★★★, que várias vezes o levara perante o Comandante da Companhia para ser punido", escreveu Clare em seu diário.[28] Mais tarde, ele conseguiu confirmar que esse oficial em específico tinha levado de fato vários tiros nas costas.

E essa não foi a única notícia perturbadora que recebeu durante sua estadia. Rawson — o oficial que enfiou o maço de curativos de emergência na sua boca depois que foi baleado — escreveu para Clare informando-o de que a maioria de seus colegas tinha morrido em Cambrai. Não foi a primeira vez naquele inverno que sua mente se voltou para a morte. Clare se perguntou qual teria sido o próprio destino se ele não tivesse sido baleado no rosto apenas alguns minutos depois do avanço. "Se eu não tivesse sido ferido [...] teria conseguido resistir e sobreviver?", perguntou-se ele.[29]

Depois de definhar em Frensham por semanas, Clare foi informado de que finalmente seria transferido para o Queen's Hospital. No início de dezembro, ele foi levado em uma ambulância junto com um oficial que deveria acompanhá-lo no trajeto. Enquanto chacoalhavam nas estradas de cascalho, o homem disse a ele que teriam que passar na cidade para pegar um trem da estação London Bridge para Sidcup. Clare se animou. Ele pediu permissão para se separar do oficial por um curto período a fim de visitar a esposa, Beatrice, pela primeira vez desde que tinha se ferido. Ela era fiscal da alfândega no armazém da Kearley & Tonge, no leste de Londres. O acompanhante concordou, mas avisou a Clare que ele precisaria estar na estação London Bridge no fim da tarde para pegar o último trem até o seu destino.

"Imagine como me senti só de pensar em vê-la, já que a última vez tinha sido na minha 'licença', antes de ir para a França em setembro de 1916", escreveu ele.[30] No momento em que chegou ao armazém, no entanto, começou a se sentir fraco de exaustão. Pior do que isso, porém, foi a notícia de que a esposa estava de folga do trabalho naquele dia. Desanimado e exausto, Clare fez seu "caminho demasiado triste" de volta para a estação London Bridge. Quando chegou à plataforma, o trem para Sidcup já havia partido.[31]

Os contratempos perseguiram Clare a cada passo, mas ele de repente teve uma maré de sorte. Enquanto estava ali, frustrado e deprimido, ouviu o toque-toque de saltos altos se aproximando. Um grupo de mulheres notou seu rosto machucado e enfaixado e quis saber se poderia ajudar. Elas se reuniram ao redor dele enquanto ele explicava que havia perdido o trem e agora estava preso ali.

As mulheres se encarregaram da situação e retiraram Clare da estação. Elas eram organizadoras do Soldier's and Sailor's Free Buffet na estação Victoria, que empregava centenas de mulheres voluntárias que trabalhavam 24 horas por dia em turnos de doze horas para alimentar as tropas que entravam e saíam da cidade. Entre 1915 e 1919, a organização alimentou mais de oito milhões de militares na capital.[32] As mulheres serviram chá e comida a Clare enquanto arranjavam uma forma de enviar um telegrama urgente a Sidcup. Mais tarde naquela noite, elas se despediram dele depois de lhe garantir um lugar em outro trem. "Que amigas gentis o soldado encontrou naqueles dias de guerra", escreveu Clare.[33]

O QUEEN'S HOSPITAL ESTAVA tomado pela alegria natalina. Faltavam algumas semanas para o Natal, e as enfermarias estavam no meio de uma competição acirrada para ver qual delas ostentaria a melhor decoração festiva.[34] Um gramofone tocava sem parar enquanto os homens penduravam grandes grinaldas nos caibros. Até o mascote do hospital, um papagaio, parecia estar de bom humor, apesar dos dias mais curtos do inverno.

Clare teve uma recepção calorosa quando enfim chegou a Sidcup, em dezembro de 1917. "Os homens cercaram a minha cama para perguntar sobre mim", escreveu ele.[35] "Todos pareciam parte de uma grande família feliz, cada um pensando no bem-estar do outro." Ele ficou imediatamente impressionado com as diferenças entre Sidcup e Frensham Hill. As camas esmaltadas de verde-escuro estavam cobertas com lençóis "brancos como a neve", que pareciam quentes e acolhedores.[36] Ao pé de cada leito havia um cobertor de lã escarlate, que se destacava contra as paredes cinza-esverdeadas de cada enfermaria.[37] A combinação conferia ao hospital uma aparência alegre no meio do inverno. Uma enfermeira o levou para a cama, ajudou-o a se despir e deu-lhe um copo de leite morno — um ato gentil que contrastava com as reprimendas da "'gata' velha com cara de poucos amigos" do hospital anterior, que punia os homens por insubordinação confiscando comida.[38]

A equipe de enfermagem conquistou a admiração de todos no Queen's Hospital. Um soldado observou que as enfermeiras "se dedicaram ao trabalho com tanto zelo que estamos em dívida eterna com elas pela paz que agora temos".[39] As enfermeiras faziam o possível para fornecer aos homens cuidados de alto nível. Nellie Cryer, que começou a trabalhar em Sidcup logo após a abertura do hospital, acreditava que "não poderia haver um lugar mais apropriado para aquele tipo de paciente".[40]

Pequenos toques faziam uma grande diferença. Horas depois da chegada de Clare, uma enfermeira do turno da noite entrou na enfermaria para pendurar lâmpadas de tom vermelho na extremidade de cada leito. "Fiquei olhando para a lâmpada, cujo brilho suave e quente irradiava por todo o centro da ala e se espalhava pelo chão de madeira polida", escreveu ele.[41] "Estava tão feliz naquela primeira noite na ala confortável e aconchegante, bela e ampla, com muitas camas e companheiros agradáveis e simpáticos, que, apesar da fadiga, não consegui dormir nada."

Desde a inauguração, o Queen's Hospital vinha se tornando uma próspera comunidade de pacientes e profissionais, e todos sentiam uma forte ligação uns com os outros. A atmosfera conseguia ser alegre, apesar das circunstâncias sombrias que levavam as pessoas até lá. "Eles são um grupo animado, esses soldados feridos", Clare escreveu em uma carta para a mãe.[42] Seu predileto era um jovem que ficava no final do quarto e cujos olhos haviam sido "arrancados" por um projétil. De alguma forma, ele conseguia manter o senso de humor durante toda a sua provação, fazendo piadas e provocando as enfermeiras sempre que podia.[43]

Ao contrário de Frensham Hill — em que os soldados se amontoavam em torno de um fogão fraco e não faziam muito mais do que fumar cigarro o dia todo para passar o tempo —, os homens em Sidcup tinham uma variedade de coisas para fazer. A socialização era mais fácil porque todos ali, de alguma forma, sofriam de desfiguração. Um homem com uma lesão facial podia se sentir inseguro quanto a sua aparência entre aqueles com outros tipos de ferida, mas não precisava ficar constrangido com os pacientes em Sidcup. "Ao removê-los de hospitais lotados, onde muitas vezes eles evitam praticar atividades ao ar livre e se misturar a pacientes cujas feridas, embora dolorosas, não são tão óbvias, eles vão se recuperar completamente e se curar em um terço do tempo", sugeriu uma revista de enfermagem.[44]

Para quem tinha mobilidade, havia dias de prática de esportes, nos quais podiam jogar futebol e críquete ou fazer outras atividades físicas. Os pacientes também podiam jogar *croquet* ou se apresentar em um grupo de teatro que encenava peças para a diversão de todos no hospital.

Além das atividades de lazer, os homens podiam participar de oficinas que ajudariam a melhorar suas perspectivas de emprego após a guerra.[45] Alguns aprenderam a consertar relógios de parede e de pulso, enquanto outros tentaram ser cabeleireiros e barbeiros. Um soldado poderia aprender a consertar botas e motores ou participar de cursos de encadernação, fotografia e desenho. Ele poderia até aprender uma língua estrangeira — o francês era uma das opções mais populares. Um jornalista visitante exaltou os "extensos jardins onde os pacientes, ao se aproximarem do estágio de convalescença, podiam ser instruídos em todos os tipos de ocupação ao ar livre" — como horticultura, silvicultura e avicultura.[46] Esta última era especialmente útil, já que os auxiliares podiam ajudar a cuidar das inúmeras galinhas no hospital, que forneciam as centenas de ovos necessários para alimentar os homens todos os dias.[47]

Um dos cursos com maior público ensinava os soldados a fazer brinquedos.[48] No fim do ano, eles produziam bugigangas que poderiam ser vendidas em vários pontos ao redor de Londres. Isso não só beneficiava o hospital, mas também incutia nos homens um senso de autoestima. Até a família real se deliciava com essas quinquilharias. O *Times* noticiou que a rainha e as princesas Maria e Helena Vitória compareceram a uma "exposição de brinquedos infantis […] produzidos pelos soldados pacientes do Queen's Mary". Havia uma ampla gama de animais de brinquedo, como cães, patos, macacos e camelos, confeccionados com primor e disponíveis para compra. Um jornalista observou com prazer que os elefantes "tinham molas astutamente colocadas dentro das patas", o que lhes permitia saltar e se aproximar dos compradores por trás "de uma forma que em nada se assemelhava à dignidade elefantina". A rainha acabou levando para seu palácio um pequeno chimpanzé cinza, enquanto uma dama de companhia da princesa Helena Vitória abraçou um "pato cor de fogo".

Oferecer aulas aos convalescentes era apenas uma das muitas maneiras pelas quais o Queen's Hospital se destacava de outras instalações médicas. Harold Gillies também queria que os pacientes se sentissem envolvidos no processo de recuperação. Para isso, lhes apresentava fotografias que mostravam a evolução do tratamento, para que pudessem comparar sua aparência antes, durante e depois das cirurgias reconstrutivas. Ele acreditava que isso manteria o ânimo deles enquanto eram submetidos a múltiplos procedimentos dolorosos — embora não esteja claro se os próprios pacientes se sentiam encorajados por essas fotos. Outros aspectos do bem-estar dos homens também foram considerados. O hospital tinha até um barbeiro treinado em técnicas especiais para cuidar de rostos com cicatrizes profundas, tecido ausente e pedículos presos em forma de tubo.[49]

Não é de admirar que, ao comparar suas experiências no Queen's Hospital às que teve em outras instituições, Clare tenha declarado: "Para mim, Sidcup era de fato um paraíso quando cheguei."[50]

EM UMA CARTA À MÃE, CLARE CONFESSOU seu maior medo. "Posso lhe contar um segredo?", perguntou ele. "Tenho medo de melhorar. Quanto mais cedo me recuperar, mais cedo vou ter que ir 'lá para fora' de novo e, francamente, não quero."[51]

Clare estava mais do que feliz em passar o inverno convalescendo no Queen's Hospital enquanto os cirurgiões operavam seu rosto, se isso o mantivesse longe da batalha. E havia muito trabalho a ser feito. Pouco depois de chegar a Sidcup, ele foi atendido por um dentista que tentou abrir sua mandíbula travada. "Ele não pode fazer nada até que consigam abrir a minha boca", escreveu Clare à mãe.[52] Foi um trabalho tedioso, mas o dentista enfim conseguiu afrouxar a mandíbula de Clare o suficiente para que o trabalho cirúrgico começasse.

A primeira cirurgia de Clare foi realizada sem anestesia. É provável que tenha sido por causa da localização e da natureza da ferida, uma vez que teria sido difícil prender uma máscara em seu rosto para administrar os medicamentos com um buraco aberto na bochecha. Durante esse procedimento, foi realizado um trabalho preliminar para corrigir quaisquer problemas decorrentes do tratamento tardio. As duas cirurgias seguintes na mandíbula de Clare foram realizadas logo depois, sob o efeito de clorofórmio, que induzia a alucinação. "Os garotos falam que ir para a sala de cirurgia é como 'ir ao cinema', por causa dos efeitos do anestésico", brincou ele com a mãe.[53] "[H]á muita risada e trocas espirituosas entre os homens nos leitos da enfermaria e quem está na maca, sendo levado para cirurgia."[54] Clare observou que, embora um paciente pudesse sair rindo, geralmente voltava gemendo. O caminho até a recuperação era muitas vezes longo e doloroso.

Clare não foi um observador passivo enquanto esteve no Queen's Hospital. No intervalo entre cirurgias, ele gostava de ajudar. Em uma ocasião, segurou a língua de outro homem para evitar que ele se engasgasse enquanto se recuperava da anestesia. "Tive que continuar esfregando sangue e coágulos com a mão esquerda enquanto, com a direita, delicadamente o impedia de engolir a língua."[55] Enquanto o homem perdia e retomava a consciência, reclamou com Clare sobre a impossibilidade de fumar por causa do grande buraco na bochecha que o impedia de inalar.

Nas semanas seguintes, a mandíbula de Clare continuou imóvel. Ele foi instruído a praticar a abertura e o fechamento da boca durante o dia — uma tarefa que às vezes era quase impossível. Ainda assim, ele progrediu e, embora o processo fosse lento, parecia que Clare estava finalmente a caminho de uma recuperação bem-sucedida.

Sua recuperação psicológica também avançou. Certa tarde, enquanto passeava no pátio do hospital, a temperatura caiu drasticamente, e começou a nevar. Quando foi se abrigar sob os galhos congelados dos olmos altos que cobriam o caminho até a casa principal de Frognal, ele reconheceu uma figura familiar caminhando em sua direção ao longe. O coração de Clare disparou de expectativa. Ele ficara muito decepcionado por não ver a esposa, Beatrice, enquanto estava passando por Londres. Mas, depois de um longo período de separação e tantos infortúnios graves, ela estava diante dele, com flocos de neve salpicados nos cabelos. "[Nós] nos abraçamos forte no escuro sob os grandes olmos que margeavam a rua."[56]

Apesar das circunstâncias tristes que reuniram os dois novamente, foi um encontro feliz. Mais tarde naquela noite, quando Clare foi se deitar, uma satisfação profunda tomou conta dele.

Infelizmente, essa sensação não duraria.

A NEVE ACUMULADA ERA ESMAGADA pelas botas dos soldados enquanto eles marchavam nos terrenos congelados em frente ao Queen's Hospital.[57] Um brilho ameno emanava das janelas, lembrando àqueles do lado de fora dos confortos que havia lá dentro. Eram seis e meia da noite quando esses homens — incluindo Percy Clare — foram notificados de que "regressariam ao serviço". Seu maior medo havia se tornado realidade.

Clare não foi o primeiro paciente a receber alta prematura e ser enviado de volta para a linha de frente, nem seria o último. Mesmo quando um homem completava o tratamento no Queen's Hospital, um final feliz não estava garantido. Um oficial que passou por uma série de operações dolorosas para corrigir um corte profundo que ia da têmpora até o queixo foi enviado de volta para a frente, onde foi ferido pela segunda vez. Gillies observou que o homem "foi baleado na articulação do joelho e morreu em decorrência dos ferimentos no mesmo posto de evacuação que o recebeu quando foi ferido no rosto".[58] Muitas vezes, os triunfos cirúrgicos alcançados em Sidcup eram afetados por novas tragédias no campo de batalha.

A ordem de retornar ao serviço ativo foi um choque para Clare.[59] Ele ainda não conseguia abrir muito a mandíbula, apesar de ter passado por diversas cirurgias, e não se sentia bem o suficiente para retornar. A ordem, no entanto, não tinha vindo de Gillies. Como tantas decisões incompreensíveis tomadas durante a Primeira Guerra Mundial, ela partiu de cima. Foi dito a Clare que ele estava sendo liberado para abrir vaga para novos pacientes e garantir que a máquina da guerra continuasse a receber o suprimento de combustível humano. Mesmo em janeiro de 1918, não se vislumbrava o fim do conflito. Embora Clare sentisse que era "uma mancha na honra da Inglaterra" expulsar homens como ele do hospital antes da cura completa, sabia que sua opinião tinha pouco valor.

E, assim, Clare — arrasado, inchado e com tratamento pela metade — se preparou para o retorno ao combate.

11
FRACASSOS HEROICOS

OS OFICIAIS CONVALESCENTES OBSERVAVAM enquanto os "dedos sem pele" do piloto se moviam graciosamente sobre as teclas do piano.[1] Com o rosto enfaixado, eles relaxavam na sala de estar da Frognal House, no coração da propriedade, bebendo uísque com canudo e ouvindo a bela melodia do pianista. O piloto, cujas mãos foram muito danificadas pelas chamas depois que bateu seu avião, tocava lindamente, apesar da gravidade das feridas. Pouco depois de chegar a Sidcup, ele se apaixonou por sua enfermeira e se casou com ela com o senso de urgência que as experiências de quase-morte muitas vezes suscitam. Depois de tocar os últimos compassos de uma melodia suave, o piloto de repente começou a cantar uma canção jovial: "E agora eu tenho uma sogra, mesmo bebendo uísque de canudo [...]". Isso provocou algumas risadas e sorrisos tortos das mandíbulas instáveis presentes na sala.

Longe da atmosfera alegre da sala de estar, Harold Gillies estava sentado em seu escritório. Era um dia frio de fevereiro de 1918, e ele estava quebrando a cabeça para descobrir a melhor maneira de lidar com a situação deplorável do segundo-tenente Henry Ralph Lumley. Outro membro da Força Aérea britânica, Lumley também pagou caro por sua vontade de servir.

No início da Primeira Guerra Mundial, o avião motorizado ainda era incipiente. A maioria das aeronaves era usada apenas para vigilância, embora alguns pilotos carregassem armas e granadas — que geralmente se provavam ineficazes, para não dizer muito perigosas. Os pilotos podiam sobrevoar trincheiras inimigas para coletar informações e, em seguida, enviar mensagens aos próprios parceiros usando bolsas com peso, mas essas missões de reconhecimento eram altamente arriscadas.

No fim da guerra, o capitão "Freddie" West voava em uma missão como essa.[2] Ele estava muito acima das linhas inimigas quando de repente foi atacado por sete aeronaves alemãs. West foi ferido em uma das pernas, e uma bala explosiva parcialmente atravessou a outra. Depois de remover o membro inferior, ele manobrou a aeronave para que o tenente William Haslam pudesse disparar contra o inimigo e tirá-los dali. West então transformou a perna da calça em um torniquete improvisado para estancar a hemorragia, voou de volta até seus aliados com as informações obtidas e pousou com segurança. Desmaiou logo em seguida, mas, quando recuperou a consciência, insistiu em escrever seu relatório. O capitão West foi condecorado com a Cruz Vitória e acabou recebendo uma perna mecânica.

West mais tarde lembrou que a liberdade de voar em um avião pelos céus franceses era muito convidativa para os homens que viviam amontoados na imundície das trincheiras. Henry Ralph Lumley era um daqueles jovens que se voluntariaram para fazer sua parte atrás dos controles de um biplano. Em uma tarde de verão, Lumley entrou em seu avião de assento único, o B.E.12. Era o dia de formatura na Central Flying School, em Upavon, e ele estava ansioso para realizar seu primeiro voo solo. O que deveria ter sido uma ocasião a se celebrar logo se transformou em tragédia. Pouco tempo depois de alçar voo, o avião de Lumley ficou gravemente danificado devido a uma falha mecânica catastrófica. Depois de perder altura sobre a extensão calcária da planície de Salisbury, ele pousou a aeronave frágil em um de seus campos. O tanque de combustível, que ficava na frente da aeronave, explodiu com o impacto, e o avião foi rapidamente consumido pelas chamas.

Lumley sofreu queimaduras graves, que destruíram toda a pele do rosto e a maior parte do tecido subcutâneo na mesma região. Também sofreu queimaduras nas pernas, braços e mãos. O piloto foi enviado primeiro para um hospital militar em Tidworth, onde os médicos removeram seu olho esquerdo, depois acabou sendo transferido para o King Edward VII Hospital, no centro de Londres.[3] O hospital fora estabelecido pelas irmãs Agnes e Fanny Keyser durante a Guerra dos Bôeres, no início do século XX. Agnes ficou especialmente comovida com o caso de Lumley. Em uma carta, ela escreveu: "O rosto dele está tão queimado que é impossível reconhecê-lo. Um olho foi removido, e ele está quase cego do outro."[4] Mas a ajuda que os médicos poderiam lhe oferecer no King Edward VII Hospital era limitada. Ele acabou sendo enviado para casa, onde entrou em depressão profunda.

Por mais que tentasse, Agnes Keyser não conseguia esquecer Lumley. Graças à sua persistência, ela finalmente providenciou a transferência dele para Sidcup. Até então, ele ficara mais de um ano sem passar por cirurgias, e os ferimentos no rosto acabaram dando lugar a cicatrizes profundas. Depois de alguma consideração, Gillies decidiu que precisaria substituir toda a pele do rosto do piloto usando um retalho da pele do peito — como havia feito com o marinheiro William Vicarage, que sofrera extensas queimaduras na Batalha da Jutlândia.

Gillies realizou uma cirurgia inicial para preparar o terreno para o retalho no tórax. Nessa época, ele também notou que Lumley desenvolvera o vício em morfina. A saúde geral do piloto estava se deteriorando rápido. Gillies escreveu: "Era preciso tomar uma decisão: ou dar a esse infeliz aviador mais um ano de descanso ou realizar o procedimento, sabendo que poderia dar errado."[5] Gillies temia que Lumley não fosse forte o suficiente para resistir a outra cirurgia difícil. Quando contou isso a ele, Lumley ficou "amargamente decepcionado e muito deprimido com a ideia de ter que esperar mais um longo período". Gillies decidiu prosseguir, contra seu próprio julgamento.

Uma hora antes de ir para a sala de cirurgia, Gillies se sentou curvado sobre sua mesa com um cigarro preso entre os lábios, receoso de estar cometendo um grave erro. Era um dos 25 cigarros que ele fumava por dia. Mais tarde, foi forçado a abandonar o hábito devido à saúde deteriorada. "Tive boas tragadas por 49 anos [...] Pode-se dizer que fumei o percurso de Dover para Calais ou cinco vezes ao redor do Hyde Park", brincaria ele mais tarde.[6]

Antes de cada grande cirurgia, Gillies se refugiava na "salinha estreita" que fazia as vezes de escritório na antiga mansão no coração da propriedade — longe da agitação das enfermarias.[7] Lá, esboçava diagramas de retalhos, pedículos e enxertos em um bloquinho de notas, às vezes cortando os desenhos com uma tesoura que mantinha em uma gaveta. Em seguida, cuidadosamente dispunha as peças na mesa antes de encaixá-las como um quebra-cabeça. "Nossos cirurgiões gerais e nossos colegas médicos seriam capazes de perceber a responsabilidade sempre assustadora desses planos e do primeiro corte irrevogável?", perguntou ele uma vez.[8]

Gillies repassava a cirurgia na cabeça repetidamente, obcecado com cada detalhe e tentando antecipar quaisquer problemas que pudessem surgir. Para cada paciente, ele inventava o que chamava de "bote salva--vidas", que era um plano reserva na forma de outro retalho ou enxerto de pele. Por experiência, Gillies sabia que até os melhores planos poderiam dar errado quando ele começasse a reconstruir um rosto. "É impossível, às vezes, ter certeza se um retalho vai caber ou ficar bom ou até mesmo sobreviver", confessou ele. "Apesar de bolar todos os planos concebíveis para um caso, muitas vezes, durante a cirurgia, adota-se um plano diferente."[9]

Quando não podia mais adiar, Gillies largou os esboços, apagou o cigarro e se dirigiu solenemente para a sala de cirurgia. Lumley já estava lá quando ele chegou. Depois que o piloto foi anestesiado, Gillies pegou um bisturi e se preparou para cortar o peito do paciente, a fim de levantar o retalho de pele. A operação foi complexa e levou várias horas. Uma vez que o retalho foi levantado, Gillies pegou um enxerto de pele colhido de um voluntário pelo tenente-coronel Henry Simpson Newland — chefe da seção australiana — e o transplantou para o peito de Lumley. Havia séculos os cirurgiões vinham enxertando a pele de doadores em pacientes, com diferentes graus de sucesso. O caso mais notável foi o do cirurgião de Nova York John Harvey Girdner, que realizou com sucesso um transplante de enxerto de pele de um doador falecido em 1880. Esse tipo de procedimento apresentava, no entanto, muitos riscos. Mais tarde, Gillies descreveu o processo como "extremamente tedioso".[10] Mas os problemas reais surgiram depois que os últimos pontos foram costurados, quando ficou claro que o corpo frágil de Lumley não resistiria a mais uma tentativa.

Gillies relatou que, no dia seguinte, "o paciente teve um colapso considerável e houve depressão geral da circulação do retalho, que em 36 horas ficou azul".[11] Logo depois, as feridas cirúrgicas de Lumley ficaram gangrenosas, e o enxerto não aderiu ao peito. Apesar de receber cuidados 24 horas por dia, a condição do piloto se deteriorou rapidamente nas semanas seguintes. "Tanto a área do peito quanto a do rosto desnudado ficaram infeccionadas, e, no fim, abscessos metastáticos ocorreram em várias regiões", registrou Gillies.[12] Em 11 de março de 1918, o coração de Henry Ralph Lumley não resistiu.

Apesar de todas as lições aprendidas e de todas as inovações realizadas, o fracasso era a companhia constante e indesejável de Gillies no Queen's Hospital. A morte de um paciente era um golpe tão duro nessa fase final da guerra quanto nos primeiros dias, e ele ficou devastado com o falecimento do piloto. Culpou a si mesmo, admitindo mais tarde que sentia que seu desejo de "obter um resultado perfeito" se sobrepôs a seu julgamento cirúrgico.[13] Em vez de tentar reconstruir todo o rosto de Lumley de uma vez, ele acreditava que deveria ter realizado o trabalho em partes, um quarto do rosto por vez. Ele se atormentou com perguntas, imaginando como o resultado poderia ter sido diferente se tivesse "tomado uma postura bem firme" com Lumley e o convencido a adiar a cirurgia. Com um coração pesado, Gillies confessou: "Quem dera esse corajoso companheiro tivesse tido uma morte mais feliz."[14]

Lumley faleceu poucos dias após a Rússia se retirar da guerra, assinando um tratado de paz com as potências centrais. A decisão do país — impulsionada em parte pela derrubada do czar Nicolau II, em março de 1917, e pela Revolução Bolchevique, oito meses depois — encerrou efetivamente os combates na Frente Oriental. Isso significava que os Aliados na Frente Ocidental logo enfrentariam mais milhares de tropas alemãs. O oficial britânico Richard Tobin lembrou um pressentimento que teve: "À noite, nas trincheiras, quando o vento soprava na direção certa, ouvíamos os trens e transportes alemães retumbando com seu grande exército, que iria nos varrer para o mar.[15] Estávamos melancólicos, mas determinados. Atrás de nós ficavam os antigos campos de batalha do Somme, cada parte encharcada de sangue britânico derramado por quase dois anos de dura batalha."

Reveses mundiais como esses — e aqueles mais próximos de casa, como a perda de pacientes estoicos — devem ter dado a Gillies a sensação de que estava travando sua própria guerra em mais de uma frente. No entanto, embora a experiência tenha ensinado lições brutais, elas foram bem compreendidas. Após a morte de Lumley, Gillies começou a adotar uma abordagem mais incremental para a cirurgia reconstrutiva. Conforme aprendeu com Lumley, as necessidades individuais de cada paciente tinham que ser levadas em consideração ao formular um plano de cirurgia. O que funcionara para Vicarage não dera certo para Lumley e podia não funcionar para futuros pacientes. "Nunca deixe que os métodos de rotina se tornem seus mestres", advertiu ele.[16] O contratempo validou a filosofia de Gillies de não fazer hoje o que podia ser adiado para amanhã.

Ele não cometeria o mesmo erro de novo.

HENRY TONKS PAIRAVA SOBRE o ombro de Daryl Lindsay.[17] O artista australiano — um "homem grandão" com ombros largos e um nariz esmagado que dava a seu rosto um "ar enganador de belicosidade" — estava curvado sobre seu cavalete quando a sombra de Tonks escureceu sua tela.[18]

Lindsay trabalhava como assistente do artista de guerra Will Dyson quando foi chamado para desenhar diagramas médicos para o tenente-coronel Henry Simpson Newland, o cirurgião responsável pela seção australiana em Sidcup.[19] "Eu deveria voltar à França no dia seguinte, mas [os oficiais no comando] prorrogaram minha licença", lembrou ele. Só mais tarde Lindsay descobriu que a papelada que detalhava sua transferência não havia chegado às autoridades competentes na França e ele havia sido listado como A.W.L. (*absence without leave*, ou ausência sem licença) por trinta dias — uma ofensa cuja punição era a morte.

Como tantas pessoas que trabalhavam no Queen's Hospital, Lindsay chegou lá por mero acaso, mas foi rapidamente chamado a ajudar. Em seu primeiro dia, ele esbarrou com Newland, que estava indo para a sala de cirurgia. "Ainda me lembro dele parado com as mãos enluvadas e entrelaçadas, esperando que o paciente voltasse da sala de anestesia", escreveu Lindsay mais tarde.[20]

Lindsay se apresentou ao cirurgião, que o convidou para acompanhar o procedimento seguinte.[21] "Ele me explicou que ia fazer a segunda etapa de uma rinoplastia para a restauração do nariz e disse que eu poderia sair se me sentisse incomodado." Lindsay estava acostumado a ver sangue, pois passara um tempo considerável na linha de frente, mas tinha uma preocupação mais premente enquanto observava Newland operar. "Como eu iria traduzir o que parecia ser uma bagunça de carne e osso em um diagrama que um aluno pudesse entender?", questionou-se ele.

Depois da cirurgia, Lindsay foi almoçar com Newland. Ele disse ao cirurgião que os oficiais que haviam providenciado sua transferência para Sidcup tinham "vendido gato por lebre".[22] Confessou que não sabia nada sobre anatomia e duvidava que estivesse qualificado para o trabalho. Newland sorriu gentilmente. Quem ali não se sentira desqualificado para assumir a tarefa monumental de reconstruir o rosto de homens? Ele pediu que Lindsay tentasse antes de desistir. Relutante, Lindsay concordou, e não demorou muito para que começasse a adorar sua função como artista da unidade australiana do hospital.

Agora, enquanto Lindsay se debruçava sobre o retrato de um paciente, Tonks observava o artista mais jovem diante dele.

"O que está fazendo?", perguntou ele.

"Tentando desenhar", respondeu Lindsay, prestando pouca atenção no homem atrás dele.[23]

"Fico feliz que você disse 'tentando', que é o melhor que pode ser dito em relação a isso", respondeu Tonks.[24] Lindsay deve ter parecido decepcionado, porque Tonks rapidamente acrescentou: "Acho que posso ajudá-lo."

E o que aconteceu foi que Daryl Lindsay começou a passar um dia por semana na Slade School of Fine Art, em Londres, sob a tutela de Henry Tonks.[25] "Tonks, com seu olho penetrante de falcão, era uma pessoa intimidadora", escreveu Lindsay, "e os alunos da Slade morriam de medo dele." Ao contrário dos colegas, no entanto, Lindsay não ficaria intimidado. Seu espírito irreprimível lhe rendeu um convite para jantar por parte de Tonks em mais de uma ocasião. O jantar era sempre íntimo, com no máximo quatro convidados, que Tonks considerava o número perfeito para uma boa conversa. "Ele exigia o melhor e não tolerava nada de segunda categoria", observou Lindsay. Com o tempo, os retratos médicos de Lindsay ganharam a aprovação, se não uma verdadeira admiração, do grande Henry Tonks. Os dois se tornaram amigos para a vida toda.

Logo no início, Harold Gillies reconheceu a importância de documentar seu trabalho para que outros pudessem aprender com ele. "A compilação de registros não é uma parte de menor importância no desenvolvimento da [cirurgia plástica]", escreveu ele.[26] Isso não teria sido possível sem a ajuda dos artistas de Sidcup. Os retratos forneciam um registro visual dos casos do início ao fim, enquanto os diagramas cirúrgicos ajudavam outros profissionais a replicar os procedimentos complexos que restauravam a forma e a função no rosto dos soldados. Com o tempo, os artistas do Queen's Hospital se tornaram membros cruciais da equipe de reconstrução. A harmonia entre as disciplinas criativa e médica era única e essencial para a prática da cirurgia plástica.

Além de artistas como Lindsay e Tonks, havia escultores, como Kathleen Scott. Tonks conheceu Scott na França, em 1915, quando ela comandava um pequeno serviço de ambulância perto da Frente Ocidental, e os dois ficaram felizes ao se reencontrar quando o Queen's Hospital abriu. Enquanto estudava em Paris, ela ficou amiga de Auguste Rodin — o artista de renome mundial que liderou a trajetória rumo à escultura moderna —, e a influência de Rodin pode ser percebida na fluidez de seus primeiros trabalhos. Ela já tinha criado esculturas famosas de seu falecido marido, o malfadado explorador antártico Robert Falcon Scott, bem como de Edward Smith, o capitão do *Titanic*. Enquanto estava em Sidcup, criou moldes de gesso do rosto de homens com histórias menos celebradas, mas igualmente heroicas.

Havia também fotógrafos no Queen's Hospital.[27] O principal deles era Sidney Walbridge, que conhecera Gillies em Aldershot, para onde havia sido designado em dezembro de 1916. Quando Gillies se mudou para Sidcup, Walbridge o acompanhou. A fotografia era uma maneira rápida e eficiente de os cirurgiões documentarem cada caso. Walbridge conduzia o paciente para uma cadeira com um encosto de cabeça e tirava fotos de até cinco ângulos diferentes. A precisão das poses permitia comparações exatas em vários estágios do processo reconstrutivo. Com o tempo, essas fotografias forneceram outro registro histórico do nascimento da cirurgia plástica moderna.

Obviamente, Gillies não foi o primeiro médico a usar fotografias para documentar casos. A primeira fotografia médica de um paciente desfigurado remonta a 1848 e retrata o rosto e o pescoço distorcidos de uma vítima de queimaduras.[28] Anos depois, algumas das primeiras fotografias pré e pós-operatórias foram tiradas durante a Guerra de Secessão. No fim do século XIX, muitos médicos acreditavam que a lente de uma câmera era uma ferramenta poderosa para alcançar a objetividade. Como resultado, a comunidade médica adotou a fotografia como uma tecnologia com grande potencial, especialmente porque era possível tirar fotos com relativa facilidade e a um custo baixo. Só mais tarde a ética de tais imagens seria questionada.

Apesar da presença de fotógrafos, escultores e artistas no Queen's Hospital, Gillies continuou a se aventurar na pintura.[29] Ele era um artista competente, não excepcional, embora se considerasse mais talentoso do que era. Um dia, orgulhosamente entregou duas de suas pinturas para Gay Tydeman, uma ilustradora especializada em desenhos médicos que havia estudado com Tonks. Não demorou um minuto para que ela o considerasse um "pintor de tipo fotográfico bastante comum". Gillies deixou a sala chateado, carregando um retrato em cada mão. Quando ele partiu, uma enfermeira se virou para Tydeman e disse: "A senhorita não o deixou com muita esperança, não é?"

Tydeman pode não ter considerado Gillies um artista, mas ficou admirada com suas habilidades cirúrgicas. "Ele era tão cheio de ideias quanto um cão é cheio de pulgas", lembrou ela. "Se davam certo, eram magníficas. Se fracassavam, era em escala heroica."[30]

O próprio Gillies sabia muito bem disso.

AS ÁRVORES DO LADO DE FORA da Frognal House estavam enfeitadas de flores na primavera, mas a promessa de uma estação mais gentil parecia inútil diante da ameaça que pairava nos campos de batalha da Europa. Com as tropas recém-chegadas da Frente Oriental, os alemães foram capazes de alcançar alguns ganhos surpreendentes na primavera de 1918, infligindo baixas pesadas aos Aliados e terminando anos de impasse. Um soldado britânico se lembrou de pensar "Ai, Deus, este é o fim", enquanto observava as fileiras alemãs chegando em formação.[31] Estava começando a parecer que eles poderiam conquistar uma vitória impressionante. Apenas os Estados Unidos tinham o poder de mudar o jogo. Desde que entrara na guerra, em abril de 1917, o país estava recrutando e treinando centenas de milhares de tropas.

Mas a implantação foi relativamente lenta, e, em 2 de maio, o general John J. Pershing, comandante das forças dos Estados Unidos na Europa, concordou em aumentar a pressão sobre os alemães, enviando dezenas de milhares de novas tropas para lutar ao lado das forças francesas e britânicas. Havia esperança no horizonte para os Aliados.

Gillies recostou-se na cadeira e tragou o cigarro enquanto observava uma carta em sua mesa. Era de seu antigo colega Auguste Charles Valadier, o dentista francês que transformara seu Rolls-Royce em uma oficina odontológica e o levara para a linha de frente sob uma chuva de balas. "O soldado Bell é um sujeito muito bom e merece sua atenção pessoal", escreveu Valadier.[32] Esta não foi a primeira nem seria a última vez que o antigo colega entraria em contato. Mas esta carta em particular preocupou Gillies.[33]

Depois que Gillies retornou à Grã-Bretanha em 1915, Valadier continuou seu trabalho na unidade especializada na França.[34] Ele trabalhava dia e noite, fazendo experimentos com enxertos ósseos e utilizando outras técnicas inovadoras para compensar a perda de tecido. Ao longo do tempo, no entanto, Valadier percebeu que havia limites em relação ao que poderia alcançar estando tão perto da linha de frente e com tão poucos recursos. Ele também enfrentava barreiras profissionais, uma vez que sua formação em odontologia não lhe permitia operar sem supervisão médica. Nos últimos anos da guerra, as autoridades reduziram as obrigações de Valadier a tal ponto que a unidade dele se tornou pouco mais do que uma estação de evacuação para soldados com ferimentos no rosto.[35] Quando deixavam que escolhesse, Valadier preferia que seus casos fossem transferidos para o hospital de Gillies, se os pacientes tivessem que ser enviados para outro lugar.

Uma dessas transferências foi Philip Thorpe, do Regimento do Rei em Liverpool, que foi atingido por uma bomba que destroçou a maior parte de seu lábio inferior e uma grande porção da mandíbula. Antes de Thorpe ser transferido, Valadier unira as duas extremidades da mandíbula e fixara um parafuso de expansão a uma placa em vulcanite.[36] Isso foi feito para afastar as extremidades fraturadas, lentamente e de maneira incremental, a fim de estimular a formação de novos ossos. Por mais bem-sucedido que esse tratamento tenha sido, chegou um ponto em que Valadier não podia mais avançar. Então ele enviou Thorpe para Sidcup, onde o soldado foi operado pela primeira vez pela divisão canadense. Depois de vários esforços que deram errado, Thorpe ficou frustrado e pediu para receber alta. Foi então que conheceu Harold Gillies. "Ele se ofereceu para fazer o trabalho sozinho e garantiu que uma cirurgia resolveria", lembrou Thorpe mais tarde. "Ele cumpriu sua palavra."[37]

O encaminhamento mais recente de Valadier era o soldado James Bell, mencionado na carta a Gillies que detalhava o caso do jovem. Antes de chegar a Sidcup, Bell havia sido tratado no 83º Hospital Geral, onde os cirurgiões costuraram apressadamente o corte profundo em seu rosto sem primeiro abordar a extensa perda de tecido que ele sofrera no campo de batalha. Mais uma vez, Gillies ficou exasperado com o fechamento precoce de uma ferida que comprometera a integridade da estrutura subjacente do rosto.

Pior ainda era o fato de que o lábio superior e o nariz de Bell haviam sido severamente danificados e estavam semigangrenados. Apesar do grande esforço dos médicos, a carne ao redor de sua boca se desfez, levando consigo o que restava de seus lábios. Quando Bell chegou ao Queen's Hospital, seu rosto estava uma bagunça completa. "Sua pequena boca se abria verticalmente, e a deformação do nariz podia ser vista mesmo de perfil", registrou Gillies em seus livros de casos.[38] Ali estava outro homem ferido que teria se beneficiado de um planejamento cuidadoso antes de passar por uma cirurgia reconstrutiva.

Gillies sabia que a tarefa pela frente não seria fácil. Para reconstruir o rosto de Bell, ele teria que desfazer erros cirúrgicos anteriores, o que significava que o jovem pareceria pior antes que houvesse uma chance de ficar com uma aparência melhor. "Obviamente, o paciente não poderia permanecer nessa condição, mas não foi sem medo que comecei a desfazer tudo o que havia sido feito com ele."[39] No entanto, ele jamais sonharia em mostrar tal ansiedade para seu paciente.

Como ocorrera em muitas ocasiões, Gillies se trancou em seu escritório antes da cirurgia. A carta de Valadier estava por perto enquanto ele ensaiava repetidas vezes na mente seu plano para o rosto de Bell. Ele estava mais preocupado com o nariz do soldado, que tinha milagrosamente sobrevivido apesar da infecção. No entanto, sabia que um pequeno erro poderia resultar em sua destruição, dado o estado frágil do nariz. Gillies consultou suas anotações e desenhos enquanto os minutos passavam. Quando não podia mais procrastinar, ele se levantou da mesa e saiu da imponente casa que um dia fora o coração da propriedade de Frognal, então atravessou o gramado imaculado em direção ao complexo recém-construído onde seus pacientes residiam e no qual ele havia investido tanto de si.

A luz do sol invadiu a sala de cirurgia quando Gillies entrou. Ele foi direto para a bacia, onde começou o ritual pré-operatório de esfregar vigorosamente as mãos e os antebraços antes de colocar um par de luvas cirúrgicas. Uma enfermeira lhe entregou um saco de linho que continha um avental esterilizado envolto em musselina.[40] Com cuidado, Gillies pegou o traje pela faixa do pescoço e o colocou, enquanto um atendente amarrava o laço. Bell já estava lá, cercado por vários outros membros da equipe de Gillies. As pálpebras do soldado começavam a cair por causa das drogas que lhe foram administradas pelo anestesista.

Depois que Bell foi sedado, Gillies escolheu um bisturi com o mesmo cuidado com que selecionava um taco de golfe. Ele fez uma breve pausa antes de realizar aquele "primeiro corte irreversível". Quando Gillies começou a fazer a excisão do denso tecido cicatricial contraído ao redor da boca de Bell, os cantos dos lábios do soldado voltaram à posição normal. O nariz de Bell, no entanto, ficou com uma "cor azul horrível".[41] Gillies começou a suar enquanto continuava trabalhando no tecido da cicatriz, até que o nariz gradualmente voltou ao centro do rosto de Bell e recuperou sua cor natural. Com o trabalho concluído, Bell foi conduzido pelos corredores do hospital improvisado até a enfermaria.

Como Gillies havia previsto, Bell parecia pior após ter sido submetido à cirurgia — embora ele não soubesse disso, já que estava envolto em camadas de ataduras e não tinha acesso a um espelho.

As feições de Bell estavam inchadas a ponto de ele não ser reconhecível, mas Gillies não estava preocupado com isso. Ele podia enxergar além do inchaço intenso e sabia como Bell ficaria quando o processo reconstrutivo estivesse completo. Gillies ficou entusiasmado com o resultado, pois sentiu que ele destacava o valor de um princípio fundamental da cirurgia plástica. "O primeiro passo para preencher uma lacuna de tecido era manter o que era normal em sua posição normal", escreveu ele, "ou [como no caso do soldado Bell] [...] movê-lo de volta para sua posição original e mantê-lo lá."[42] Isso, ele acreditava, era a pedra angular dessa arte nova e estranha.

Após a operação inicial, a equipe odontológica conseguiu substituir o osso faltante na maxila de Bell por uma prótese em vulcanite com dentes de porcelana, o que proporcionou um contorno natural, que Gillies usou para construir um novo lábio superior. Isso foi possível tirando uma série de retalhos de pele das bochechas e do queixo de Bell de modo a criar a superfície externa e o revestimento interno do lábio. Após uma longa série de cirurgias e períodos ainda mais extensos de recuperação, Gillies pôde finalmente escrever: "Fiquei mais do que grato pelo resultado satisfatório."[43]

O caso de Bell foi difícil, dada a grave perda de tecido exacerbada pelo fechamento apressado de suas feridas primárias no hospital de

Valadier. O trabalho reconstrutivo exigia habilidades especializadas que a maioria dos cirurgiões da época simplesmente não tinha. Dar pontos em um grande corte na perna não era nada comparado à delicada tarefa de costurar um corte profundo no rosto. "Um bom estilo ajuda", escreveu Gillies. "O estilo cirúrgico é a expressão da personalidade e do treinamento exibidos pelos movimentos dos dedos; sua marca registrada — a destreza e a gentileza."[44] Como Harold Gillies ilustrou várias vezes em Sidcup, o cirurgião plástico era mais do que apenas um artesão competente. Ele era, acima de tudo, um artista.

12
CONTRA TODAS AS PROBABILIDADES

FILETES DE LUZ SOLAR ATRAVESSARAM as janelas compridas da sala de cirurgia, parecendo incendiar tudo o que tocavam.¹ Apesar da claridade, Gillies sentiu uma sonolência súbita. Seu bisturi pairou incerto sobre o paciente enquanto suas pálpebras pesadas começavam a se fechar. O éter escapava para o ambiente pela própria expiração do paciente e agora ameaçava anestesiar qualquer pessoa ao redor. Curvado sobre o rosto do soldado, Gillies foi o mais afetado.

Embora os desafios enfrentados por Gillies na sala de cirurgia fossem colossais, os anestesistas de Sidcup enfrentavam desafios ainda maiores.² Como muitos aspectos da medicina, a anestesia era pouco compreendida na época da Primeira Guerra Mundial. Sua prática mudara pouco desde meados do século XIX, quando as propriedades anestésicas do éter foram descobertas. A anestesia ainda não era uma subespecialidade da medicina, o que significava que os anestésicos eram frequentemente administrados por um médico com pouca experiência, pelo menos no início da guerra, e não por um especialista que entendia os efeitos de certos agentes anestésicos sobre pacientes gravemente feridos. A anestesia só se tornou parte do currículo médico na Grã-Bretanha em 1912.

Não surpreende que houvesse uma grande necessidade de anestesia na linha de frente. Durante o curso da guerra, só os britânicos usaram 187.423 quilos de éter e 113.099 quilos de clorofórmio, sem mencionar centenas de milhares de litros de óxido nitroso.[3] A demanda era tão grande que às vezes até quem não era médico se alistava para anestesiar os pacientes. O reverendo Leonard Pearson recordou-se de ter desempenhado essa função na 44ª Estação de Evacuação de Vítimas durante a Batalha do Somme:

> Passei a maior parte do tempo aplicando anestesia. Eu não tinha a licença para fazer isso, é claro, mas tínhamos muita pressa. Não conseguíamos levar os feridos rápido o suficiente para o hospital, e a retirada do campo de batalha era terrível para aqueles pobres rapazes. O importante era operar o mais breve possível. Se tivessem que esperar a sua vez da maneira convencional, até que o cirurgião fosse capaz de realizar a cirurgia com outro médico aplicando a anestesia, teria sido tarde demais para muitos deles. E, mesmo assim, muitos morreram.[4]

O grande volume de pacientes que necessitavam de anestesia, no entanto, era apenas um dos muitos problemas enfrentados pela equipe médica. E havia mais outros desafios quando se tratava de sedar pacientes com feridas faciais.

O método convencional para administrar éter ou clorofórmio, que envolvia a colocação de uma máscara de gaze sobre o rosto, muitas vezes obscurecia o campo cirúrgico. Até para passar um único tubo de borracha pelo nariz ou pela boca para administrar o éter ou o clorofórmio vaporizado por meio de foles manuais, o cirurgião e o anestesista podiam esbarrar um no outro, pois os dois precisavam ter acesso direto à face. Como consequência, anestesiar o paciente podia ser um pesadelo logístico na sala de cirurgia. O capitão Rubens Wade, que trabalhou como anestesista ao lado de Gillies em Aldershot e Sidcup, escreveu que "o cirurgião não tem escolha exceto invadir o território que o anestesista normalmente considera como seu".[5]

Os produtos anestésicos também eram problemáticos, pois muitas vezes deixavam o paciente extremamente nauseado — uma situação que estava longe de ser ideal para alguém com uma lesão facial grave. "Quando um garoto era notificado de que seria operado na segunda-feira seguinte, começava a vomitar no sábado", brincou Gillies.[6] Os pacientes geralmente tinham mais medo da anestesia do que da cirurgia em si: "A visão de um homem com um jaleco branco pairando perto deles, com um frasco de clorofórmio e uma compressa de gaze em uma mão e uma pinça tira-língua na outra, muitas vezes aterrorizava os pacientes de uma geração que cresceu com medo do bisturi."[7] Muitos soldados também eram fumantes inveterados, o que dificultava a anestesia com éter ou clorofórmio, uma vez que a nicotina pode afetar a maneira como o corpo metaboliza certas drogas. Alguns sofriam de bronquite crônica ou outras infecções respiratórias do trato superior que causavam ainda mais complicações.

Um dos maiores desafios, no entanto, era o número de vasos sanguíneos na face. Se a pressão arterial do paciente fosse muito alta, ele sangraria excessivamente. O sangue não apenas obscureceria a área operada, mas também poderia escorrer de volta pela garganta e para os pulmões, fazendo com que o paciente sufocasse. Uma solução era fazer com que o paciente ficasse sentado ereto, mas isso também era desafiador. "A pressão positiva era necessária para evitar que o sangue entrasse na traqueia", observou Ivan Magill, anestesista de Sidcup. "Mas o cirurgião recebia diretamente as expirações de éter do paciente e muitas vezes era envolvido por um jato de sangue."[8] Gillies costumava ficar na mira desse efeito desagradável.

Mesmo no fim da guerra, a medicina ainda tinha dificuldade para lidar com a variedade desconcertante de danos que as armas modernas podiam infligir ao corpo humano. E nem todos os problemas que os cirurgiões enfrentavam seriam resolvidos antes do fim do conflito. Em 1919, Magill e sua equipe melhorariam os métodos para administrar anestésicos usando um dispositivo para bombear o éter vaporizado através de um cateter inserido na traqueia do paciente.[9] A insuflação endotraqueal, como é conhecida agora, reduzia as chances de choque anafilático, permitindo que o anestesista controlasse melhor a quantidade de medicamento administrada no paciente. Magill acabaria adicionando um segundo tubo ao seu sistema — empregando um para fornecer o anestésico e o outro para impedir que as expirações dos pacientes carregadas de sangue e éter atingissem o cirurgião. Assim como Gillies promoveu a causa da cirurgia plástica após a guerra, Magill mais tarde defenderia o estabelecimento da anestesia como uma especialidade por si só e se tornaria uma das figuras mais importantes dessa área no século XX.[10]

Contudo, aqueles que chegavam ao Queen's Hospital teriam que esperar um pouco mais para se beneficiar de tais avanços.

A GUERRA E SUAS CONSEQUÊNCIAS estavam sem dúvida impulsionando inovações médicas, e a equipe de Gillies fazia um bom uso de novos métodos. Entretanto, no Queen's Hospital nunca havia garantia de sucesso.

O soldado Stanley Girling, que sofreu ferimentos graves enquanto lutava com o 72º batalhão dos Seaforth Highlanders na França, foi transferido para Sidcup logo após ser atingido — provavelmente devido à severidade das lesões faciais.[11] Contudo, ao chegar ao hospital, havia perdido uma quantidade de sangue muito preocupante. Embora Gillies não tivesse que lidar com muitas emergências envolvendo sangramento sem controle, quaisquer melhorias nas técnicas de transfusão de sangue eram do interesse do cirurgião plástico, uma vez que o tecido do rosto é muito vascularizado. No entanto, assim como a anestesia ainda não havia sido aperfeiçoada no início da Primeira Guerra Mundial, as transfusões também raramente eram realizadas devido aos altos riscos envolvidos.

Encontrar um método de transfusão de sangue mais seguro e eficaz se tornaria uma grande necessidade para os médicos que tratavam soldados na linha de frente.

A primeira transfusão de sangue registrada ocorreu em 1666, quando o médico inglês Richard Lower transferiu sangue de um cachorro para outro. Tentativas de realizar a transfusão de sangue de animais para humanos vieram em seguida, levando a inúmeras fatalidades, acusações de agir contra a natureza e medo de efeitos colaterais grotescos, como o nascimento de chifres nos receptores. Por consequência, a prática foi abandonada.

Foi só no século XIX que as primeiras transfusões de humano para humano foram testadas. Entre 1818 e 1829, o inglês James Blundell realizou uma série de transfusões, às quais menos da metade dos participantes sobreviveu. Blundell não sabia explicar o motivo. No início do século XX, o enigma foi resolvido pelo médico austríaco Karl Landsteiner.[12]

Durante décadas, os médicos notaram que, quando o sangue de diferentes doadores era misturado, as células às vezes se aglomeravam. Como o sangue em questão geralmente vinha de pacientes doentes, a maioria dos médicos considerava isso uma anormalidade que não valia a pena investigar. Landsteiner, no entanto, perguntou-se como o sangue de duas pessoas saudáveis responderia ao entrar em contato. Então coletou sangue de si mesmo e de colegas e descobriu que a aglutinação de células só ocorria quando o sangue de certas pessoas era combinado — independentemente da saúde dos doadores.[13] Ele classificou suas amostras em três grupos rotulados como A, B e C (o último foi renomeado como O após a descoberta de um quarto grupo, AB). Quando misturava afins, o sangue permanecia líquido. Ao misturar A e B, no entanto, as células se aglutinavam. Além disso, a mistura de A ou B com C (ou O) não resultava em aglutinação.

Landsteiner percebeu que o sistema imunológico era o responsável por isso. O sangue contém antígenos, que fazem com que o corpo produza anticorpos para combater invasores, como os vírus. Cada tipo sanguíneo tem diferentes tipos de antígeno. Quando tipos diferentes são combinados, o sistema imunológico ataca os antígenos estranhos, fazendo com que as células sanguíneas se aglutinem. Se isso ocorre, o receptor desenvolve coágulos sanguíneos que podem ser fatais. A exceção é o tipo O, que não possui antígenos e, portanto, é compatível com os outros três tipos sanguíneos.

Todavia, mesmo a comparação cruzada não tornou as transfusões de sangue seguras ou fáceis da noite para o dia. Os cirurgiões ainda precisavam cortar a pele para expor os vasos sanguíneos e, em seguida, ligar o doador ao receptor por um tubo de borracha, em um método conhecido como transfusão direta. As duas pessoas tinham que ficar imóveis lado a lado por horas para não interromper a ligação, e era quase impossível medir quanto sangue realmente passava entre elas.

Em 1913, o nova-iorquino Edward Lindeman concebeu um método menos invasivo. Primeiro, ele inseria um tubo oco, ou cânula, na veia do doador, que depois anexava a uma seringa de vidro. Isso permitia que medisse a quantidade de sangue retirada do doador. Quando a seringa estava cheia, ele a removia e transferia o sangue para o receptor, que tinha uma cânula semelhante inserida na veia. Esse método permitiu que se fizesse a transfusão de quantidades precisas de sangue entre duas pessoas. O processo tinha que ser muito bem calculado, pois atrasos poderiam significar coagulação sanguínea nas seringas — mas um desenvolvimento adicional às vésperas da Primeira Guerra Mundial resolveu esse problema.

O médico belga Adolf Hustin descobriu que o citrato de sódio atua como anticoagulante quando misturado ao sangue, permitindo armazená-lo para transfusão posterior. Em março de 1914 — apenas quatro meses antes do início da guerra —, Hustin realizou a primeira transfusão de sangue com citrato em Bruxelas.[14] "Esse grande avanço na técnica de transfusão de sangue coincidiu tão de perto com o início da guerra que quase parecia que uma presciência de sua necessidade no tratamento de feridas de guerra tinha estimulado a pesquisa", escreveu o cirurgião britânico Geoffrey Keynes mais tarde.[15] Mas o armazenamento de sangue na linha de frente ainda não era viável, então os médicos geralmente realizavam infusões diretas — quando chegavam a fazê-las.

O primeiro soldado a receber uma transfusão durante a guerra foi Henri Legrain, de 25 anos, do 45º Regimento de Infantaria do Exército Francês.[16] Depois de ser ferido nas trincheiras perto de Maricourt em um dia de bombardeio pesado, o jovem cabo foi transferido para um hospital estabelecido no Hôtel du Palais em Biarritz. Ele já perdera uma tremenda quantidade de sangue, e não havia sinais de que o sangramento pararia tão cedo. Deitado em uma cama adjacente estava o soldado Isidore Colas, que se recuperava depois que sua perna fora rasgada por estilhaços. Quando Émile Jeanbrau — um dos médicos assistentes do hospital — pediu a Colas que doasse sangue, ele concordou prontamente. Em 14 de outubro de 1914, Colas e Legrain foram conectados por um tubo de prata, que permitiu que o sangue passasse entre eles por quase duas horas. Aos poucos, o rosto de Legrain voltou a ficar corado. Quando o procedimento terminou, ele se sentiu muito melhor, a ponto de se inclinar e beijar Colas nas duas bochechas. Legrain teve muita sorte, já que o médico não tivera tempo ou recursos para comparar os tipos sanguíneos antes da transfusão.

Apesar das histórias de sucesso aqui e ali, as transfusões de sangue no início da guerra continuaram raras — em parte, por causa das altas taxas de fracasso. Em 1916, um cirurgião chamado Andrew Fullerton realizou transfusões de sangue indiretas em dezenove soldados feridos, em um posto de evacuação de vítimas em Boulogne.[17] Ele coletou sangue de doadores em tubos revestidos com parafina para evitar que coagulasse fora do corpo e depois o transportou para uma sala adjacente, onde o transfundiu nos receptores. Porém, apesar dos esforços heroicos de Fullerton, quinze homens morreram. A verdade era que as técnicas existentes (diretas ou indiretas) eram muito difíceis e demoradas, muitas vezes exigindo uma equipe especializada de cirurgiões, que era escassa na linha de frente.[18] Mesmo assim, Fulleton sustentou que as transfusões de sangue "devem ser usadas muito mais amplamente do que é o caso no momento",[19] embora apenas nas situações mais desesperadoras, por causa dos altos riscos.

Foi só em 1917 que novos avanços técnicos permitiram transfusões de sangue mais fáceis.[20] Oswald Hope Robertson, um hematologista americano do Rockefeller Institute Hospital em Nova York, foi crucial para esses avanços. Robertson foi enviado para o Hospital de Base nº 5, na França, na época sob a direção do famoso neurocirurgião Harvey Cushing. O jovem hematologista tinha pouca experiência clínica e inicialmente ficou sobrecarregado com o grande número de vítimas. "Ser alocado em um hospital de cem leitos com pouca estrutura para trabalhar e tendo como principal objetivo se livrar dos casos o mais rápido possível é um pouco perturbador após a paz serena do laboratório", escreveu ele em uma carta a um colega de sua terra natal.[21]

O que mais impressionou Robertson foram os desafios que os médicos enfrentavam ao realizar a transfusão de sangue. Segundo ele, a "dificuldade de obter sangue suficiente às pressas, o tempo necessário para a realização das transfusões e a necessidade de ter todos os oficiais médicos disponíveis no centro cirúrgico tendem a reduzir o número de transfusões que podem ser realizadas".[22] Foi aí que ele começou a se perguntar se seria possível manter o "sangue na torneira".[23] Para esse fim, projetou seu aparelho para transfusão e começou a pensar em maneiras de armazenar o sangue antes que ele fosse requisitado.

Em novembro de 1917, Robertson foi transferido para um posto de evacuação perto da Frente Ocidental em preparação para a Batalha de Cambrai (na qual Percy Clare seria ferido). Antes de partir, embalou frascos de vidro contendo sangue com citrato de doadores universais em um recipiente cheio de gelo que ele havia construído a partir de duas caixas de munição. Quando chegou, começou a realizar transfusões utilizando o sangue armazenado. Infelizmente, o estoque acabou no terceiro dia de batalha, e o médico teve que recorrer a métodos alternativos. Mais tarde, ele escreveu que "[foi] então que percebi a enorme vantagem de ter o sangue guardado", acrescentando que sua técnica foi "um evento e tanto durante o ataque".²⁴ De fato, a vida de muitos homens foi salva durante a Batalha de Cambrai devido ao estoque improvisado de sangue de Robertson.

Confiante na importância das transfusões de sangue e na necessidade de doadores, ele estimulou seus colegas médicos a agir. Robertson conseguiu convencer um coronel a doar sangue durante uma de suas muitas palestras sobre o assunto.²⁵ O "banco", como ficou conhecido, permitiu que uma quantidade suficiente de sangue fosse coletada com antecedência de doadores pré-selecionados para suprir as necessidades dos receptores na linha de frente. O Exército britânico até concedeu licença extra aos soldados com o tipo de sangue universal que o doassem, além de estabelecer equipes de reanimação para realizar transfusões antes e depois das cirurgias. Um único médico, em geral acompanhado por um assistente, podia fazer rapidamente a transfusão de sangue ao lado do leito do paciente sem ter que deslocar o receptor e o doador para um centro cirúrgico. Isso não apenas era mais fácil, mas também liberava espaço na sala de cirurgia para outros procedimentos. Uma equipe de reanimação foi liderada pelo médico escocês Alexander Fleming, que mais tarde descobriria a penicilina.²⁶

Apesar dessas mudanças positivas, no entanto, Robertson foi ridicularizado por alguns de seus colegas devido a seu foco obsessivo em transfusões de sangue. "Para o cientista sério, a guerra tem sido muito, muito sangrenta", escreveu um crítico.²⁷ "Quando a carnificina não era mais suficiente para satisfazer sua curiosidade, ele agrupou diversos voluntários e realizou experimentos a seu contento. Nenhum médico jamais se dedicou tanto a um assunto ou conseguiu avançar tanto a longo prazo." Provocações à parte, os avanços de Robertson eram inegáveis. Não era um sistema perfeito, mas era muito melhor do que qualquer outro existente no início da guerra.

Como consequência, quando o soldado Stanley Girling foi recebido pela equipe de Gillies no Queen's Hospital com uma perda significativa de sangue após sofrer ferimentos no ombro esquerdo e na mandíbula, ele teve uma chance muito maior de sobrevivência do que os soldados que chegaram antes dele. O resultado que os médicos podiam alcançar com as transfusões de sangue era muito melhor do que em qualquer outro momento da história. Além disso, as chances de Girling aumentaram por ele ter um irmão mais velho, Leonard, que trabalhava no Royal Arsenal em Woolwich, não muito longe de Sidcup. Não havia necessidade de encontrar um doador entre os homens feridos que lotavam as enfermarias do hospital quando o irmão de Stanley era um doador viável — um homem forte e saudável, sem doenças prévias e provavelmente compatível.

Quando foi informado de que o irmão mais novo havia sido gravemente ferido, Leonard correu para Sidcup para acompanhá-lo de perto. Lá, os médicos perguntaram se estaria disposto a doar um pouco de sangue. Leonard não hesitou. Poucas horas depois, estava deitado em um leito de hospital ao lado de Stanley enquanto o sangue de suas veias fluía para a de seu irmão. Infelizmente, a primeira transfusão foi insuficiente, e, portanto, um segundo procedimento teve que ser realizado. Stanley recuperou as forças aos poucos. Mas a restauração de sua saúde custou caro, pois seu irmão — antes forte e saudável — não se saiu tão bem. Não se sabe se foi a perda de sangue ou outra coisa, mas Leonard morreu de forma inexplicável um dia depois. Os jornais declararam que o jovem havia feito um "sacrifício esplêndido" para salvar a vida do irmão.[28]

Não se fez qualquer menção aos sentimentos de Stanley em relação à sua perda.

EM JULHO DE 1918, Henry Tonks já tinha visto de tudo: mandíbulas moídas, olhos deslocados, crateras profundas no lugar de narizes.[29] Também sofrera perdas pessoais. Pouco tempo antes, fora notificado de que um de seus ex-alunos da Slade School of Fine Art havia morrido em batalha. Mas ele seria testemunha ocular de casos ainda mais angustiantes nos últimos dias do conflito, quando viajou para a Frente Ocidental na condição de artista de guerra oficial.

A pedido do Comitê Britânico de Memoriais de Guerra — um órgão governamental encarregado de comissionar obras de arte contemporâneas para criar um memorial da Grande Guerra —, Tonks viajou para a França poucos dias depois que os revolucionários bolcheviques executaram o ex-czar russo Nicolau II com a esposa e os filhos. Tonks tinha sido encarregado de realizar estudos para uma pintura de um posto de curativos, onde a equipe médica primeiro avaliava os feridos e, às vezes, os enfaixava ou operava. Quem o acompanhava nessa jornada era o expatriado americano John Singer Sargent, considerado o principal retratista de sua geração, que logo criaria uma das pinturas de guerra mais memoráveis de todos os tempos.

Tonks, que era uma alma sensível em sintonia com o sofrimento de outros, pode ter se sentido apreensivo ao voltar para o front. Mas havia razão para cultivar um otimismo cauteloso. Apesar das conquistas naquele ano, os alemães estavam esgotados após a ofensiva da primavera. Em junho e no início de julho, eles não conseguiram romper as linhas de defesa aliadas na França, em parte graças à chegada de reforços americanos. Quando Tonks chegou, o ânimo alemão tinha começado a ruir. Em 18 de julho, as forças francesas no Marne lançaram um contra-ataque surpresa, que resultou em uma vitória para os Aliados. Foi o início do fim de uma guerra demasiadamente longa.

Apesar desses ganhos, fazia anos que Tonks não testemunhava qualquer ação militar, e o pandemônio de batalha abalou seus nervos. Ele escreveu a um amigo sobre "uma arma especialmente cruel muito perto", que disparava a cada três minutos.[30] Mas teria que superar essas distrações se fosse produzir qualquer obra de arte de valor. Tanto ele quanto Sargent fizeram esboços de um posto de curativos que tratava um fluxo constante de homens feridos, a maioria vítima de ataques de gás. A cena assombrosa de um desfile de soldados enfaixados que perderam a visão por causa das armas químicas — literalmente cegos liderando cegos — inspirou a obra-prima de Sargent, *Gassed*. A partir de seus estudos, Tonks produziu um trabalho semelhante, mostrando um posto de curativos diferente no sopé de uma igreja em ruínas. Soldados feridos com membros enfaixados e um ou outro ferimento na cabeça ocupam o primeiro plano enquanto os maqueiros carregam mais feridos para a cena. Como aconteceu no Queen's Hospital, Tonks fez pleno uso de sua experiência médica para descrever a gestão dos feridos na linha de frente.

Pouco antes de retornar à Grã-Bretanha, Tonks confessou: "Vi o suficiente para uma vida inteira."[31] Ele não estava sozinho. Àquela altura, o mundo todo havia se cansado da luta, ainda que cada lado continuasse a atacar o outro. Entretanto, algo muito mais sinistro do que a guerra se aproximava no horizonte.

COMEÇOU COM UMA TOSSE IRRITANTE. Annie Elinor Buckler pode não ter dado atenção no início — estava ocupada demais cuidando de pacientes nas alas agitadas do Queen's Hospital. E, aos 43 anos, já pegara muitos resfriados sazonais na vida. Não tinha razão para relacionar aquilo com o novo vírus mortal que estava varrendo a Europa naquele outono.

Na verdade, é provável que muito poucos funcionários ou pacientes do hospital estivessem sequer cientes da devastação que aquela tal "gripe espanhola" estava causando em casa e no exterior. Quando apareceu, na primavera de 1918, os oficiais médicos do Exército estavam incertos quanto à sua origem. À medida que o número de vítimas aumentava, começaram a se referir à doença como a "febre de três dias" para refletir a natureza do vírus: três dias de incubação, três dias de febre e três dias de convalescença. Mas os relatos da propagação do vírus permaneceram escassos e incompletos, mesmo dentro da comunidade médica. E havia outro problema também.

A Grã-Bretanha, como a maioria dos países que lutaram na Primeira Guerra Mundial, estava sujeita a apagões na mídia a fim de evitar que más notícias afetassem o ânimo público. Assim, os primeiros relatos sobre o vírus nos jornais vieram da Espanha, um país neutro e, portanto, sem restrições de mídia. Lá o surto atraiu o interesse público, porque o próprio rei foi um dos primeiros casos. A partir de então, passou-se a chamar a doença de gripe espanhola, embora em geral se acredite que os primeiros casos tenham ocorrido em um acampamento militar no Kansas, depois que um soldado chamado Albert Gitchell relatou sintomas semelhantes em 4 de março.[32] De lá, o vírus passou de soldado para soldado e acabou indo para a Europa, onde começou a matar em massa.

Quando o vírus apareceu pela primeira vez, poucas pessoas teriam imaginado que um surto de gripe acabaria sendo responsável por muitas vezes mais mortes do que a própria guerra: entre cinquenta e cem milhões de pessoas, civis e soldados, morreram ao longo de dezoito meses. Afinal, a gripe não era nova para os militares britânicos. Na verdade, houve dezenas de milhares de casos desde o início da guerra. Mas a cepa que surgiu em 1918 — agora conhecida como influenza A (H1N1) — era particularmente cruel, e as condições de vida no Exército contribuíram para sua rápida disseminação. Os soldados ficavam agrupados em trincheiras superlotadas, e, após anos de luta, muitos deles estavam desnutridos e imunocomprometidos. Jovens antes saudáveis se transformaram nos principais alvos do vírus. Além disso, a maior movimentação de civis e tropas em toda a Europa por conta da guerra provocou uma propagação mais rápida da gripe — e para distâncias maiores.

A pandemia não foi surpresa para todos. Já em 1914, as autoridades de saúde pública começaram a expressar preocupações de que a guerra mundial introduzisse novas doenças nas populações civis. Esses especialistas entenderam que as epidemias mais mortais da história ocorreram quando populações anteriormente isoladas entravam em contato constante umas com as outras. A praga de Justiniano, que atingiu o Império Bizantino no século VI, viajou com carregamentos de grãos do Norte da África, enquanto a peste bubônica, em meados do século XIV, veio da Ásia para a Europa a bordo de navios de comércio genoveses, que atracaram no porto siciliano de Messina depois de uma longa e perigosa viagem pelos mares Negro e Mediterrâneo. As pessoas que se reuniram nas docas para receber os navios tiveram uma surpresa horrível: a maioria dos marinheiros estava morta, e aqueles que ainda respiravam mal conseguiam se agarrar à vida.

Não é surpresa que epidemias também viajassem com exércitos, como quando os hispânicos introduziram a varíola no "Novo Mundo" durante a invasão dos impérios asteca e inca.[33] Da mesma forma, os movimentos de tropas da Primeira Guerra Mundial foram um vetor perfeito para doenças. Guy Carleton Jones, que mais tarde se tornaria cirurgião geral do Corpo Médico do Exército Canadense, alertou no início do conflito que o "rastro de exércitos infectados deixa uma triste história de doenças entre mulheres, crianças e não combatentes. Leis e regulamentos podem reger a condução da guerra, mas doenças e infecções não reconhecem tais leis e se recusam a atingir apenas o combatente".[34] Seus piores receios se tornaram realidade quatro anos depois, quando essa forma nova e incomumente virulenta de gripe começou a varrer populações militares e civis, ceifando milhões de vidas. "Assim, vemos que a guerra exerce força sobre o civil, sobre a criança inocente, sobre o não combatente que fica em casa [...] pois quem pode nomear, contar ou até mesmo reconhecer as vítimas da guerra quando ela assola um país?", perguntou Jones.

A pandemia da grande gripe de 1918 atingiu a humanidade em três ondas. A primeira começou na primavera e poderia ter passado despercebida se não fosse pela segunda, que chegou no outono, depois que o vírus se transformou em uma variante mais mortal — na época em que Annie Elionor Buckler começou a tossir no Queen's Hospital, em Sidcup. Os sintomas eram tão incomuns que às vezes os médicos equivocadamente achavam que podia ser dengue, cólera ou febre tifoide. Uma testemunha observou que "uma das complicações mais marcantes era a hemorragia nas membranas mucosas, sobretudo no nariz, no estômago e no intestino [...] Havia a presença também de sangramento dos ouvidos e petéquias na pele".[35]

A terceira e última onda da pandemia chegou na primavera seguinte e permaneceu até 1920. Em sua forma mais potente, o vírus poderia matar tão rapidamente quanto se propagava. Dizia-se que uma pessoa podia estar bem de manhã e morta à noite.[36] Cadáveres se acumulavam a um ritmo alarmante. Em uma carta a um colega, um médico alocado em um acampamento do Exército americano escreveu: "É questão de horas [até que] a morte chegue [...] É horrível. Pode-se suportar ver um, dois ou vinte homens morrerem, mas ver esses pobres coitados caindo como moscas [...] Temos uma média de cem mortes por dia."[37]

Dificilmente havia alguém que não tivesse sido atingido pela tragédia. Médicos e enfermeiros sofreram para lidar com a superlotação dos hospitais, repletos de doentes e moribundos. Muitos adoeceram por causa da profissão. A enfermeira Buckler estava entre eles, mas não foi a única da equipe de Gillies a morrer durante a pandemia.[38] Onze dias após sua morte, o capitão Ernest Guy Robertson — um cirurgião-dentista de 33 anos que passara dois anos trabalhando em um posto de evacuação de vítimas na França antes de ser designado para o Queen's Hospital — também sucumbiu ao vírus.

Não surpreende que os mais vulneráveis fossem os pacientes, muitos dos quais estavam passando por longas recuperações, com as forças já esgotadas quando o vírus começou a invadir as enfermarias hospitalares na Grã-Bretanha. O soldado Abraham Clegg, que havia sido atingido na boca com estilhaços, contraiu a gripe depois de ser enviado ao Queen's Hospital para uma cirurgia reconstrutiva. Ele morreu apenas alguns meses depois de se alistar no Exército. Reginald Ernest Trease também morreu durante a pandemia depois de passar por sua 19ª cirurgia em Sidcup. Ele tinha 29 anos. Outros se juntaram às legiões de homens que sobreviveram ao inferno da guerra apenas para serem derrubados por essa nova doença.

Harold Gillies, como tantos que vivenciaram a crise mundial, conhecia inúmeras pessoas que sucumbiram à gripe nesse período, embora ele mesmo tenha escapado da doença. Só mais tarde soube que Hippolyte

Morestin, o cirurgião rabugento que o havia trancado do lado de fora da sala de cirurgia em Paris no início da guerra, também estava na longa lista de vítimas. A morte atingia com rapidez e de maneira indiscriminada, e aqueles que trabalhavam para salvar a vida dos outros não estavam imunes. Mas, como sempre, o trabalho no Queen's Hospital continuou.

Embora a pandemia assolasse a população, a paz estava próxima. Após a vitória dos Aliados em julho, na Segunda Batalha do Marne, os exércitos britânico, belga, francês e americano montaram uma série de ataques para afastar os alemães. Esse esforço multilateral ficou conhecido coletivamente como a Ofensiva dos Cem Dias. Os combates foram pesados e contínuos, mas, no fim de setembro, os Aliados conseguiram romper a Linha Hindenburg — o último vestígio das defesas alemãs na Frente Ocidental. O fim agora era inevitável e iminente.

13
TUDO O QUE RELUZ

DARYL LINDSAY ESTAVA SUBINDO UMA RAMPA em direção ao dispensário quando passou pelo coronel Henry Newland, o cirurgião que liderava a unidade australiana em Sidcup. Newland, um homem que muitas vezes escondia bem suas emoções, parecia em transe.[1] Quando os dois se cruzaram, Newland murmurou: "Notícias interessantes." Era como se estivesse comentando sobre uma matéria esportiva no jornal e não o fim de um grande conflito mundial.

A Alemanha assinou o tratado que encerrou os combates na madrugada de 11 de novembro de 1918. As armas caíram em silêncio na Frente Ocidental às onze da manhã, e, à noite, multidões alegres tomaram as ruas de Londres em celebração espontânea. Os jornais relataram a "massa crescente" de pessoas que "vagavam sem rumo, entregando-se a todos os tipos de brincadeiras barulhentas".[2] Homens e mulheres, "sem fôlego e sem chapéu", saíram correndo de casas, escritórios e lojas para comemorar. As ruas ficaram intransitáveis conforme a capital se enchia de vida com os sons da vitória: "Badalaram-se sinos, tocaram-se trompetes e cornetas, e se bateram muitas latas."

Mas o júbilo foi temperado pela tristeza dos muitos milhares que choravam pelos mortos, alguns dos quais tinham acabado de ser enterrados. Aqueles que ansiavam pelo retorno do corpo de filhos, maridos e irmãos tinham uma longa espera pela frente. Inúmeros homens foram enterrados às pressas em cemitérios temporários perto de onde morreram. Embora muitos soldados usassem etiquetas de identificação padrão no pescoço, elas muitas vezes continham apenas um único disco de metal exibindo o nome do usuário, número, patente, regimento e preferência religiosa. Quando um homem morria, o disco era removido para fins administrativos, deixando o corpo sem marcador de identificação. A tarefa de devolver os mortos ao seu país de origem era, portanto, difícil. As exumações continuaram com regularidade ao longo da década de 1920.[3] Só os franceses enviavam uma média de *quarenta* corpos por semana para os britânicos durante esse período, e até hoje persistem os esforços para localizar e identificar os mortos da Primeira Guerra Mundial.

Os problemas dos mortos tinham acabado, mas não os da grande maioria dos soldados feridos. Alguns deles estavam indo para Sidcup ao mesmo tempo que os corredores do Queen's Hospital ficavam em polvorosa com as notícias do Armistício. Fora do dispensário, Newland estava transmitindo suas "notícias interessantes" para Lindsay. "Enquanto conversávamos, ele estava quebrando sem perceber pacotes de comprimidos com as mãos, e os comprimidos ficavam caindo na rampa."[4] Como tantos em Sidcup, Newland era um homem "que tinha visto a guerra em todas as suas fases, e agora o conflito estava encerrado". Havia uma atmosfera de incredulidade misturada com alívio no hospital.

Como Newland, Harold Gillies se sentiu impactado pelas notícias — como se um interruptor tivesse sido abruptamente desligado. Mais tarde, ao refletir sobre o momento, ele ainda só conseguiu reunir poucas palavras: "A guerra acabou."[5] Mas sua mente estava, com razão, em outro lugar no dia do próprio armistício, porque ele tinha um evento de cunho mais pessoal para celebrar. Sua esposa havia dado à luz uma menina, Joan, apenas cinco dias antes do fim da guerra. Quando a alegria eclodiu nas enfermarias do Queen's Hospital, Gillies estava se dirigindo ao cartório para registrar o nascimento de seu terceiro filho.

Como se viu, 1918 foi um ano inesquecível de morte e sofrimento, apenas temperado em momentos pela promessa de renovação.

OS DIAS PODIAM ESTAR CADA vez mais frios e escuros em meados de novembro, mas nada acabaria com o humor de Daisy Kennedy.[6] Ela estava participando de um almoço em Mayfair, um dos inúmeros eventos realizados em comemoração ao fim da guerra. Kennedy, uma violinista australiana casada com o pianista Benno Moiseiwitsch, estava absorta numa conversa com um jovem oficial bonito. Ele lutara na Frente Ocidental até o fim e parecia ter escapado da guerra completamente ileso.

Ao som de copos tilintando e talheres tinindo, Kennedy mencionou Harold Gillies, um colega neozelandês, cujo trabalho era, àquela altura, renomado em todo o mundo. Ela expressou orgulho de suas origens em comum, sendo os dois do Hemisfério Sul. "Você não poderia me fazer um elogio maior", disse o jovem entre uma garfada e outra.

Kennedy ergueu os olhos do prato, assustada com a possibilidade de que estivesse sentada ao lado do famoso cirurgião o tempo todo sem perceber. "Mas você não é o major Gillies, certo?", perguntou ela.

O oficial, com o rosto impecável, respondeu: "Não. Fui um dos pacientes dele."

"Fiquei tão comovida que não consegui falar", lembrou Kennedy mais tarde. "O rosto não apresentava sinal algum de ter passado pelas mãos de um cirurgião."

EM 28 DE JUNHO DE 1919, o sol da tarde atravessava as janelas altas e arqueadas da Galeria dos Espelhos no Palácio de Versalhes, local da assinatura do tratado que formalmente concluiria a Primeira Guerra Mundial.

Um punhado de soldados franceses desfigurados, apelidados de *Délégation des Mutilés* (Delegação dos Mutilados), entrou em uma sala que parecia uma caixa de joias. Eles foram convidados por seu primeiro-ministro a permanecer lá como um testemunho visual da natureza macabra do conflito. Albert Jugon liderava o grupo.

Cinco anos antes, durante as primeiras semanas da guerra, Jugon tinha sido deixado na beira de uma trincheira à espera da morte.[7] Um estilhaço de bomba arrancou metade de seu rosto e garganta, esmagou seu maxilar e perfurou seu olho direito. Seu estado era tão terrível que um padre dera ao jovem a extrema unção no campo de batalha.

Até fevereiro daquele ano, Jugon tinha estado no hospital militar Val-de-Grâce, em Paris, sob os cuidados de Hippolyte Morestin. Antes de sucumbir à gripe, Morestin escolhera Jugon entre suas centenas de pacientes para participar da cerimônia. Por sua vez, Jugon selecionou os outros quatro homens para acompanhá-lo na viagem até Versalhes: Eugène Hébert, Henri Agogué, Pierre Richard e André Cavalier.

Quando entraram na galeria dourada, esses homens juntaram-se a centenas de dignitários, jornalistas e membros do público, todos os quais vieram testemunhar a assinatura do tratado de paz. Jugon e seus camaradas não eram os únicos lembretes da devastação provocada pela guerra. Apesar da natureza alegre do evento, a maioria dos participantes vestia preto, em respeito aos milhões de pessoas que morreram ao longo do conflito. A *Délégation des Mutilés* ficou atrás de uma pequena mesa perto do centro do salão. Sua localização significava que os plenipotenciários tinham que passar na frente deles para assinar o documento histórico. Ironicamente, esses soldados — que passaram grande parte de sua recuperação fugindo do próprio reflexo — não podiam mais evitar a visão de seu rosto desfigurado ao se encontrarem cercados por 357 espelhos. Nem ninguém mais poderia deixar de notar as feições danificadas dos homens.

Jugon e seus companheiros se sentaram enquanto as pessoas corriam pela galeria, à procura de delegados para assinar suas cópias comemorativas do tratado. "Foi divertido notar a ânsia com que homens famosos vagavam de uma extremidade da sala muito longa para a outra em busca de autógrafos de homens igualmente famosos", escreveu um jornalista.[8] Caçadores de autógrafos se misturaram com fotógrafos tentando capturar cada momento da tarde. "Quase todos pareciam ter uma câmera, e fotos eram tiradas sem parar em todas as partes do salão", observou outro repórter.[9]

Os líderes das quatro principais nações aliadas chegaram ao palácio diante de uma multidão de espectadores enfileirados nas ruas. Eles incluíram Georges Clemenceau, primeiro-ministro francês; Woodrow Wilson, presidente dos Estados Unidos; David Lloyd George, primeiro-ministro da Grã-Bretanha; e Vittorio Orlando, primeiro-ministro da Itália. Conhecidos como os "Quatro Grandes", esses homens eram os principais arquitetos do tratado de paz. Outros delegados desses mesmos países — bem como emissários de nações afiliadas aos Aliados — desempenharam papéis periféricos, enquanto representantes das Potências Centrais tiveram pouco a dizer no enquadramento do acordo. Com o tempo, seus termos duros lançariam as bases para um segundo conflito mundial ainda mais devastador.

Quando chegaram, os líderes se sentaram ao lado de outros delegados das nações aliadas. Pouco depois das três horas da tarde, um silêncio desconfortável tomou conta do ambiente. Lá fora, o barulho de um motor soou à distância. Lá dentro, os participantes se entreolharam ansiosos, sussurrando: "Lá vêm eles."

Os representantes alemães — o ministro das Relações Exteriores, Hermann Müller, e o ministro das Colônias, Johannes Bell — entraram na Galeria dos Espelhos ladeados por oficiais franceses, britânicos e americanos.[10] Quando os dois homens se sentaram, Clemenceu se levantou para fazer um discurso, após o qual convidou os alemães a assinar o tratado. Os dois se apressaram para a frente e foram interrompidos pelo intérprete oficial, que começou a traduzir o discurso do primeiro-ministro para o inglês. Quando o intérprete chegou às palavras

"Estado alemão", uma voz protestou: "Reich alemão", e o profissional prontamente se corrigiu.

Não obstante a observância da cerimônia, talvez fosse inevitável que qualquer ato oficial que marcasse o fim de um cataclismo tão prolongado parecesse anticlimático. Um jornalista escreveu que a "cerimônia foi curiosamente inexpressiva", apesar do ambiente magnífico.[11] Depois que os alemães assinaram o documento, os outros delegados formaram uma fila para fazer o mesmo. Finalmente, Clemenceau e a delegação francesa se levantaram para assinar o tratado de paz. Enquanto o primeiro-ministro se dirigia ao centro do salão, ele fez uma pausa em frente à *Délégation des Mutilés*. "Vocês sofreram muito", disse ele aos cinco homens cuja vida nunca mais seria a mesma. Clemenceau então gesticulou para a mesa onde o documento histórico estava para ser assinado e acrescentou: "Mas aqui está a recompensa." Com a tinta das assinaturas secando na página, o tratado de paz estava completo.

Foi preciso apenas 37 minutos para dar um fim oficial a quatro anos de guerra mundial.

✂

LONGE DA GRANDEZA DE VERSALHES, Harold Gillies organizou seus esboços e apagou um cigarro.[12] Ele se levantou da mesa, dando uma última olhada em suas anotações. Enquanto atravessava o terreno do Queen's Hospital em direção às cabanas improvisadas que abrigavam seus pacientes, Gillies visualizou mentalmente os estágios do procedimento seguinte. Embora tivesse operado centenas de rostos, sabia que a complacência era um inimigo. A cirurgia plástica pode ser guiada por um conjunto geral de princípios, mas era — acima de tudo — uma forma de arte altamente especializada.

Ele abriu a porta da sala de cirurgia e foi até o lavatório, onde começou a esfregar vigorosamente as mãos e os antebraços. Em seguida, pôs um par de luvas grossas de borracha. Então se virou para o paciente deitado no centro da sala clara e arejada. O jovem quase chegara ao fim da guerra ileso.

"Não se preocupe, filho", disse ele, oferecendo um sorriso gentil ao soldado devastado pela guerra na mesa cirúrgica. "Você vai ficar bem e terá um rosto tão bom quanto a maioria de nós quando terminarmos de cuidar de você."

EPÍLOGO:
TRILHANDO UM CAMINHO

O TRATADO DE VERSALHES ENCERRARA a guerra, mas muitos soldados desfigurados tinham um longo caminho de cirurgias dolorosas pela frente. O serviço de Harold Gillies com o Corpo Médico do Exército Britânico foi oficialmente concluído em 8 de outubro de 1919, embora ele tenha continuado a operar em Sidcup por mais seis anos. Seria o primeiro capítulo do pós-guerra em uma carreira que produziria ainda mais desafios e avanços.

O número de pessoas no Queen's Hospital começou a diminuir à medida que os funcionários retornavam a seus países de origem, levando consigo os pacientes e os registros médicos. Com exceção de um punhado de cirurgiões, muitos voltaram aos seus antigos empregos, abandonando completamente a cirurgia plástica. Henry Newland, que chefiou a unidade australiana, voltou para Melbourne, onde retomou a prática de cirurgia geral. Outros seguiram caminhos semelhantes. Na primavera de 1920, o Ministério das Pensões assumiu o controle do hospital e começou a admitir casos de clínica geral e cirúrgicos, ainda que Gillies continuasse reconstruindo o rosto dos soldados restantes sob seus cuidados.[1]

Apesar do número cada vez menor de casos de cirurgia plástica, o Queen's Hospital permaneceu sendo um centro de criatividade e inovação. Foi durante esse período que o anestesista Ivan Magill se tornou pioneiro na anestesia endotraqueal. Ele também desenvolveu e adaptou uma série de instrumentos, incluindo pinças anguladas que podiam ser usadas para guiar um tubo traqueal pela laringe. As pinças Magill são usadas até hoje em salas de cirurgia.

Em 1925, os oito pacientes que ainda precisavam de cirurgia facial em Sidcup foram transferidos para o Queen Mary's Hospital, a um pouco mais de trinta quilômetros de distância, em Roehampton. Para Gillies, parecia o fim de uma era.[2] Um dia, pouco antes de ele deixar Sidcup para sempre, Thomas Kilner — um médico que ele treinara durante a guerra e que se tornaria um cirurgião plástico importante — encontrou seu mentor em seu escritório na Frognal House. "Com lágrimas nos olhos, [Gillies] expressou o medo de que tudo o que havia sido conquistado naqueles anos em Sidcup se perdesse, a menos que alguns de nós continuássemos a nos especializar no tipo de cirurgia que estávamos fazendo", lembrou Kilner mais tarde.[3]

O futuro da cirurgia plástica era incerto.

APÓS A GUERRA, Auguste Charles Valadier doou todos os seus registros — incluindo moldes de cera e gesso, negativos fotográficos e impressões — para o Royal College of Surgeons, em Londres. Embora tenha operado em menor escala do que Gillies, Valadier foi um importante pioneiro da cirurgia plástica, e seus registros atestam o incrível trabalho que ele realizou na França nesse período.

Depois que a poeira baixou, Valadier voltou para Paris, onde abriu uma nova clínica odontológica. Infelizmente, também ficou viciado em jogos de azar. No fim da década de 1920, ele se aposentou, mas continuou a acumular dívidas. Depois de desenvolver uma doença no sangue (possivelmente leucemia), ele morreu sem um tostão em 31 de agosto de 1931, em sua casa em Le Touquet, na costa da Normandia.

Restou à sua viúva, Alice, afastar os credores. Quando as autoridades francesas ameaçaram reaver sua casa, ela viajou para a embaixada britânica em Paris para pedir reembolso pelo trabalho que Valadier havia feito gratuitamente durante a guerra. Depois de uma boa dose de resistência, a Associação de Oficiais acabou lhe concedendo 40 libras. Essa escassa quantia reduziu muito pouco as dívidas consideráveis de Valadier. Foi apenas graças a um presente generoso de um de seus antigos pacientes, um marajá indiano, que Alice escapou da miséria.

Valadier foi um dos dois únicos dentistas que receberam o título de cavaleiro pelo serviço prestado durante a Primeira Guerra Mundial.[4] Apesar da honraria, sua contribuição para a cirurgia plástica não foi tão reconhecida em vida.

ENQUANTO ESTAVAM EM Aldershot e Sidcup, Henry Tonks criou pastéis de 72 soldados que capturaram os rostos antes, durante e após a cirurgia reconstrutiva. Na Alemanha, desenhos e fotos de soldados desfigurados foram publicados como propaganda antiguerra. Na Grã-Bretanha, no entanto, os retratos de Tonks nunca foram amplamente divulgados ao público. O rosto desfigurado permaneceu em grande parte ausente da arte britânica em tempos de guerra durante o século XX, exceto pelos retratos incomuns criados no Queen's Hospital.[5]

Antes do fim da guerra, Tonks foi nomeado professor de belas-artes na Slade School — um cargo que ocupou por doze anos, até se aposentar. Ele prosperou em sua função como instrutor e parecia alheio ao fato de que seus alunos viviam com medo de seu olhar crítico e sua língua afiada enquanto ele serpenteava pela sala de aula, minando a confiança deles com algumas palavras azedas. O biógrafo de Tonks, Joseph Maunsell Hone, observou que "Tonks ficou horrorizado ao descobrir que tinha o poder de infligir uma tortura tão requintada a um ser humano".[6] Mas muitos de seus alunos, incluindo Daryl Lindsay, mais tarde testemunhariam que foram as críticas contundentes de Tonks que os transformaram nos artistas que eles acabaram se tornando. Quando finalmente se aposentou, em 1930, Tonks ficou tão comovido com a cerimônia de despedida que sentiu que iria desmoronar se voltasse a passar pelos portões da Slade School. "Eu amava os meus alunos", confessou ele em uma carta a um amigo.[7]

Depois de se aposentar, ofereceram a Tonks o título de cavaleiro. Ele recusou por não ter interesse em fama ou fortuna e achar que não precisava de reconhecimento pelo papel que desempenhou durante a guerra. A arte era tudo o que importava para ele. "Minha pintura é mais que uma diversão para mim, é a minha vida", declarou Tonks pouco antes de sua morte, em 1937.[8]

NO FIM, PERCY CLARE NUNCA voltou para a linha de frente depois de ter recebido alta prematuramente de Sidcup naquela noite fria de inverno em janeiro de 1918. Mas também não foi devolvido às alas aconchegantes e quentes do Queen's Hospital. Depois de deixar Sidcup, ele voltou para Dover para se apresentar ao serviço. Não demorou muito para que sua mandíbula travasse — uma condição provocada, sem dúvida, pelo fato de o trabalho de reconstrução ter sido interrompido. Apesar dos melhores esforços de Gillies, nem todos os homens que passaram por suas enfermarias tiveram finais felizes.

Clare acabou sendo enviado para outro hospital, onde passou por mais cirurgias na mandíbula. Ele observou que "não era como Sidcup, mas até que era um refúgio de descanso depois de [ficar] no quartel".[9] Ele continuou a falar muito bem de Gillies e do Queen's Hospital em seu diário, mesmo quando estava sendo tratado em outro lugar. Em 10 de julho de 1918 — quatro meses antes do fim da guerra —, Clare escreveu: "Entreguei meu uniforme cáqui e tudo o que me identificaria como soldado e fui para casa com minhas próprias roupas civis como um homem livre."[10] Ele havia sido dispensado com honra devido à gravidade de seu estado de saúde.

Após a guerra, Clare recebeu a Medalha de Guerra Britânica e a Medalha da Vitória pelos serviços prestados. Não está claro se ele passou por outras cirurgias na mandíbula posteriormente. Seu diário termina com a guerra. Clare morreu em 30 de abril de 1950, aos 69 anos, deixando seu filho, Ernest, e sua esposa, Beatrice.

O TRABALHO TRANSFORMADOR realizado por Harold Gillies e seus colegas em Sidcup não foi reconhecido nos anos imediatamente após a guerra — uma afronta que não passou despercebida por Sir William Arbuthnot Lane, que havia sido fundamental para Gillies no estabelecimento do Queen's Hospital. "Para o meu espanto, tais prêmios em dinheiro e título foram atribuídos apenas aos [...] generais combatentes", reclamou Lane.[11] "Os homens [que] salvam a vida nunca recebem a mesma apreciação e recompensa daqueles cujo negócio é destruí-la."

Esse equívoco acabou sendo retificado em junho de 1930, quando Gillies foi nomeado cavaleiro por seu serviço durante a Primeira Guerra Mundial. O quarto e último filho de Gillies, Mick, acabaria seguindo o pai na medicina, passando a maior parte da carreira nos trópicos estudando a transmissão da malária. Ele recordou que, na juventude, fora convocado para a sala do diretor da escola quando a notícia do título de seu pai foi divulgada. "Você não vai mais escrever para o major Gillies", explicou o diretor, enquanto balançava uma cópia do *The Times* na frente do nariz do garoto.[12] "Enviará suas cartas para Sir Harold Gillies no futuro." Aqueles mais próximos de Gillies sentiram que ele havia sido negligenciado por muito tempo. O ensaísta E. V. Lucas parabenizou o amigo em uma carta: "Caro restaurador de rostos, estou muito feliz que o rei recobrou o juízo." Lane mal conseguiu esconder o aborrecimento com a demora: "Antes tarde do que nunca", escreveu ele.[13]

Apesar do atraso, Gillies recebeu a notícia com agrado, embora tenha refletido em uma entrevista que considerava seu título de cavaleiro não "uma honra pessoal, mas algo compartilhado por todos aqueles que me acompanharam naquele trabalho pioneiro".¹⁴ Seus pacientes, por outro lado, viam a honra como uma vitória individual para o homem que passara a guerra toda realizando milagres diários.

Pouco depois do anúncio público, as cartas começaram a chegar às dezenas.¹⁵ "Nunca poderei esquecer sua maravilhosa bondade comigo e tudo o que você fez para que a minha vida valesse a pena", escreveu um homem a Gillies depois que o médico foi nomeado cavaleiro. "Minha aparência está tão boa que as pessoas estão começando a *não* acreditar quando digo que quase morri queimado há onze anos." Outro paciente escreveu que as pessoas ainda não acreditavam que parte de sua maxila tinha desaparecido. Muitos se perguntaram o que suas vidas teriam se tornado se não tivessem encontrado o caminho até as mãos habilidosas de Gillies. Como outro correspondente disse: "Quando penso em mim mesmo antes de procurá-lo, minha gratidão não conhece limites." Gillies pode ter restaurado o rosto desses homens, mas figurativamente, pelo menos, eles permaneceram sem rosto devido ao seu grande número. Um soldado comentou: "Não suponho por um momento que você se lembre de mim, pois eu era apenas um de muitos, mas isso pouco importa, pois *nós* nos lembramos de você."

JÁ QUE O NÚMERO DE casos pós-guerra de Gillies no Queen's Hospital encolhia, ele procurou expandir sua prática no mundo civil para pagar as contas. No entanto, embora a guerra pudesse ter terminado, a luta para que a cirurgia plástica fosse reconhecida como um ramo legítimo da medicina havia apenas começado. Gillies reconheceu os riscos de entrar na clínica privada. "Aventurar-me no campo bastante novo da cirurgia plástica civil foi certamente uma aposta", confessou mais tarde.¹⁶

Não era como se Gillies não tivesse opções. Sir Milsom Rees, seu ex-empregador que tinha feito fortuna pulverizando a garganta de famosos cantores de ópera, nunca preencheu a vaga deixada por Gillies no número 18 da Upper Wimpole Street. Gillies tinha um convite aberto para voltar a sua antiga clínica. "Significava a reassociação com a realeza e certo sucesso financeiro", escreveu Gillies.[17] No entanto, ele resistiu à tentação de voltar para o que era confortável e fácil. Sua decisão deixou vários na comunidade médica de queixo caído. "Não seja tolo", zombou Rees. "Você passará a vida inteira lidando com deformidades" — como se isso fosse um desperdício de talento cirúrgico.[18]

A principal revista de medicina do mundo, *The Lancet*, teve uma visão ainda mais pessimista das perspectivas de Gillies. Em um artigo, o autor argumentou que "dificilmente é o momento certo para estabelecer um departamento de cirurgia plástica em um hospital geral".[19] Mas Gillies nunca se esquivou de um desafio. Ele estava determinado a provar que a comunidade estava errada e conquistar uma carreira de sucesso como cirurgião plástico.[20] Então abriu um consultório em Portland Place, número 7, em Londres. "Placa erguida. Secretária instalada", escreveu em carta a Tonks. "Agora tudo o que eu preciso é de alguns pacientes dispostos a se entregar às mãos de um cirurgião louco o suficiente para abrir mão de sua fortuna — e a da esposa e dos quatro filhos — pelo bem da cirurgia plástica."[21]

PARA ATRAIR UMA CLIENTELA mais ampla, Gillies expandiu sua prática a fim de incluir cirurgias estéticas, mesmo enquanto continuava seu trabalho em Sidcup. Isso aconteceu em parte por necessidade, a fim de atrair mais clientes que pagassem. Mas não há dúvida de que ele também ficou intrigado com a perspectiva de novos desafios cirúrgicos. "A cirurgia reconstrutiva é uma tentativa de voltar ao normal, enquanto a cirurgia estética é uma tentativa de superar o normal", observou.[22] Gillies não foi o primeiro a realizar o que às vezes chamava de "cirurgia de beleza". De fato, havia um interesse crescente pela cirurgia estética desde a descoberta dos anestésicos e o desenvolvimento dos antissépticos na segunda metade do século XIX, os quais tornavam os procedimentos eletivos mais seguros e menos dolorosos.

O trabalho de Jacques Joseph — o cirurgião judeu alemão que começou a realizar rinoplastias para clientes judeus antes da guerra — espelhava o de John Orlando Roe, um cirurgião de Nova York que, em 1887, desenvolveu uma técnica intranasal para alterar a ponta do nariz sem criar cicatrizes externas.²³ Alguns outros cirurgiões espalhados pelo mundo também tinham grande interesse no campo da cirurgia estética, que florescia por volta dessa época. O principal deles era Charles Conrad Miller, um dos dez primeiros cirurgiões plásticos totalmente dedicados ao "embelezamento" nos Estados Unidos.²⁴ Ele começou a realizar procedimentos no rosto na virada do século XX, com resultados mistos. Em seu livro de 1907, *The Correction of Featural Imperfections* [A correção das imperfeições no rosto], ele detalha os métodos cirúrgicos para criar covinhas, preencher lábios, remover pés de galinha e ajeitar orelhas de abano. Embora muitos dentro da comunidade médica considerassem Miller um charlatão, pelo menos um periódico médico o caracterizava como alguém que havia conquistado sua reputação "mediante um esforço honesto na edificação de práticas desse tipo".²⁵

Devido ao seu trabalho durante a guerra, Gillies trouxe uma riqueza de experiência para sua prática estética que cirurgiões como Miller não possuíam. Na verdade, ele sentia fortemente que nenhum profissional poderia se considerar um cirurgião plástico a menos que tivesse dominado a cirurgia reconstrutiva e a estética. "É mais fácil reduzir do que produzir [como na cirurgia reconstrutiva], mas na cirurgia [estética] é quase sempre necessário remodelar após a redução", advertiu.²⁶ "Assim, qualquer um pode cortar um pouco de nariz ou peito, mas nem tantos podem obter um resultado satisfatório."

Inicialmente, os negócios demoraram para decolar. Mesmo quando atendia clientes particulares, Gillies descobriu que nem sempre era fácil receber o pagamento. Ao retornar de uma viagem aos Estados Unidos em 1919, Gillies conheceu uma mulher encantadora a bordo do navio que expressou infelicidade com seu nariz bicudo e desejava se submeter a uma rinoplastia para remodelá-lo. A operação deveria ser custeada por seu amante, que era um financista proeminente em Londres. Em segredo, no entanto, a mulher confidenciou a Gillies que estava apaixonada por outro homem, chamado Hugo. Em momentos separados, Hugo e o financista se encontraram com Gillies para discutir o formato futuro do nariz da moça. "Hugo queria o tipo grego — e o endinheirado era a favor de um [nariz] arrebitado", escreveu Gillies.[27] Com um olho nos negócios, Gillies acabou dando à paciente um nariz *retroussé*, com a ponta levemente arrebitada. Infelizmente, quando chegou a hora de pagar a conta, o financista se recusou a bancar porque a mulher havia "partido em busca de novos ares, deixando o pobre Hugo e ele na mão" — para não mencionar Gillies.

No entanto, não receber o pagamento dos clientes era o menor dos problemas de Gillies no início. Certa vez, ele foi procurado por uma mulher que deixou uma esteticista injetar cera de parafina em seu rosto. A cera havia começado a se deslocar por baixo da pele, e ela estava experimentando ulcerações dolorosas em todo o rosto. Embora não tivesse experiência em remover cera de parafina, Gillies concordou em ajudar. Infelizmente, a primeira tentativa de corrigir o problema não deu certo, e Gillies se viu uma tarde cara a cara com um marido muito irado. "Essas coisas levam tempo", ele tentou se justificar debilmente.[28] O homem, enlouquecido de raiva, tirou um revólver do bolso e apontou para o cirurgião, a quem culpava por "arruinar" o rosto da esposa. Recordando o incidente estressante, Gilles brincou: "Desde então, fui informado por meus colegas mais experientes de que um colete à prova de balas bem adaptado pode ser usado com conforto."[29]

Gillies sempre foi capaz de encontrar o humor em seu trabalho. Muitas vezes ele alegrava as pessoas com anedotas do início dos atendimentos particulares. Quando uma jovem que havia sido desfigurada em um acidente de carro foi ao seu consultório em busca de ajuda, ele concordou em reconstruir o rosto dela. Gillies disse ao marido da jovem que o trabalho exigiria um grande enxerto de pele e sugeriu que a pele fosse retirada das nádegas do homem, que consentiu prontamente.

Anos depois, Gillies esbarrou com ele, que lhe agradeceu muito por restaurar a aparência da esposa. O marido acrescentou que não se arrependeu de doar a pele daquela parte de sua anatomia. Muito pelo contrário. "Pois sempre que minha sogra passa o fim de semana conosco e dá um beijo de despedida na minha esposa, sinto que estou recebendo o meu também."[30]

Ficou claro que Gillies gostava de realizar procedimentos estéticos. Embora ele tivesse o cuidado de esperar até ser abordado antes de dar conselhos, em raras ocasiões dava um empurrãozinho a um paciente em potencial. "Eu me declaro culpado de lançar iscas para uma paciente", confessou ele.[31] Durante uma viagem de pesca, conheceu a filha do estalajadeiro, que descreveu como uma "moça graciosa com um nariz amedrontador". Como era o trabalho dela limpar a poeira da sala de estar quando ele estava pescando, ele decidiu deixar um livro contendo fotos do antes e depois de narizes que havia reconstruído. "A truta rosa foi fisgada e retornou à água com um nariz menor", escreveu ele com prazer.

À medida que os negócios decolavam, Gillies se viu alvo de críticas daqueles que viam sua prática cosmética como nada mais do que um empreendimento lucrativo. Frances Steggall, uma enfermeira que trabalhou com ele durante a guerra, lembrou-se de uma colega comentando que "as operações de *lifting* facial de Sir Harold em breve [lhe] renderiam uma fortuna".[32] Steggall se irritou com a ideia de que Gillies só era motivado por dinheiro. Ela contou à outra enfermeira uma história sobre um jovem no East End de Londres que não conseguia o emprego que buscava por causa das queimaduras graves no rosto. "Sir Harold desfez suas cicatrizes [...] "[ele] o tornou apresentável e [o jovem] conseguiu o emprego que queria", disse Steggall. O homem nunca recebeu uma conta pelo trabalho que Gillies realizou.

Ele não foi o único paciente a receber cuidados gratuitos de Gillies após a guerra. Durante um torneio de golfe em Sandwich — onde Gillies uma vez saltou do trem para tentar entrar na equipe de golfe da

Universidade de Cambridge —, ele foi abordado por um médico local que avançou na multidão para pedir que examinasse um de seus pacientes. "Como parecia haver algum tempo até que déssemos umas tacadas de novo, fui com ele para encontrar Ernie, um *caddie* de quinze anos com um lábio superior muito apertado", lembrou Gillies.³³ Quando ele cumprimentou Ernie, o menino baixou a cabeça envergonhado, tentando esconder sua desfiguração. "Sem examinar a boca dele, pude imaginar o palato curto e cicatrizado tentando em vão alcançar a faringe."³⁴ Gillies decidiu então ajudar Ernie. Depois de reparar com sucesso a boca do menino, ninguém via o médico no campo de golfe em Sandwich sem o *caddie* sorridente ao seu lado.

Gillies podia ser generoso até demais. Aqueles ao seu redor observaram que ele "dava a um jovem assistente 50 libras, enquanto outros médicos teriam pensado que 5 libras era adequado".³⁵ Gillies também era rápido em ajudar amigos e familiares que precisavam de grana. Acima de tudo, detestava discutir sobre dinheiro com seus pacientes. Ele deixava essa tarefa desagradável para seu secretário particular, "Big Bob" Seymour, que havia o procurado em Aldershot depois que seu nariz fora atingido na Batalha do Somme. "Converse sobre isso com o meu secretário", dizia ele para seus pacientes enquanto os levava até a porta. "O sr. Seymour tem os meus preços-padrão."³⁶

Big Bob fazia o possível para proteger os interesses financeiros de Gillies. Mas seu chefe, que tinha tantos outros talentos, provou que ganhar dinheiro não era um deles. Gillies oferecia reduções de preço a todos os tipos de paciente, como a "mulher que tem filhos para alimentar e precisa de uma aparência jovem ou melhor para manter o emprego" ou a esposa que temia perder o marido por causa de sua aparência envelhecida.³⁷ "Ela deve ser avisada de que apenas levantando o rosto, os seios ou o nariz, ou todos os três, não segurará o marido", escreveu ele. "No entanto, todos os esforços devem ser feitos para virar o jogo a seu favor."³⁸ Isso envolvia reduzir o preço — às vezes consideravelmente — para tornar o trabalho "necessário" mais acessível para o paciente. Décadas após o fim da guerra, Gillies corrigiu a suposição de um ex-colega sobre a riqueza que havia acumulado no consultório particular: "Receio que suas ideias sobre a 'fortuna' que fiz estejam erradas. Acho que não valho mais hoje do que valia em agosto de 1914."[39]

Independentemente de ganhar ou não dinheiro com cirurgia plástica, Gillies estava ciente das perguntas do público, bem como de dentro da comunidade médica, sobre a justificabilidade dos procedimentos estéticos. Ele alegou não ter problemas em operar só por vaidade. "Se você não ficar vaidoso com o nariz que vou lhe dar, então não tenho interesse em fazê-lo", dizia ele aos pacientes.[40] No entanto, Gillies claramente se sentia em conflito com seu trabalho em certas ocasiões. "Muitas vezes, enquanto faço um *lifting* facial, sinto-me culpado como se estivesse meramente ganhando dinheiro e, ainda assim, ver o prazer duradouro que muitas vezes vem a seguir me faz pensar em quem somos nós para recusar um paciente", escreveu ele.[41] Mais do que a maioria das pessoas naquele momento, Gillies entendeu que "desvios" que podiam parecer triviais para um observador casual muitas vezes eram uma fonte de angústia para as pessoas afetadas. Ele se perguntava se a cirurgia plástica se justificava, portanto, pela "pouca felicidade extra [que traz] a uma alma que precisa muito dela".[42] No fim, concluiu que sim.

ENQUANTO MUITOS CLIENTES procuravam Gillies atrás de melhorias simples, outros recorriam a ele por razões muito diferentes.[43] Depois que o raio X foi descoberto, em 1895, surgiu a moda de aplicá-lo para a remoção de pelos indesejados. Isso continuou na década de 1950, e um estudo de 1970 com 368 pacientes em Nova York revelou que mais de 35% dos cânceres induzidos por radiação em mulheres poderiam ser consequência da remoção de pelos por raio X.

Gillies foi procurado por uma mulher que havia se submetido a esse tratamento e, como resultado, desenvolvera úlceras e carcinomas no rosto todo. Um cirurgião removeu a mandíbula e o lábio inferior da paciente, o que deixou a língua pendurada no pescoço. O cirurgião disse mais tarde a Gillies: "Embora eu tenha certeza de que removi o câncer, senti que todas as enfermeiras da sala teriam enfiado com prazer um bisturi entre as minhas costelas por mutilá-la."[44] A mulher ficou traumatizada com sua provação e, pouco depois de Gillies começar a refazer o seu rosto, ele a encontrou pendurada na janela de um hospital com duas enfermeiras aterrorizadas segurando-a. Gillies conseguiu reparar o dano usando pedículos e enxertos para reconstruir a mandíbula. Pouco a pouco, a depressão dela foi melhorando à medida que os traços faciais eram restaurados.

Houve cirurgias ainda mais árduas durante esses anos do pós-guerra, como aquelas realizadas na sra. Brown, que havia caído de cara em uma lareira após sofrer um ataque epiléptico. Ela estava segurando a filha de quatro meses no momento do acidente e ficou ali, inconsciente, por horas, assando lentamente. Tanto ela quanto a filha ficaram gravemente queimadas, e a perna da menina ficou tão dobrada para trás que o calcanhar quase tocava as nádegas. As duas foram levados para um hospital em Ayr, na costa sudeste da Escócia. Estavam em condições tão críticas que os médicos tiveram dúvidas se sobreviveriam.

Milagrosamente, no entanto, elas se recuperaram aos poucos. Escrevendo sobre o acidente anos depois, a filha da sra. Brown lembrou que "a maior parte da pele do rosto [da mãe] havia caído".[45] Os lábios tinham desaparecido por completo, e as gengivas haviam se retraído sob o calor escaldante, o que fazia seus dentes parecerem longos e irregulares.

A sra. Brown acabou sendo enviada para ser tratada em Londres. Lá conheceu Harold Gillies, que, apesar de ser um veterano experiente, ficou surpreso com o que viu. "As queimaduras da guerra e os acidentes de trabalho podem ser esmagadores em número, mas nenhuma foi pior [do que a dela]", escreveu ele. Gillies ficou espantado que alguém pudesse sobreviver a tal provação: "Quando esse pobre esqueleto facial foi trazido para minha clínica [...] a parede traseira dos seios nasais frontais e os objetos redondos opacos e com cicatrizes que uma vez foram seus olhos me encararam."[46]

A decisão mais difícil não era o que ele deveria fazer primeiro, mas se sequer deveria fazer alguma coisa. Gillies percebeu que havia uma possibilidade de que pudesse fazer a mulher passar por mais dor para ter pouco ou nenhum ganho. Pior ainda, ele poderia causar mais danos. "Que decisão angustiante tive que tomar!", Gillies pensou enquanto contemplava o caso. "Ela ficou sentada lá em silêncio enquanto eu a estudava, ponderando se seria justificável aceitar o desafio de tentar lhe dar um rosto."[47] A escala da tarefa diante dele era quase inimaginável. A sra. Brown não perdera só toda a pele do rosto, mas o revestimento e a musculatura também foram destruídos no acidente. "Por onde começar?", Gillies se perguntou. "O problema era surpreendente, e a única possibilidade era dar o pontapé inicial fazendo algo positivo."[48]

Gillies sabia que precisava enxertar a pele nas superfícies esfoladas do rosto da sra. Brown antes que pudesse começar a reconstrução. Infelizmente, os locais habituais de doação na região do pescoço e da testa já estavam danificados. Portanto, decidiu importar a pele através de um pedículo em forma de tubo puxado do abdômen dela, que ele primeiro prendeu ao punho da paciente e depois ao pescoço. Ele então usou essa pele para criar pálpebras, bochechas e um nariz — este também recebeu um transplante de cartilagem. Em seguida, usou retalhos locais para criar um forro para a cavidade ocular e a boca. Também criou sobrancelhas usando um retalho em viseira do couro cabeludo "para quebrar a monotonia do rosto plano pediculado".[49]

O maior desafio para Gillies, no entanto, foi a boca. "Em todas as bocas com retalho pediculado tubular, a ausência de musculatura e elasticidade as torna inelásticas", explicou.[50] Gillies tinha duas opções. Poderia tornar a boca pequena e apresentável, o que impediria a fixação de dentaduras, ou criar uma "boca larga" como aquelas de abóbora do Dia das Bruxas, que permitiria que a paciente tivesse dentes. Ele escolheu a segunda opção. No total, sra. Brown foi submetida a aproximadamente trinta cirurgias. Antes de sair do hospital para voltar para casa, Gillies lhe arranjou uma visita ao salão Elizabeth Arden, onde ela recebeu produtos cosméticos para melhorar o ânimo.[51] No fim de tudo, a filha escreveu: "Nunca mais foi agradável olhar para ela, mas ela *tinha* um rosto."[52]

Gillies estava orgulhoso do trabalho que realizou na sra. Brown, não apenas porque foi capaz de devolver a ela um senso de identidade, mas porque esperava que seu sucesso servisse de inspiração para outros médicos. "Ao longo de toda a reconstrução da paciente, sempre tive a sensação, no fundo, de que, apesar das inevitáveis deficiências, o fato de termos tentado a restauração serviria como incentivo para qualquer futuro cirurgião que se confrontasse com uma catástrofe semelhante."[53]

Embora tivesse sido capaz de restaurar alguma espécie de rosto para a sra. Brown, Gillies não conseguiu evitar sua morte prematura alguns anos depois, de outra convulsão epiléptica. Ele estava jogando golfe quando recebeu a notícia. "Pobre sra. Brown", murmurou para si mesmo enquanto seguia sua bola pelo *fairway*.[54]

A filha da sra. Brown teve um destino melhor. Ainda criança, a perna retorcida se endireitou. "Tudo o que pode ser visto agora é uma cicatriz grossa e desagradável, mas parcialmente escondida até mesmo por uma saia curta e que me causa apenas um pouco mais de cãibras do que talvez seja normal", escreveu ela quando estava mais velha.[55] Ela queria que a história da mãe fosse contada porque sentia que refletia bem o poder transformador da cirurgia plástica. "Considerando que Sir Harold construiu esse rosto a partir do corpo dela sobre uma face quase reduzida a ossos, certamente *este* caso seria um dos maiores dele, não é mesmo?", perguntou-se ela.[56]

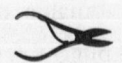

A REPUTAÇÃO DE GILLIES COMEÇOU a se difundir muito além das margens da Grã-Bretanha. Estudantes de todo o mundo o visitaram, buscando aprender com o mestre. Durante as cirurgias, ele identificava seus assistentes pelo local de onde vinham, não por seus nomes. "Se você estivesse iniciando este caso, como começaria, Cidade do México?" indagava ele, fazendo perguntas semelhantes a "Joanesburgo", "Oslo", "Newcastle" e "Rio".⁵⁷ Gillies era muito solícito — uma característica que ele creditava às suas experiências durante a guerra na França. "A decepção quando Morestin fechou a porta para mim provavelmente foi responsável, de certa forma, por eu me esforçar ao máximo para discutir casos de cirurgia plástica com os alunos", refletiu ele.⁵⁸

No entanto, foi mais do que apenas uma inclinação colaborativa que levou Gillies a abrir suas portas para aspirantes a cirurgiões plásticos de todo o mundo. Ele gostava de estar cercado de "mentes jovens e ávidas que ainda não tinham aprendido a não ter esperança e que estavam alheias às limitações".⁵⁹ Era o entusiasmo e, às vezes, até a ingenuidade deles que os levavam a ultrapassar os limites do que poderia ser realizado na sala de cirurgia, como ele havia feito durante a guerra, quando também não conhecia as limitações do campo de sua escolha.

A busca de Gillies para legitimar a cirurgia plástica não terminou com a instrução de estudantes de medicina ansiosos para se tornarem cirurgiões plásticos. Dois anos após a guerra, ele publicou seu primeiro grande trabalho sobre o assunto, *Plastic Surgery of the Face* [Cirurgia plástica do rosto], no qual descreveu as principais habilidades e técnicas que havia aprimorado e as lições brutais que havia aprendido durante a guerra. Não foi o primeiro livro sobre cirurgia plástica a ser escrito, mas o volume e a variedade de casos apresentados o tornaram um dos mais valiosos na época de sua publicação.

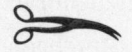

✂

POUCO ANTES DA UMA HORA da manhã em uma noite de maio com o céu sem estrelas, uma bomba com alto potencial explosivo foi lançada no céu de Londres. Isso não era de modo algum incomum nos dias escuros de 1941, quando a campanha aérea alemã que havia golpeado a capital por oito meses seguidos estava chegando ao fim, mas essa bomba em particular invadiu o Royal College of Surgeons em

Lincoln's Inn Fields. À medida que a poeira assentava e os incêndios eram extintos, tornou-se evidente que uma coleção inestimável de artefatos históricos havia sido destruída, incluindo mais de seis mil espécimes anatômicos.

No ataque aéreo, também se perderam muitas das notas de Harold Gillies, que estavam armazenadas no edifício desde o fim da Primeira Guerra Mundial. Mesmo quando transformados em registros cirúrgicos, era como se os pacientes de Gillies não pudessem escapar das ondas de choque da guerra. Todavia, uma parte importante de seu legado cirúrgico sobreviveu. Entre os escombros estavam alguns dos retratos assombrosos desenhados pela mão sensível de Henry Tonks.[60]

Os talentos e as habilidades de Gillies foram convocados durante a Segunda Guerra Mundial, quando ele tinha 57 anos.[61] Mas seus esforços foram em grande parte eclipsados pelos de seu primo, Archibald McIndoe, cujo trabalho de reconstrução da pele de pilotos queimados da Força Aérea Real do "Guinea Pig Club" [Clube das Cobaias] lhe trouxe atenção internacional. Gillies havia apresentado McIndoe à "arte nova e estranha" da cirurgia plástica e foi por recomendação dele que McIndoe se tornou um consultor civil da Força Aérea Real em 1938. McIndoe melhoraria as técnicas que Gillies havia inventado durante a Primeira Guerra Mundial, enquanto desenvolvia algumas próprias para o tratamento de rostos gravemente queimados.

A atenção que os pilotos queimados de McIndoe atraíram irritou alguns dos antigos pacientes de Gillies. Em uma carta, Horace Sewell escreveu: "Você sabe que meu sangue fervia quando eu lia, durante e após a última guerra, que as pessoas eram chamadas de cobaias.[62] As verdadeiras estavam em Sidcup há mais de vinte anos, e ouso dizer que houve casos muito piores de queimaduras naqueles dias."

QUANDO A GUERRA ESTAVA SE aproximando do fim, em 1945, Michael Dillon abordou Gillies com um pedido incomum. Dillon, que tinha sido designado do sexo feminino no nascimento, era infeliz com seu gênero desde a infância. Quando ele tinha sete anos, uma amiga da família brincou que iria levá-lo para o ferreiro para ser transformado em um menino. "Para a minha alegria e empolgação, eu a levei a sério, mas acabei me debulhando em lágrimas quando descobri que isso não era possível", escreveu ele.[63] À medida que Dillon envelhecia, esses sentimentos só se aprofundavam. No fim da década de 1930, ele começou a tomar pílulas de testosterona e teve seu tecido mamário removido cirurgicamente. No entanto, ele desejava completar sua transição e, para isso, precisava da ajuda de um cirurgião verdadeiramente inovador.[64]

Além de reconstruir rostos, Gillies também vinha realizando reconstrução genital em soldados feridos durante e após a Segunda Guerra Mundial. Por isso, ele era o melhor indicado para assumir o caso complexo de Dillon. Embora alguns cirurgiões tivessem realizado procedimentos de vaginoplastia bem-sucedidos em mulheres trans, ninguém ainda havia realizado seu equivalente para homem trans. De fato, muitos cirurgiões teriam considerado isso impossível. Alguns podem até ter acreditado que era antiético. No entanto, o sistema legal estava a favor de Dillon. Embora houvesse leis que proibiam a remoção de um pênis, não havia legislação que impedisse um indivíduo de adicionar um. Gillies — que nunca se esquivou de um desafio cirúrgico — concordou em realizar uma faloplastia, ou reconstrução peniana, em Dillon. A decisão do médico foi uma ótima notícia. "Finalmente, o mundo começou a parecer digno de ser vivido", escreveu Dillon mais tarde.[65]

Gillies deu a seu novo paciente um falso diagnóstico de hipospadia aguda, um defeito congênito que resulta na malformação da uretra. Isso foi feito para proteger a identidade de Dillon como um homem trans em suas visitas à clínica. Ao longo de vários anos, Gillies realizou treze cirurgias em Dillon.[66] Ao enrolar um tubo de tecido na parede abdominal para produzir uma uretra e, em seguida, envolvendo isso com outro retalho pediculado tubular, Gillies foi capaz de construir um pênis.[67] Em 1949, Gillies se tornou o primeiro cirurgião a completar uma faloplastia bem-sucedida em um homem trans. Sua técnica pioneira foi o início da faloplastia moderna.[68]

Dillon ficou encantado com os resultados. "Como a vida passou a ser diferente!", celebrou ele. "Eu poderia passar por qualquer pessoa e não ter medo de ouvir nenhum comentário, pois ninguém olhava para mim duas vezes."[69] Nos anos seguintes à cirurgia, os dois homens se tornaram amigos. Dillon visitava Gillies em sua clínica sempre que estava nas redondezas. "Ele sempre pareceu feliz em me ver", escreveu Dillon, "e invariavelmente reiterou que estava feliz em ter realizado a minha cirurgia, já que valera muito a pena. Muitos outros não teriam se sentido assim, e tenho uma dívida eterna com ele."[70]

Em 1958, jornalistas britânicos expuseram Michael Dillon contra sua vontade.[71] Um frenesi de mídia se seguiu, e ele fugiu para a Índia, onde acabou se tornando monge budista. No meio desse tumulto, Gillies escreveu para seu antigo paciente com palavras de conforto e incentivo. Mais tarde, Dillon refletiu que o "objetivo do cirurgião plástico sempre foi tornar a vida tolerável para as pessoas que a natureza ou o homem haviam maltratado sem levar em conta as visões convencionais, e para muitas delas ele deve ter dado uma esperança renovada e um novo começo".[72] Alguns podiam não ser capazes de aceitar Dillon como homem, mas Harold Gillies não era um deles.

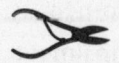

MUITO DEPOIS QUE AS armas se silenciaram na Frente Ocidental, o cirurgião de campo de batalha Fred Albee escreveu: "Não há mal que não venha para o bem."[73] Entre o bem estavam os avanços médicos estimulados pela carnificina da guerra. Esses avanços, embora oferecessem segundas chances aos indivíduos, eram igualmente importantes para a humanidade como um todo.

Harold Gillies nunca se cansou de ultrapassar os limites do que a cirurgia poderia realizar. Ele sabia que até mesmo suas inovações mais radicais acabariam sendo superadas: "Um dia os cirurgiões farão algo além de novos pedaços [para os pacientes]."[74] Em 1944, Gillies propôs a ideia de um corpo profissional que direcionasse o desenvolvimento, defendesse os padrões e salvaguardasse os interesses dessa crescente especialidade. Dois anos depois, ele se tornou o primeiro presidente eleito da Associação Britânica de Cirurgiões Plásticos.

Décadas depois de escrever *Plastic Surgery of the Face*, ele começou um segundo livro mais abrangente sobre o assunto. Dessa vez, contou com a ajuda de seu pupilo americano D. Ralph Millard Jr., que conheceu por acaso em uma de suas muitas viagens aos Estados Unidos. Ao chegar à Grã-Bretanha, Millard foi recebido pelos colegas de Gillies, que brincaram: "Temos apostado alto sobre você ser capaz de fazer o velho parar e concluir um livro ou até mesmo um capítulo inteiro."[75] Eles não estavam errados sobre o talento do cirurgião plástico para a procrastinação. Millard logo descobriu que Gillies era tão fiel na vida quanto na cirurgia ao seu primeiro e eterno princípio: "Nunca faça hoje o que você pode adiar para amanhã."[76] Apesar das tentativas de Gillies de distrair Millard para fugir da tarefa em questão, a dupla finalmente publicou *The Principles and Art of Plastic Surgery* [Os princípios e a arte da cirurgia plástica] em 1957. Pouco depois, Gillies apresentou os dois volumes, especialmente encadernados e gravados, à rainha-mãe, que lhe disse estar "orgulhosa de tê-los recebido de vocês, os pioneiros desse grande ramo da cirurgia curativa".[77] Até hoje, o livro é uma das obras seminais sobre o assunto.

O trabalho transformador de Gillies durante a guerra marcou um ponto de virada na história da medicina, pois abriu a porta para uma nova geração de cirurgiões plásticos preocupados não apenas com a função, mas também com a estética. Alguns procedimentos estéticos, como a rinoplastia, precederam a guerra, mas foi sob a direção de Gillies que as técnicas antigas evoluíram e novas técnicas foram imaginadas, testadas e padronizadas.[78] Não é nenhum exagero reconhecer a sua importância para o desenvolvimento da cirurgia plástica em geral e para seus pacientes em particular. "Como resultado dos esforços de um homem, o mundo se tornou um lugar melhor para viver, e a existência no mundo conturbado atual tornou-se mais valiosa", escreveu o cirurgião Neal Owens pouco antes da morte de Gillies.[79]

Harold Gillies era um genuíno visionário em seu campo, e a vontade de fazer o melhor para aqueles sob seus cuidados permaneceu com ele até o fim. Em 3 de agosto de 1960, ele sofreu um pequeno derrame enquanto operava uma jovem de dezoito anos cuja perna havia sido estilhaçada em um acidente de carro. O médico morreu um mês depois, aos 78 anos.

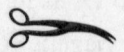

COMO GILLIES PREVIU, a cirurgia plástica evoluiu de maneiras que nem ele poderia ter imaginado quando começou a defender seu reconhecimento logo após o fim da Primeira Guerra Mundial. Para alterar a aparência física hoje, as pessoas podem escolher entre um número aparentemente infinito de procedimentos estéticos: implantes mamários, abdominoplastia, lipoaspiração, *lifting* facial e muito mais. O crescente fascínio do público com a cirurgia plástica — em parte impulsionada pela proliferação de programas de TV com cirurgiões plásticos e seus pacientes — criou um boom em uma indústria que agora vale bilhões de dólares.

Embora o interesse em procedimentos estéticos esteja em alta, a cirurgia reconstrutiva destinada a reparar e restaurar a função para aqueles afetados por anormalidades congênitas, trauma ou doença continua a ser um dos pilares da disciplina. Um dos desenvolvimentos mais recentes é o "transplante facial", que envolve a substituição de todo o rosto, ou parte dele, obtido de um doador. O procedimento, que é considerado algo que "melhora a qualidade de vida" em vez de "salvar a vida", continua a enquadrar o problema da diferença facial como um déficit individual, em vez de social.[80] Sua necessidade é impulsionada, pelo menos em parte, por atitudes preconceituosas em relação à desfiguração. Até mesmo o Cabo X, que rompeu seu noivado com Molly depois de ter um vislumbre de seu reflexo no espelho, poderia reconhecer isso hoje. Seja qual for a força motriz, no entanto, os transplantes faciais têm, sem dúvida, agregado valor à vida de alguns pacientes, permitindo-lhes comer alimentos sólidos, respirar de forma independente e até mesmo cheirar pela primeira vez em anos.

Em 2005, os cirurgiões realizaram o primeiro transplante facial parcial em Amiens, França — onde a Ofensiva dos Cem Dias começou em 1918 —, em Isabelle Dinoire, cujo cachorro mordera parte de seu nariz, queixo e lábios. Cinco anos depois, cirurgiões na Espanha realizaram um transplante de rosto inteiro em um homem ferido durante um tiroteio. Seguiram-se operações semelhantes em vários países em todo o mundo. Esses primeiros sucessos suscitaram grande curiosidade pública e ainda maiores avanços técnicos na cirurgia.

Em 2017, um exército de cirurgiões mascarados se aglomerou em torno de uma pequena mesa de instrumentos em uma sala de cirurgia na Cleveland Clinic, em Ohio — um hospital fundado em parte por três médicos que serviram juntos durante a Primeira Guerra Mundial. Havia um misto de exaustão e admiração no rosto de cada um enquanto olhavam para o que parecia, estranhamente, uma máscara de borracha.

Horas antes, eles começaram a remover meticulosamente o rosto de uma mulher que havia morrido de overdose de drogas para transplantá-lo em Katie Stubblefield, de 21 anos, que sofrera um trauma facial grave devido a um ferimento de bala autoinfligido. Stubblefield estava prestes a se tornar a paciente mais jovem a passar por uma operação tão revolucionária. Embora esse tenha sido o terceiro transplante facial realizado no hospital, também foi o procedimento mais extenso e complexo de seu tipo até o momento. A equipe médica, composta por onze cirurgiões, substituiu praticamente todo o tecido facial de Stubblefield, incluindo couro cabeludo, órbitas, nariz, dentes, nervos, músculos e pele. Antes disso, fizeram uma pausa para que um fotógrafo pudesse obter imagens do rosto desencarnado suspenso entre suas duas vidas.

Foi uma conquista marcante. E foi a inabalável dedicação de Harold Gillies e de sua equipe ao avanço da cirurgia plástica durante a Primeira Guerra Mundial que, em última análise, tornou possível que a ficção científica se tornasse fato científico.

NOTAS

PRÓLOGO: "UM OBJETO DESAGRADÁVEL"

1 Documentos particulares de P. Clare, v. 3, 20 de novembro de 1917. Documentos particulares de P. Clare. Documentos. 15030. Documentos e Arquivos Sonoros dos Imperial War Museums. O manuscrito compreende quatro volumes sem paginação, escritos em 1918, revisados em 1920 e reimpressos em 1932 e 1935. Inclui um apêndice com a transcrição de cartas para a mãe dele.
2 William Clarke, "Random Recollections of '14/'18", 8, Liddle Collection, Brotherton Library Special Collections, Universidade de Leeds. Originalmente encontrado em Joanna Bourke, *Dismembering the Male: Men's Bodies, Britain, and the Great War* (Londres: Reaktion Books, 1996), p. 215.
3 Citado em Leo van Bergen, *Before My Helpless Sight: Suffering, Dying and Military Medicine on the Western Front, 1914–1918*, trad. Liz Waters (Farnham, Reino Unido: Ashgate, 2009), p. 490.
4 Robert Weldon Whalen, *Bitter Wounds: German Victims of the Great War, 1914–1939* (Ithaca, NY, e Londres: Cornell University Press, 1984), p. 43.
5 Van Bergen, *Before My Helpless Sight*, p. 132.
6 Paul Fussell (org.), *The Bloody Game: An Anthology of Modern Warfare*, v. 2 (Londres: Abacus, 1992), p. 179.
7 Citado em Richard van Emden, *Meeting the Enemy: The Human Face of the Great War* (Londres: Bloomsbury, 2013), p. 186.
8 Documentos particulares de P. Clare, v. 3.
9 Ibid.
10 Ibid.

11 Simon Schama, *The Face of Britain: The Nation Through Its Portraits* (Londres: Viking, 2015), p. 529.

12 Ellen N. La Motte, "The Backwash of War: The Human Wreckage of the Battlefield as Witnessed by an American Hospital Nurse", em *Nurses at the Front: Writing the Wounds of the War*, Margaret R. Higonnet (org.) (Boston: Northeastern University Press, 2001), p. 16.

13 Fred H. Albee, *A Surgeon's Fight to Rebuild Men: An Autobiography* (Nova York: Dutton, 1945), p. 136.

14 Andrew Bamji observa que onze pacientes que foram parar no Queen's Hospital de Sidcup foram feridos por animais. Nove receberam coices e dois foram mordidos. Andrew Bamji, *Faces from the Front: Harold Gillies, the Queen's Hospital, Sidcup and the Origins of Modern Plastic Surgery* (Solihull, Reino Unido: Helion, 2017), p. 21.

15 Sandy Callister, "'Broken Gargoyles': The Photographic Representation of Severly Wounded New Zealand Soldiers", *Social History of Medicine* 20, n. 1 (abr. de 2007): pp. 116-17; Suzannah Biernoff, "The Rhetoric of Disfigurement in First World War Britain", *Social History of Medicine* 24, n. 3 (jan. de 2011): p. 666.

16 Van Bergen, *Before My Helpless Sight*, p. 31.

17 James William Davenport Seymour, *History of the American Field Service in France, "Friends of France" 1914-1917: Told by Its Members*, v. 2. (Boston: Houghton Mifflin, 1920), p. 90.

18 Os alemães tentaram usar o gás algumas vezes em 1914 na Frente Oriental, mas sem sucesso.

19 O. S. Watkins, Methodist Report, citado em Amos Fries e C. J. West, *Chemical Warfare* (Nova York: Mc- Graw Hill, 1921), p. 13. Originalmente encontrado em Gerard J. Fitzgerald, "Chemical Warfare and Medical Response During World War I", *American Journal of Public Health* 98, n. 4 (abr. 2008): pp. 611-25.

20 Wilson, J. R. Fita 286/Transcrição LIDDLE/WW1/TR/08/69, Liddle Collection, Brotherton Library Special Collections, Universidade de Leeds.

21 Frederick A. Pottle, *Stretchers: The Story of a Hospital Unit on the Western Front* (New Haven, CT: Yale University Press, 1929), capítulo 4.

22 Nelson Wyatt, "First World War Flyers Risked Shortened Lifespan but Have Extended Legacy", *The Canadian Press*. Disponível em: <www.ctvnews.ca/canada/first-world--war-flyers-risked-shortened-lifespan-but-have-extended-legacy-1.2050829>. Acesso em: 25 jul. 2022.

23 Sean Coughlan, "Graphic Eyewitness Somme Accounts Revealed", *BBC News*, 17 nov. 2016. Disponível em: <www.bbc.co.uk/news/education-37975358>. Acesso em: 25 jul. 2022.

24 Andrew Robertshaw, *First World War Trenches* (Stroud, Reino Unido: History Press, 2014), p. 62.

NOTAS

25   Reginald A. Colwill, *Through Hell to Victory: From Passchendaele to Mons with the 2nd Devons in 1918*, 2ª ed. (Torquay, Reino Unido: Reginald A. Colwill, 1927), pp. 81–82.
26   Van Bergen, *Before My Helpless Sight*, p. 132.
27   Bourke, *Dismembering the Male*, p. 59.
28   "Worst Loss of All. Public Deeply Moved by War-Time Revelation" *Manchester Evening Chronicle*, maio-jun. 1918. Encontrado no Queen's Hospital, Sidcup, Kent: Newspaper Cuttings, London Metropolitan Archives, cidade de Londres H02/QM/Y/01/005, p. 37.
29   Bourke, *Dismembering the Male*, p. 65. Por outro lado, a desfiguração na França era uma lesão de classe 6, considerada menos grave do que cegueira ou perda de membros, e, portanto, não garantia pensão. O cirurgião Léon Dufourmentel lamentou que veteranos franceses mutilados fossem enfrentar dificuldades financeiras: "Infelizmente, é certo que um rosto desfigurado que inspira aversão ou horror, apesar da piedade e do respeito que devemos às vítimas da Grande Guerra, pode causar a esses homens consideráveis preconceitos." Ver Claudine Mitchell, "Facing Horror: Women's Work, Sculptural Practice and the Great War", em Valerie Mainz e Griselda Pollock (orgs.), *Work and the Image II: Work in Modern Times, Visual Mediations and Social Processes* (Aldershot, Reino Unido: Ashgate, 2000), p. 45.
30   Suzannah Biernoff, Portraits of *Violence: War and the Aesthetics of Disfigurement*, (Ann Arbor: University of Michigan Press, 2017), p. 15.
31   Marjorie Gehrhardt, *The Men with Broken Faces: Gueules Cassées of the First World War* (Oxford: Peter Lang, 2015), p. 2. Ver também François-Xavier Long, "Les Blessés de la Face durant la Grande Guerre: Les Origines de la Chirurgie Maxillo-faciale", *Histoire des Sciences Médicales* 36, n. 2 (2002): pp. 175–83.
32   *Biernoff*, "The Rhetoric of Disfigurement", p. 669.
33   Patricia Skinner, "'Better Off Dead Than Disfigured'? The Challenges of Facial Injury in the Premodern Past", *Transactions of the Royal Historical Society* 26 (2016): p. 26.
34   Francis J. McGowan, "My Personal Experiences of the Great War", p. 7. 6 Ensaios Manuscritos por Pacientes com Lesões Faciais no Hospital Sidcup, 1922. LIDDLE/WW1/GA/WOU/34, Ensaio 1. Liddle Collection, Brotherton Library Special Collections, Universidade de Leeds.
35   R. T. McKenzie, *Reclaiming the Maimed: A Handbook of Physical Therapy* (Nova York: Macmillan, 1918), p. 117.
36   "The Loneliest of All Tommies", *Sunday Herald*, jun. 1918. Encontrado no Queen's Hospital, Sidcup, Kent: Newspaper Cuttings, London Metropolitan Archive, H02/QM/Y/01/005, p. 41.
37   Documentos particulares de P. Clare, v. 3.
38   Ibid.
39   Ibid.

40 Ibid.
41 Carta de Percy Clare à sua mãe (s.d.), documentos particulares de P. Clare, cartas a sua mãe.
42 Ernest Wordsworth, "My Personal Experiences of the Great War", 6 ensaios manuscritos de pacientes com lesões faciais no Hospital em Sidcup, 1922. LIDDLE/WW1/GA/WOU/34, Ensaio Liddle Collection, Brotherton Library Special Collections, Universidade de Leeds.
43 Van Bergen, *Before My Helpless Sight*, p. 306.
44 Louis Barthas, *Les Carnets de Guerre de Louis Barthas*, Tonnelier 1914–1918 (Paris: Maspero, 1983), p. 72. Originalmente citado em Van Bergen, *Before My Helpless Sight*, pp. 169–70.
45 Documentos particulares de P. Clare, v. 3.
46 Ibid.
47 Lyn MacDonald, *They Called It Passchendaele* (Londres: Michael Joseph, 1978), p. 118.
48 Citado em Ena Elsey, "Disabled Ex- Servicemen's Experiences of Rehabilitation and Employment After the First World War", *Oral History* 25, n. 2 (outono de 1997): p. 51.
49 "My Personal Experiences of the Great War", 6 ensaios manuscritos de pacientes com lesões faciais no Hospital em Sidcup, 1922. LIDDLE/WW1/GA/WOU/34, Ensaio 6. Liddle Collection, Brotherton Library Special Collections, Universidade de Leeds.
50 Sir Harold Gillies e D. Ralph Millard Jr., *The Principles and Art of Plastic Surgery* (Londres: Butterworth, 1957), p. 23.
51 Citado em Sir Terence Ward, "The Maxillofacial Unit", *Annals of the Royal College of Surgeons of England* 57 (1975): p. 67. Em 1962, William Kelsey Fry fez o discurso de abertura no Primeiro Congresso Internacional de Cirurgia Oral.
52 Notas sobre Lesões Maxilofaciais, relatório apresentado ao Conselho do Exército, 1935, AWM54, 921/3/1. Encontrado em Kerry Neale, "Without the Faces of Men: Facially Disfigured Great War Soldiers of Britain and the Dominions" (tese de doutorado inédita, Universidade de Nova Gales do Sul, Austrália, março de 2015), p. 47. Neale ressalta que é difícil saber em que medida esse protocolo foi adotado.
53 Clare se refere à ferida como uma "Blighty One" em seu diário, mas a frase é mais frequentemente associada a lesões menos incapacitantes.
54 Documentos particulares de P. Clare, v. 3.
55 Fritz August Voigt, *Combed Out* (Londres: Swarthmore Press, 1920), p. 70.
56 Bamji, *Faces from the Front*, p. 31.

1. O TRASEIRO DA BAILARINA

1 Stefan Goebel e Jerry White, "London and the First World War", *London Journal* 41, n. 3 (2016): pp. 199–218. Disponível em: <www.tandfonline.com/doi/full/10.1080/03058034.2016.1216758>. Acesso em: 25 jul. 2022.

NOTAS

2 Ibid.
3 Reginald Pound, *Gillies, Surgeon Extraordinary: A Biography* (Londres: Michael Joseph, 1964), p. 15.
4 Ibid., p. 18.
5 Ibid.
6 Ibid., p. 9.
7 D. Ralph Millard Jr., "Gillies Memorial Lecture: Jousting with the First Knight of Plastic Surgery", *British Journal of Plastic Surgery* 25 (1972): p. 73; Michael Felix Freshwater, "A Critical Comparison of Davis' *Principles of Plastic Surgery* with Gillies' *Plastic Surgery of the Face*", *Journal of Plastic, Reconstructive & Aesthetic Surgery* 64 (2011): p. 20. Freshwater indica que há alguma controvérsia em relação a qual cotovelo ele fraturou. Millard disse a Freshwater que foi o direito; o biógrafo de Gillies, Reginald Pound, afirmou que foi o esquerdo. Um filme de Gillies fazendo uma reconstrução nasal do retalho da testa mostra-o hiperflexionando o punho direito, o que seria compatível com a compensação da rigidez do cotovelo.
8 "The Late Robert Gillies", *Bruce Herald*, Vol. 17, ed. 1759, 18 jun. 1886. Disponível em: <https://paperspast.natlib.govt.nz/newspapers/BH18860618.2.12?fbclid=IwAR38tHrv_zbjP15-xLT5RJSa0MxgHqodP-4uIcrdRRils801XQnoRmOCqwU>. Acesso em: 25 jul. 2022.
9 Pound, *Gillies*, p. 14.
10 Ibid., pp. 15–16.
11 Ibid., p. 13.
12 Carta de Norman Jewson a Reginald Pound. Cartas para Reginald Pound, 1955-1972. Dos Arquivos do Royal College of Surgeons, MS0336.
13 Citado em Pound, *Gillies*, p. 16.
14 Kenneth D. Pringle, Notas sobre Sir Harold Gillies. Cartas a Reginald Pound, 1955-1972.
15 Mick Gillies, *Mayfly on the Stream of Time* (Whitfeld, Reino Unido: Messuage Books, 2000), p. 3.
16 Pound, *Gillies*, p. 20.
17 A relação com a data foi notada pela primeira vez quando o historiador Brian Presland visitou o Museu de História Militar em Viena, onde o carro está em exposição, em 2004.
18 Alguns relatos apontam que o carro do arquiduque era o terceiro na carreata, mas a maioria dos estudiosos concorda que era o segundo. Christopher Clark, *The Sleepwalkers: How Europe Went to War in 1914* (Londres: Penguin, 2013), pp. 367–77. Sou extremamente grata a Clark pelos detalhes incluídos nesta seção do livro.
19 Ibid., p. 371.
20 Citado ibid.

21 Citado ibid., p. 373.
22 Ibid.
23 Greg King e Sue Woolmans, *The Assassination of the Archduke: Sarajevo 1914 and the Murder That Changed the World* (Londres: Pan Books, 2014), p. 204.
24 Citado em Clark, *Sleepwalkers*, p. 374.
25 Segundo alguns relatos, o Gräf & Stift não tinha marcha a ré. O sr. Ilming, especialista em armas e tecnologia do Museu de História Militar de Viena, diz que o carro tem marcha a ré, mas que a troca de marcha demorava muito por conta dos padrões técnicos da época. Benjamin Preston, "The Car That Witnessed the Spark of World War I", *The New York Times*, 10 jul. 2014. Disponível em: <www.nytimes.com/2014/07/11/automobiles/the-car-that-witnessed-the-spark-of-world-war-i.html>. Acesso em 25 jul. 2022.
26 Clark, *Sleepwalkers*, pp. 375–76.
27 Esta estatística é proveniente da pesquisa em www.britishnewspaperarchive.co.uk.
28 *Daily Record*, 27 jun. 1914, p. 6.
29 Matthew Johnson, "More Than Spectators? Britain's Liberal Government and the Decision to Go to War in 1914", *The Conversation*, 4 ago. 2014. Disponível em: <http://theconversation.com/more-than-spectators-britains-liberal-government-and-the-decision-to-go-to-war-in-1914-30053>. Acesso em 25 jul. 2022.
30 *Daily Mirror*, 5 ago. 1914, p. 3.
31 "Voices of the First World War: Joining Up", Imperial War Museums podcast. Disponível em: <www.iwm.org.uk /history/voices-of-the-first-world-war-joining-up>. Acesso em 25 jul. 2022.
32 Detalhes obtidos de "The Teenage Soldiers of World War One", *BBC News*, 11 nov. 2014. Disponível em: <www.bbc.co.uk/news/magazine-29934965>. Acesso em 25 jul. 2022. Ver David Lister, *Die Hard, Aby! Abraham Bevistein — The Boy Soldier Shot to Encourage the Others* (Barnsley, Reino Unido: Pen & Sword Military, 2005).
33 George Coppard, *With a Machine Gun to Cambrai: The Tale of a Young Tommy in Kitchener's Army, 1914–1918* (Londres: Her Majesty's Stationery Office, 1969), p. 19.
34 Citado em Van Bergen, *Before My Helpless Sight*, pp. 443–44.
35 Denis Winter, *Death's Men: Soldiers of the Great War* (Londres: Allen Lane, 1978), p. 23.
36 "Voices of the First World War: Joining Up".
37 Max Arthur, *Forgotten Voices of the Great War* (Londres: Random House, 2012), pp. 18-22.
38 Van Bergen, *Before My Helpless Sight*, p. 39.
39 Citado em Stella Bingham, *Ministering Angels* (Londres: Osprey Publishing, 1979), p. 132.
40 Ibid. p. 133.
41 Lyn MacDonald, *The Roses of No Man's Land* (Londres: Michael Joseph, 1980), p. 165.

NOTAS

42 Citado em Janet S. K. Watson, "Wars in the Wards: The Social Construction of Medical Work in First World War Britain", *Journal of British Studies* 41 (out. 2002): p. 493.
43 Citado em ibid., p. 494.
44 Citado em Fiona Reid, *Medicine in First World War Europe: Soldiers, Medics, Pacifists* (Londres: Bloomsbury, 2017), p. 4.
45 Reginald Pound afirma que a Cruz Vermelha enviou Gillies no fim de janeiro; Gillies diz que foi para a França "no início de 1915". Pound, *Gillies*, p. 22; Gillies e Millard, *Principles and Art of Plastic Surgery*, p .6. Ver também "New Commandant of Belgian Field Hospital", *The Times*, 5 maio 1915, p. 13.
46 Gabinete de Registros Gerais, registro de nascimento de Margaret Gillies, St. Marylebone, Londres (nascida em 31 de janeiro de 1915, no número 73 da New Cavendish Street; registrada em 25 de fevereiro de 1915, por K. M. Gillies). Cópia em PDF em posse da autora.

2. O FANTASMA PRATEADO

1 William Cruse, "Auguste Charles Valadier: A Pioneer in Maxillofacial Surgery", *Military Medicine* 152, n. 7 (1987): pp. 337–38.
2 Citado ibid., p. 338.
3 Ibid, p. 338.
4 M. J. Newell (org.), *Ex Dentibus Ensis: A History of the Army Dental Service* (Aldershot, Reino Unido: RADC Historical Museum, 1997), p. 11.
5 O Exército acabou enviando dentistas para a África do Sul.
6 "Dental Examiners to the Forces (Editorial)", *New Zealand Dental Journal* 10 (janeiro de 1915): pp. 150–51. Encontrado em Harvey Brown, *Pickerill: Pioneer in Plastic Surgery, Dental Education and Dental Research* (Dunedin, Nova Zelândia: Otago University Press, 2007), p. 107.
7 Citado em Penny Starns, *Sisters of the Somme: True Stories from a First World War Field Hospital* (Stroud, Reino Unido: History Press, 2016), p. 55.
8 Punch (19 ago. 1914). Encontrado em Nic Clarke, *Unwanted Warriors: Rejected Volunteers of the Canadian Expeditionary Force* (Vancouver: University of British Columbia Press, 2016), p. 82.
9 Robert Roberts, *The Classic Slum: Salford Life in the First Quarter of the Century* (Manchester, Reino Unido: Manchester University Press, 1971), p. 150.
10 Starns, *Sisters of the Somme*, p. 13.
11 Sylvestre Moreira, "The Dental Service in War", *Dental Surgeon* 14, n. 685 (15 dez. 1917): p. 488, citado em F.S.S. Gray, "The First Dentists Sent to the Western Front During the First World War", *British Dental Journal* 222, n. 11 (2017): p. 893.
12 Citado em Cruse, "Auguste Charles Valadier", p. 339. Há dúvidas em relação a Valadier ter sido o dentista que extraiu o dente do general Haig. Cruse e outros estudiosos de-

fendem que foi ele, dada sua proximidade com o Batalhão de Aisne, sua reputação e o fato de Haig mais tarde o ter recomendado para receber uma condecoração. Por essas razões, incluí esta história no livro.

13 L. J. Godden, *History of the Royal Army Dental Corps* (Aldershot, Reino Unido: Royal Army Dental Corps, 1971), p. 5.

14 Ibid., p. 8.

15 A. L. Walker, "A Base Hospital in France, 1914–1915", Scarletfinders. Disponível em: <www.scarletfinders.co.uk/156.html>. Acesso em 25 jul. 2022.

16 Neale, "Without the Faces of Men", p. 47.

17 Para obter mais informações sobre Joseph Lister, consulte Lindsey Fitzharris, *Medicina dos horrores: A história de Joseph Lister, o homem que revolucionou o apavorante mundo das cirurgias do século XIX* (Rio de Janeiro: Intrínseca, 2019).

18 A. G. Butler, *Official History of the Australian Medical Services, 1914–1918*, v. 2 (Canberra: Memorial de Guerra da Austrália, 1940), p. 315.

19 Tom Scotland, *A Time to Die and a Time to Live, Disaster to Triumph: Groundbreaking Developments in Care of the Wounded on the Western Front 1914–18* (Warwick, Reino Unido: Helion, 2019), pp. 71–7.

20 J. E. McAuley, "Charles Valadier: A Forgot Pioneer in the Treatment of Jaw Injuries", *Proceedings of the Royal Society of Medicine* 67, n. 8 (1974): p. 786.

21 Murray C. Meikle, *Reconstructing Faces: The Art and Wartime Surgery of Gillies, Pickerill, McIndoe e Mowlem* (Dunedin, Nova Zelândia: Otago University Press, 2013), p. 48.

22 Os passos exatos de Gillies na França são incertos. Eu os tracei o melhor que pude usando uma série de fontes citadas neste capítulo, mas ainda há lacunas. Em *The Principles and Art of Plastic Surgery*, Harold Gillies afirma que chegou à França no início de 1915. Seu biógrafo Reginald Pound corrobora a data, afirmando que foi no fim de janeiro de 1915. Um artigo no *The Times* afirma que Gillies chegou ao Hospital de Campo belga em Hoogstade no início de maio. No mês seguinte, foi promovido a major e transferido para o Hospital de Base das Forças Aliadas de Étaples, na França, onde permaneceu até dezembro. Antes de assumir seu novo cargo, ele saiu de licença. Voltou para Londres, onde o escritor esportivo Henry Leach o viu jogando golfe. De acordo com Gillies, ele viajou para Paris em junho para visitar Hippolyte Morestin. Tanto Gillies quanto Pound sugerem que ele conheceu Valadier antes de ter conhecido Morestin. Portanto, parece-me provável que Gillies tenha conhecido Valadier nos meses que *antecederam* sua designação para o Hospital de Campo belga. O período entre janeiro e maio não é citado nos registros. É possível que Gillies tenha conhecido Valadier depois de deixar o Hospital de Campo da Bélgica, mas antes de conhecer Morestin. O intervalo de tempo é tão curto, no entanto, que não acho que seja um cenário provável. Os documentos também afirmam que Gillies foi designado para a unidade de mandíbula de Valadier para supervisionar o trabalho

do dentista, o que implica que era um posto oficial, em vez de um encontro casual enquanto ele estava de licença.

23 Um uso antigo do termo em relação à cirurgia foi feito pelo cirurgião alemão Carl Ferdinand von Gräfe em seu artigo "Rhinoplastik", publicado em 1818. Ver John D. Holmes, "Development of Plastic Surgery", in *War Surgery 1914–18*, Thomas Scotland e Steven Heys (orgs.) (Solihull, Reino Unido: Helion, 2012), p. 258.

24 Pat Leonard, "The Bullet That Changed History", *The New York Times*, 31 ago. 2012. Disponível em: <https://opinionator.blogs.nytimes.com/2012/08/31/the-bullet-that--changed-history/>. Acesso em 25 jul. 2022.

25 Gurdon Buck, *Case of Destruction of the Body of the Lower Jaw and Extensive Disfiguration of the Face from a Shell Wound* (Albany, NY: Private Printing, 1866), pp. 4–5. Originalmente encontrado em David Seed, Stephen C. Kenny e Chris Williams (orgs.), *Life and Limb: Perspectives on the American Civil War* (Liverpool: Liverpool University Press, 2016), p. 90.

26 *The Medical and Surgical History of the War of the Rebellion (1861–65)/ Prepared, in accordance with the Acts of Congress, Under the Direction of Surgeon General Joseph K. Barnes, United States Army* (Washington, D.C.: Government Printing Office, 1870-88), p. 721.

27 F. W. Seward, *Seward at Washington as Senator and Secretary of State: A Memoir of His Life, with Selections from His Letters (1861–1872)* (Nova York: Derby & Miller, 1891), p. 270. Ver também "Terrible Tragedy in Washington: Murder of the President, Attempted Murder of Mr. Seward", *The New York Times*, 17 abr. 1865.

28 William W. Keen, "Gangrena of the Face Following Salivation", National Museum of Army Medicine, arquivo 1000867; Gurdon Buck, *Contributions to Reparative Surgery* (Nova York: D. Appleton, 1876), pp. 36, 38. Originalmente encontrado em Seed, Kenny e Williams, *Life and Limb*, pp. 90–91.

29 George Alexander Otis, *The Medical and Surgical History of the War of the Rebellion*, parte 1, v. 2 (Washington, D.C.: Government Printing Office, 1876).

30 Blair O. Rogers e Michael G. Rhode, "The First Civil War Photographs of Soldiers with Facial Wounds", *Journal of Aesthetic Plastic Surgery* 19 (1995): p. 271.

31 Observação do sr. C. Bowdler Henry em McAuley, "Charles Valadier", p. 788.

32 Citado em J. E. McAuley, "Valadier Revisited", *Dental Historian* 19 (1990): p. 19.

33 Citado em ibid.

34 Garffild Lloyd Lewis, *Faced with Mametz* (Llanrwst, Reino Unido: Gwasg Carreg Gwalch, 2017), p. 89.

35 Herman H. de Boer, "The History of Bone Grafts", *Clinical Orthopaedics and Related Research* 226 (jan. 1988): pp. 292–8.

36 Carta de Philip Thorpe a Reginald Pound, 30 mar. 1963, 2, Cartas a Reginald Pound.

37 Lewis, *Faced with Mametz*, p. 92.

38 Meikle, *Reconstructing Faces*, p. 49.

39 Carta de Philip Thorpe ao sr. J. E. McAuley, 29 maio 1965, Museu da Medicina Militar, Aldershot, RU, RADCCF/3/3/4/55/VALA.
40 Meikle, *Reconstructing Faces*, p. 52.
41 Gillies e Millard, *Principles and Art of Plastic Surgery*, p. 6.
42 Ibid., p. 22.
43 Harold Gillies, "The Problems of Facial Reconstruction", *Transactions of the Medical Society of London* 41 (1918): p. 165.

3. MISSÃO ESPECIAL

1 *The Times*, 5 maio 1915, p. 13. De acordo com o jornal, Gillies partiu para a Bélgica com Morrison no sábado, 1º de maio de 1915.
2 Henry Sessions Souttar, *A Surgeon in Belgium* (Londres: Edward Arnold, 1915), pp. 110–27.
3 C. P. Blacker, *Have You Forgotten Yet? The First World War Memoirs by C. P. Blacker* (Barnsley, Reino Unido: Leo Cooper, 2000), pp. 17–18.
4 "Belgian Field Hospital", *The Times*, 27 abr. 1916, 8.
5 *A War Nurse's Diary: Sketches from a Belgian Field Hospital* (Nova York: Macmillan, 1918), pp. 86–8.
6 *The Times*, 7 set. 1915, 6.
7 *A War Nurse's Diary*, p. 87.
8 Ibid.
9 *The Times*, 5 maio 1915, p. 13.
10 Blacker, *Have You Forgetten Yet?*, pp. 28–29.
11 *A War Nurse's Diary*, p. 102.
12 Ibid., p. 99.
13 Van Bergen, *Before My Helpless Sight*, pp. 65–66. Os alemães introduziram gás cloro com efeito mínimo na frente oriental russa em Bolimov no início da guerra, onde fazia tanto frio que o gás congelou.
14 "Voices of the First World War: Gas Attack at Ypres", podcast dos Imperial War Museums. Disponível em: <iwm.org.uk/history/voices-of-the-first-world-war-gas-attack-at-ypres>. Acesso em 25 jul. 2022.
15 *A War Nurse's Diary*, p. 99.
16 O nº 7 era conhecido como o "Hospital de Base das Forças Aliadas". Teve uma existência curta, com duzentos leitos, no Hotel Christol, Boulogne, de 23 de outubro de 1914 a 11 de janeiro de 1915. Reabriu por cerca de cinco meses em Étaples, de agosto a novembro de 1915. Gillies se despediu no fim de junho e, ao retornar à França, parou em Paris para visitar Morestin. Ele provavelmente chegou ao Hospital de Base das Forças Aliadas pouco antes ou assim que foi reaberto, em agosto de 1915. William Grant

NOTAS

Macpherson, *History of the Great War Based on Official Documents. Medical Services General History*, v. 2 (Londres: His Majesty's Stationery Office, 1923), p. 73.

17 Henry Leach, "The Golfer's Progress", *Illustrated Sporting and Dramatic News*, 26 jun. 1915, 470.

18 Ibid.

19 Darryl Tong, Andrew Bamji, Tom Brooking e Robert Love, "Plastic Kiwis-New Zealanders and the Development of a Specialty", *Journal of Military and Veterans' Health* 17 (out. 2008): p. 12. Ver também W. H. Dolamore, "The Treatment in Germany of Gunshot Injuries of the Face and Jaws", *British Dental Journal* 37 (suplemento sobre a guerra, 1916): pp. 105–84.

20 Citado em Pound, *Gillies*, p. 23. Pound diz que foi um livro que inspirou Gillies, mas Andrew Bamji mais tarde especulou que poderia ter sido um artigo.

21 Georges Duhamel, "A Muster of Ghosts", in *Light on My Days: An Autobiography*, trad. Basil Collier (Londres: J. M. Dent & Sons, 1948), p. 275.

22 Ibid, pp. 276–7.

23 J. L. Faure, "H. Morestin (1869–1919)", *Presse Médicale* 27 (1919): p. 109. Originalmente encontrado em Blair O. Rogers, "Hippolyte Morestin (1869–1919). Part I: A Brief Biography", *Aesthetic Plastic Surgery* 6 (1982): p. 143.

24 David Tolhurst, *Pioneers in Plastic Surgery* (Cham, Suíça: Springer, 2015), pp. 35–38. Ver também Rogers, "Hippolyte Morestin (1869–1919)", pp. 141–47.

25 Gillies e Millard, *Principles and Art of Plastic Surgery*, p. 7.

26 Ibid.

27 Ibid.

28 Gillies permaneceu no Hospital de Base das Forças Aliadas até dezembro de 1915. *London Gazette*, suplemento 29415 (23 dez. 1915), 12804.

29 Gillies e Millard, *Principles and Art of Plastic Surgery*, p. 22.

30 Para saber mais sobre a relação entre Gillies e Kazanjian, consultar Hagop Martin Deranian, *Miracle Man of the Western Front: Dr. Varaztad H. Kazanjian, Pioneer Plastic Surgeon* (Worcester: Chandler House Press, 2007), pp. 106–8.

31 Bamji, *Faces from the Front*, p. 48.

4. UMA ARTE NOVA E ESTRANHA

1 Catherine Black, *King's Nurse — Beggar's Nurse* (Londres: Hurst & Blackett, 1939), p. 85.

2 Ibid., pp. 85–6.

3 Ibid., p. 84.

4 La Motte, "The Backwash of War", pp. 13–14.

5 Van Bergen, *Before My Helpless Sight*, pp. 286–7.

6   Bingham, *Ministering Angels*, 139. Possivelmente apócrifo.
7   Citado em Gehrhardt, *The Men with Broken Faces*, p. 55.
8   Mary Borden, *The Forbidden Zone* (Londres: William Heinemann, 1929), p. 142.
9   *Black, King's Nurse — Beggar's Nurse*, p. 84.
10 Gillies e Millard, *Principles and Art of Plastic Surgery*, p. 8.
11 Duhamel, "A Muster of Ghosts", p. 278.
12 Gillies, carta a Millard, 12 set. 1951. Citado em Bamji, *Faces from the Front*, p. 49.
13 Pound, *Gillies*, p. 25.
14 H. D. Gillies e L. A. B. King, "Mechanical Supports in Plastic Surgery", *The Lancet* (17 mar. 1917): p. 412.
15 H. D. Gillies, *Plastic Surgery of the Face Based on Selected Cases of War Injuries of the Face Including Burns* (Londres: Henry Frowde, 1920), p. 12.
16 Gillies e Millard, *Principles and Art of Plastic Surgery*, p. 11.
17 Ibid., p. 13.
18 Pound, *Gillies*, pp. 26-7.
19 Ibid., p. 40.
20 Gillies e Millard, *Principles and Art of Plastic Surgery*, p. 12.
21 E. D. Toland, *The Aftermath of Battle* (Londres: Macmillan, 1916), pp. 43-4. Originalmente encontrado em Neale, "Without the Faces of Men", p. 139.
22 Lisa Haushoher, "Between Food and Medicine: Artificial Digestion, Sickness, and the Case of Benger's Food", *Journal of the History of Medicine and Allied Sciences* 73, n. 2 (2018): p. 169.
23 Mark Harrison, *The Medical War: British Military Medicine in the First World War* (Oxford: Oxford University Press, 2010), p. 10.
24 "Medical Work in the Field and at Home", capítulo 66 de *The Times History of the War*, parte 41, v. 4 (Londres: *The Times*, 1915), p. 42.
25 Citado em Pound, *Gillies*, p. 26.
26 La Motte, "The Backwash of War", p. 9.
27 Gillies, "The Problems of Facial Reconstruction", pp. 165-70.
28 Denis Winter, *Death's Men: Soldiers of the Great War* (Londres: Allen Lane, 1978), p. 83.
29 Albee, *A Surgeon's Fight to Rebuild Men*, p. 128.
30 "Experiments in Armour", *The Times*, 22 jul. 1915, p. 7.
31 "Steel-Clad Soldiers", *The Times*, 8 mar. 1917, p. 3.
32 Neale, "Without the Faces of Men", p. 37.
33 Pound, *Gillies*, pp. 38, 49.
34 Citado ibid., p. 39.
35 Citado ibid.
36 Albee, *A Surgeon's Fight to Rebuild Men*, p. 110.
37 Citado em Pound, *Gillies*, p. 37.

NOTAS

38 Ward Muir, *The Happy Hospital* (Londres: Simpkin, Marshall, 1918), p. 143. Originalmente encontrado em Biernoff, "The Rhetoric of Disfigurement", p. 668.
39 Muir, *The Happy Hospital*, pp. 143-4.
40 Black, *King's Nurse — Beggar's Nurse*, p. 86.
41 Ibid., p. 85.
42 Gillies e Millard, *Principles and Art of Plastic Surgery*, p. 10.
43 O soldado William Henry Young morreu em agosto de 1916, mas foi ferido em dezembro de 1915, por isso inseri a história dele neste capítulo.
44 Na lápide de Young consta que ele morreu aos 38 anos, mas registros de nascimento e morte indicam que foi aos quarenta.
45 Henry L. Kirby, *Private William Young V.C.: One of Preston's Heroes of the Great War* (Blackburn, Reino Unido: T.H.C.L. Books, 1985), pp. 6-7.
46 Ibid., pp. 9-10.
47 "Private William Young VC", Lancashire Infantry Museum. Disponível em: <www.lancashireinfantrymuseum.org.uk/for-valour/>. Acesso em 26 jul. 2022.
48 Citado em Kirby, *Private William Young V.C.*, p. 9.
49 Citado em ibid., p. 10.
50 Ibid., pp. 11-2.
51 Gillies e Millard, *Principles and Art of Plastic Surgery*, p. 25.
52 Ibid.
53 Kirby, *Private William Young V.C.*, p. 13.
54 Scotland, *A Time to Die and a Time to Live*, p. 86.
55 Kirby, *Private William Young V.C.*, p. 13.
56 Ibid., p. 6.
57 Death of the Preston V.C. After an Operation", *Yorkshire Post*, 29 ago. 1916, p. 6.
58 Ibid.

5. A CÂMARA DOS HORRORES

1 Gillies e Millard, *Principles and Art of Plastic Surgery*, p. 30.
2 Gillies, *Plastic Surgery of the Face*, p. 23.
3 Gillies e Millard, *Principles and Art of Plastic Surgery*, p. 30.
4 "Moulding New Faces. From a Surgeon", *Daily Mail*, 15 set. 1916, p. 3.
5 Citado em Pound, *Gillies*, pp. 39-40.
6 Citado em ibid., p. 29.
7 Citado em ibid.
8 Anthony Bertram, *Paul Nash: The Portrait of an Artist* (Londres: Faber and Faber, 1955), p. 39.
9 L. Morris (org.), *Henry Tonks and the "Art of Pure Drawing"* (Norwich: Norwich School of Art Gallery, 1985), p. 8.

10 Gilbert Spencer, *Memoirs of a Painter* (Londres: Chatto & Windus, 1974), p. 31.
11 Joseph Hone, *The Life of Tonks* (Londres: William Heinemann, 1939), p. 11.
12 Ibid., p. 110.
13 Ibid.
14 Ibid.
15 Jerry White, *London in the Twentieth Century: A City and Its People* (Londres: Viking, 2001), pp. 103–4.
16 Goebel and White, "London and the First World War", pp. 199–218. Disponível em: <www.tandfonline.com/doi/full/10.1080/03058034.2016.1216758>. Acesso em 26 jul. 2022.
17 Citado em Richard Hough, *Louis and Victoria: The Family History of the Mountbattens*, 2ª ed. (Londres: Weidenfeld e Nicolson, 1984), p. 246.
18 *Hackney e Kingsland Gazette*, 14 set. 1914. Originalmente encontrado em Jerry White, Zeppelin Nights: London in the First World War (Londres: Bodley Head, 2014), p. 73.
19 *The Times*, 26 set. e 26 out. 1914.
20 White, *Zeppelin Nights*, p. 72.
21 Hone, *Life of Tonks*, p. 111.
22 Suzannah Biernoff, "Flesh Poems: Henry Tonks and the Art of Surgery", *Visual Culture in Britain* 11, n. 1 (2010): p. 25.
23 George Moore, *Conversations in Ebury Street* (Londres: William Heinemann, 1924), p. 117.
24 Henry Tonks, "Notes from 'Wander Years,'" *Artwork* 5 (1929): p. 235.
25 Citado em Hone, *Life of Tonks*, p. 111.
26 Citado em ibid., p. 112.
27 Citado em ibid., pp. 114–5.
28 Citado em ibid., 115.
29 Citado em ibid., 126.
30 Citado em ibid.
31 O comentário é atribuído a uma "anfitriã de Londres" não identificada por Pound, *Gillies*, 30.
32 Ashley Ekins e Elizabeth Stewart (orgs.), *War Wounds: Medicine and the Trauma of Conflict* (Wollombi: Exisle Publishing, 2011), p. 69.
33 Citado em Hone, *Life of Tonks*, p. 127.
34 D. S. MacColl, "Professor Henry Tonks", *Burlington Magazine for Connoisseurs* 70 (fev. 1937): p. 94.
35 Citado em Hone, *Life of Tonks*, p. 127.
36 "An Eyewitness. Remarkable Narrative", *Daily Mail*, sábado, 17 jun. 1916, p. 4.
37 Gravações de áudio dos Imperial War Museums: AC 4096, rolo 1 C. Falmer. Originalmente citado em Nigel Steel e Peter Hart, *Jutland, 1916: Death in the Grey Wastes* (Londres: Cassell, 2003), p. 95.

NOTAS

38. Imperial War Museums Documents: E. C. Cordeaux: carta manuscrita, ca. 6/1916. Originalmente citado em Steel e Hart, *Jutland*, 1916, p. 95.
39. Documentos dos Imperial War Museums: Misc. 1010, R. Church Collection: S-King Hall, Manuscrito tipografado. Originalmente citado em Steel e Hart, *Jutland*, 1916, p. 108.
40. Citado de "Jutland", podcast dos Imperial War Museums. Disponível em: <www.iwm.org.uk/history/voices-of-the-first-world-war-jutland>. Acesso em 26 jul. 2022.
41. A.E.M. Chatfield, *The Navy and Defence: The Autobiography of Admiral of the Fleet Lord Chatfield*, v. 1 (Londres: William Heinemann, 1942), p. 143.
42. G. J. Meyer, *A World Undone: The Story of the Great War, 1914–1918* (Nova York: Bantam Books, 2015), p. 421.
43. Citado do podcast "Jutland", dos Imperial War Museums.
44. Carta manuscrita e assinada "Albert" por Sua Alteza Príncipe Albert, mais tarde Rei George VI, à sra. Eugenie Godfrey-Faussett, 11 jun. 1916, Documentos dos Imperial War Museums, 2884. "Letter Written by HM King George VI Describing the Battle of Jutland, junho de 1916". Disponível em: <www.iwm.org.uk/collections/item/object/1030002834>. Acesso em 26 jul. 2022.
45. Juliet Gardiner e Neil Wenborn (orgs.), *The History Today Companion to British History* (Londres: Collins & Brown, 1995), p. 443.
46. "An Eyewitness. Remarkable Narrative", p. 4.
47. Documentos dos Imperial War Museums: C. Caslon Collection, "Recollections of the Battle of Jutland", p. 16. Citado em Steel e Hart, *Jutland*, 1916, p. 402.
48. Citado em Steel e Hart, *Jutland*, 1916, pp. 415–6.
49. Documentos dos Imperial War Museums: D. Lorimer, Typescript, p. 122. Citado em Steel e Hart, *Jutland*, 1916, p. 408.
50. Documentos dos Imperial War Museums: Misc. p. 1010, R. Church Collection: J. Handley, *Resposta manuscrita a questionário*, ca. 1970-74. Citado em Steel e Hart, *Jutland*, 1916, p. 409.
51. Documentos dos Imperial War Museums: C. Caslon Collection, "Recollections of the Battle of Jutland", p. 17. Citado em Steel e Hart, *Jutland*, 1916, p. 405.
52. Documentos dos Imperial War Museums: C. E. Leake, Tipografado do manuscrito original de 1917, 1971. Citado em Steel e Hart, *Jutland*, 1916, pp. 381–2.
53. Documentos dos Imperial War Museums: G. E. D. Ellis, cópia em microfilme de diário manuscrito, 31 maio 1916. Citado em Steel e Hart, *Jutland*, 1916, p. 210.
54. Documentos dos Imperial War Museums: D. Lorimer: Datilografia, pp. 120–1. Citado em Steel e Hart, *Jutland*, 1916, pp. 160–1. Encontrado em Bamji, *Faces from the Front*, p. 23.
55. Documentos dos Imperial War Museums: D. Lorimer: Datilografia, pp. 120–1. Citado em Steel e Hart, *Jutland*, 1916, pp. 160–1. Encontrado em Bamji, *Faces from the Front*, p. 23.
56. Ibid., p. 24.

57 Documentos dos Imperial War Museums: Diversos. 1010, R. Church Collection: F. J. Arnold, resposta manuscrita a questionário, ca. 1970-74. Citado em Steel e Hart, *Jutland*, 1916, p. 159.
58 A. Maclean e H.E.R. Stephens, "Surgical Experiences in the Battle of Jutland", *Journal of the Royal Naval Medical Service* 2 (1916): pp. 421-5.
59 Em 18 de julho de 2009, o último veterano sobrevivente da batalha, Henry Allingham, morreu, aos 113 anos, sendo o homem mais velho do mundo na época e um dos últimos veteranos sobreviventes de toda a guerra. "Britain's Oldest Veteran Recalls WWI", *BBC News*, 26 jun. 2006. Disponível em: <http://news.bbc.co.uk/1/hi/uk/5098174.stm>. Acesso em 26 jul. 2022.
60 Gillies, *Plastic Surgery of the Face*, p. 356.
61 Ibid.
62 Ibid., pp. 3-4.
63 Thomas Dent Mütter, "Cases of Deformity from Burns, Relieved by Operations", *American Journal of the Medical Sciences*, n.s. 4 (1842): pp. 66-80.
64 Gillies, *Plastic Surgery of the Face*, p. 4.
65 Thomas Dent Mütter, *Cases of Deformity from Burns: Successful Treated by Plastic Operations* (Filadélfia: Merrihew & Thompson, 1843), p. 17.
66 Gillies, *Plastic Surgery of the Face*, p. 123.
67 Ibid., p. 8.
68 Gillies e Millard, *Principles and Art of Plastic Surgery*, p. 11.
69 Ibid., p. 12.
70 Citado em Pound, *Gillies*, p. 36.
71 Ibid., p. 33.

6. A ALA SEM ESPELHO

1 Documentos particulares de S. W. Appleyard, Imperial War Museums 7990, 82/1/1 52-60. Encontrado em Andrew Roberts, Elegy: *The First Day on the Somme* (Londres: Head of Zeus, 2015), p. 86.
2 Citado em G. J. Meyer, *A World Undone: The Story of the Great War, 1914-1918* (Nova York: Bantam Books, 2015), p. 386.
3 Documentos particulares do major A. E. Bundy, Documentos dos Imperial War Museums, 10828. Citado em Anthony Richards, *The Somme: A Visual History* (Londres: Imperial War Museums, 2016), p. 79.
4 Gillies e Millard, *Principles and Art of Plastic Surgery*, pp. 17-8; *Gillies, Plastic Surgery of the Face*, 264-5. A história de Seymour também é discutida em Bamji, *Faces from the Front*, pp. 19, 77, 172 e 192.
5 Citado em Van Bergen, *Before My Helpless Sight*, p. 83.

NOTAS

6 "Voices of the First World War: The First Day of the Somme", podcast dos Imperial War Museums. Disponível: <www.iwm.org.uk/history/voices-of-the-first-world-war-the-first-day-of-the-somme>. Acesso em 26 jul. 2022.

7 Sean Coughlan, "Graphic Eyewitness Somme Accounts Revealed", BBC News, 17 nov. 2016. Disponível em: <www.bbc.co.uk/news/education-37975358>. Acesso em 26 jul. 2022.

8 Van Bergen, *Before My Helpless Sight*, p. 77.

9 Ibid.

10 Martin Middlebrook, *The First Day on the Somme* (Barnsley: Pen & Sword Military, reimpressão de 2003), p. 264. Middlebrook observa que não se sabe o número exato de perdas alemãs na batalha do dia, já que suas unidades só faziam os feridos retornarem uma vez a cada dez dias.

11 Starns, *Sisters of the Somme*, p. 94.

12 Citado em Elsey, "Disabled Ex-Servicemen's Experiences of Rehabilitation and Employment After the First World War", p. 52.

13 Ibid.

14 Philip Gibbs, *Realities of War* (Londres: Heinemann, 1920), p. 287.

15 Gillies e Millard, *Principles and Art of Plastic Surgery*, p. 12.

16 Citado em Pound, *Gillies*, p. 33.

17 Black, *King's Nurse — Beggar's Nurse*, p. 87.

18 É discutível se essa técnica foi concebida de forma independente por Gustavo ou se chegou à Itália oriunda da Índia. Para obter mais informações, consultar Isabella C. Mazzola e Riccardo F. Mazzola, "History of Reconstructive Rhinoplasty", *Journal of Facial Plastic Surgery* 30, n. 3 (2014): pp. 227–36.

19 Ambrose Paré, *The Workes of that famous Chirurgion Ambrose Parey,* Traduzido do latim e comparado com o francês por Th[omas] Johnson (Londres: Impresso por Th. Cotes e R. Young, 1634), sig. Ddd4(v). Originalmente encontrado em Emily Cock, "'Lead[ing] 'Em by the Nose into Publick Shame and Derision': Gaspare Tagliacozzi, Alexander Read and the Lost History of Plastic Surgery, 1600–1800", *Social History of Medicine* 28, n. 1 (2015): p. 7.

20 Gaspare Tagliacozzi, "Letter to Mercuriale", em Martha Teach Gnudi e Jerome Pierce Webster, *The Life and Times of Gaspare Tagliacozzi: Surgeon of Bologna, 1545-1599* (Nova York: Rechner, 1950), p. 137.

21 Edward Ward e Thomas Brown, *The Legacy for the Ladies: Or, Characters of the Women of the Age* (Londres: S. Briscoe, 1705), sig. M4(v). Originalmente citado em Cock, "'Lead[ing] 'Em by the Nose'", p. 2.

22 Cock, "'Lead[ing] 'Em by the Nose'", p. 2.

23 Citado em Sander L. Gilman, *Making the Body Beautiful* (Princeton: Princeton University Press, 1999), p. 68.

24 René-Jacques Croissant de Garengeot, *Traité des Opérations de Chirurgie* (Paris: Huart, 1731), p. 55. Citado em Thomas Gibson, "Early Free Grafting: The Restitution of Parts Completely Separated from the Body", *British Journal of Plastic Surgery* 18 (1965): p. 3.
25 J. Thomson, *Lectures on Inflammation* (Edimburgo: William Blackwood, 1813), p. 230.
26 Gilman, *Making the Body Beautiful*, p. 71.
27 Bamji, *Faces from the Front*, p. 75.
28 Pound se refere a este caso brevemente, mas alega que o paciente foi submetido à cirurgia enquanto estava na prisão alemã. Bamji aborda o caso em mais detalhes e o identifica como Leonard Tringham — que, na realidade, havia passado por essa cirurgia fracassada em Birmingham. Pound, *Gillies*, p. 55; Bamji, *Faces from the Front*, p. 78; Gillies, *Plastic Surgery of the Face*, p. 228.
29 Gillies e Millard, *Principles and Art of Plastic Surgery*, p. 17; Gillies, *Plastic Surgery of the Face*, pp. 264–5.
30 Kelly Smale, "William Spreckley Was Treated at Queens Hospital in Sidcup in 1917", *News Shopper*, 19 jul. 2012. Disponível em: <www.newsshopper.co.uk/news/9826677.william-spreckley-was-treated-at-queens-hospital-in-sidcup-in-1917/>. Acesso em 26 jul. 2022.
31 Gillies, *Plastic Surgery of the Face*, pp. 294–8.
32 Gillies e Millard, *Principles and Art of Plastic Surgery*, p. 40.
33 Ibid.
34 Ibid.
35 Citado em Pound, *Gillies*, p. 37.
36 Citado em ibid., p. 39.
37 *Black, King's Nurse — Beggar's Nurse*, pp. 86–7.
38 Citado em Pound, *Gillies*, p. 23.
39 Capt. Holtzapffel, "Amateur Soldier" (não publicado e sem data), p. 86, Liddle Collection, Brotherton Library Special Collections, Universidade de Leeds, G. A. Wounds 58. Originalmente encontrado em Fiona Reid, "Losing Face: Trauma and Maxillofacial Injury in the First World War", em Jason Crouthamel e Peter Leese (orgs.), *Psychological Trauma and the Legacies of the First World War* (Basingstoke: Palgrave Macmillan, 2017), p. 32.
40 Citado em Pound, *Gillies*, p. 35.
41 *Black, King's Nurse — Beggar's Nurse*, pp. 87–9.
42 W. Arbuthnot Lane, "War." Autobiografia não publicada. Wellcome Library, Arquivos e manuscritos GC/127/A/2.
43 Pound, *Gillies*, p. 35. A enfermeira Black não menciona esse detalhe em seu relato. Isso vem de uma citação direta de Gillies para Pound sobre o destino desse paciente.
44 A história do soldado Walter Ashworth é discutida extensivamente em Schama, *The Face of Britain*, pp. 532–4.

NOTAS

45 Gillies e Millard, *Principles and Art of Plastic Surgery*, p. 13.
46 Bamji, *Faces from the Front*, pp. 72–3.
47 Notas sobre o caso de Walter Ashworth. Dos Arquivos do Royal College of Surgeons, British Patient Files MS0513/1/1/01 (54).
48 Gillies, *Plastic Surgery of the Face*, p. 62.
49 Bamji, *Faces from the Front*, p. 185. Bamji se correspondeu com a neta de Ashworth, Diane Smith, a respeito dessa história.
50 *Ashworth*: Gillies, *Plastic Surgery of the Face*, p. 62.
51 Emma Clayton, "Pioneering Plastic Surgery for Soldier Shot in the Face and Left for Dead in a Trench", *Telegraph & Argus*, 7 nov. 2018. Disponível em: <www.thetelegraphandargus.co.uk/news/17206411.pioneering-plastic-surgery-for-soldier-shot-in-the-face-and-left-for-dead-in-a-trench/>. Acesso em 26 jul. 2022.
52 Ibid. Existem relatos conflitantes em relação ao fato de Ashworth ter sido submetido a outra cirurgia. Escolhi basear o meu relato nas lembranças de sua neta Diane Smith.

7. NARIZES DE LATA E CORAÇÕES DE AÇO

1 Sarah Crellin, "Wood, Francis Derwent (1871-1926), sculptor", *Oxford Dictionary of National Biography* (23 set. 2004). Disponível em: <www.oxforddnb.com/view/10.1093/ref:odnb/9780198614128.001.0001/odnb-9780198614128-e-36999/version/1>. Acesso em 26 jul. 2022.
2 Francis Derwent Wood, "Masks for Facial Wounds", *The Lancet* (23 jun. 1917): p. 949.
3 Brian F. Conroy, "A Brief Sortie into the History of Cranio-oculofacial Prosthetics", *Facial Plastic Surgery* 9, n. 2 (1993): p. 100.
4 Meikle, *Reconstructing Faces*, p. 64.
5 G. Whymper, "The Gunner with the Silver Mask", *London Medical Gazette* 12 (1832–33): pp. 705–709. Ver também Conroy, "A Brief Sortie into the History of Cranio-oculofacial Prosthetics", pp. 89–115. A máscara e o molde de gesso estão agora guardados no Surgeons' Hall Museums em Edimburgo.
6 Wood, "Masks for Facial Wounds", p. 949.
7 Carta de Horace Sewell a Regald Pound, 17 mar. 1963, 4, cartas a Reginald Pound.
8 Katherine Feo, "Invisibility: Memory, Masks and Masculinities in the Great War", *Journal of Design History* 20 (2007): p. 22.
9 Sharon Romm e Judith Zacher, "Anna Coleman Ladd: Maker of Masks for the Facially Mutilated", *Plastic and Reconstructive Surgery* 70, n. 1 (1982): p. 108.
10 Wood, "Masks for Facial Wounds", pp. 949–51.
11 "Mending the Broken Soldier", *The Times*, 12 ago. 1916, p. 9.
12 Wood, "Masks for Facial Wounds", p. 949.
13 Conroy, "A Brief Sortie into the History of Cranio-oculofacial Prosthetics", p. 105.

14 Muriel Caswall, "Woman Who Remade Soldiers 'Injured Faces'", *Boston Sunday Post*, 16 fev. 1919. Encontrado em David M. Lubin, "Masks, Mutilation, and Modernity: Anna Coleman Ladd and the First World War", *Archives of American Art Journal* 47, n. 3/4 (2008): p. 10.
15 Citado em Higonnet (org.), *Nurses at the Front*, p. 63.
16 "Finds Soldiers Brave Under Disfigurement", *Evening Public Ledger*, 7 mar. 1919, p. 11. Ver também Julie M. Powell, "About-Face: Gender, Disfigurement and the Politics of French Reconstruction, 1918–24", *Gender & History* 28, n. 3 (nov. 2016): pp. 604–22.
17 Romm e Zacher, "Anna Coleman Ladd", p. 108. Depois que Ladd deixou a França, outra pessoa assumiu a direção do estúdio e continuou a produzir máscaras para homens desfigurados por mais um ano antes de fechar o espaço.
18 G. S. Harper. "New Faces for Mutilated Soldiers", *Red Cross Magazine* 13, n. 44 (nov. 1918).
19 Muriel Caswall, "Woman Who Remade Soldiers 'Injured Faces Reaches Boston Home", *Boston Sunday Post*, 16 fev. 1919. Recorte dos documentos de Anna Coleman Ladd, AAA, Caixa 2, Scrapbook, 1914–1923 (pasta 4 de 7). Encontrado em Biernoff, *Portraits of Violence*, p. 105.
20 Romm e Zacher, "Anna Coleman Ladd", p. 109.
21 "Her War Work Brings Honors", entrevista de Elizabeth Borton do *Boston Herald*, 29 nov. 1932, Caixa 3, Arquivo 32, documentos de Anna Coleman Ladd, 1881-1950, Archives of American Art, Smithsonian Institution.
22 Conroy, "A Brief Sortie into the History of Cranio-oculofacial Prosthetics", p. 106.
23 Biernoff, "The Rhetoric of Disfigurement, pp. 666–85.
24 Wood, "Masks for Facial Wounds", p. 949.
25 Carta de Frances Steggall a Reginald Pound, Cartas a Reginald Pound.
26 Pound, *Gillies*, p. 35.
27 Citado em ibid., p. 50.
28 H. P. Pickerill, "The Queen's Hospital, Sidcup", *British Journal of Plastic Surgery* 6 (1953): p. 249.
29 Gillies e Millard, *Principles and Art of Plastic Surgery*, p. 10.
30 Citado em Pound, *Gillies*, p. 38.
31 Gillies e Millard, *Principles and Art of Plastic Surgery*, p. 30.
32 Bamji, *Faces from the Front*, p. 52.
33 Gillies e Millard, *Principles and Art of Plastic Surgery*, p. 30.
34 Bamji, *Faces from the Front*, pp. 53–4.
35 Citado em Pound, *Gillies*, p. 42.
36 Black, *King's Nurse — Beggar's Nurse*, p. 92.
37 Ben Shephard, *A War of Nerves: Soldiers and Psychiatrists in the Twentieth Century* (Cambridge: Harvard University Press, 2001), p. 21. Ver também Adam Montgomery, *The*

NOTAS

   Invisible Injured: Psychological Trauma in the Canadian Military from the First World War to Afghanistan (Montreal: McGill-Queen's University Press, 2017), pp. 31-2.
38 Pound, *Gillies*, p. 41.
39 Meikle, *Reconstructing Faces*, p. 81.
40 Gillies e Millard, *Principles and Art of Plastic Surgery*, p. 31.

8. OS OPERADORES DE MILAGRES

1 Harold Begbie, "Patient's New Face Taken from His Chest", *Yorkshire Evening Post*, 6 dez. 1917, p. 1. Begbie visitou o Queen's Hospital em dezembro de 1917; esse evento está, portanto, fora de sequência em relação a pacientes que ainda serão abordados. Usei da licença poética e desloquei um assunto relacionado à sua visita aqui, pois isso não afeta a integridade histórica do conteúdo.
2 Harold Begbie, "The Workshops of Destruction: Things Seen behind the Firing Line", *Liverpool Daily Post*, 27 mar. 1915, p. 4.
3 Begbie, "Patient's New Face Taken from His Chest", p. 1.
4 Ibid.
5 Ibid.
6 Ibid.
7 Ibid.
8 Ibid.
9 Ibid.
10 Ibid.
11 Citado em Richard Hopton, *Pistols at Dawn: A History of Duelling* (Londres: Portrait, 2007), p. 357.
12 Gilman, *Making the Body Beautiful*, p. 123.
13 Kun Hwang, "An Honorable Scar on the Face: A Scar Worthy of Satisfaction", *Journal of Craniofacial Surgery* 29, n. 8 (nov. 2018): 2009.
14 Surajit Bhattacharya, "Jacques Joseph: Father of Modern Aesthetic Surgery", *Indian Journal of Plastic Surgery* 41 (out. 2008): pp. S3-S8.
15 Neale, "Without the Faces of Men", p. 88.
16 Paolo Santoni-Rugiu e Philip J. Sykes, *A History of Plastic Surgery* (Berlim e Londres: Springer, 2007), p. 313.
17 Ibid., p. 313.
18 Pickerill, "The Queen's Hospital, Sidcup", pp. 247-9.
19 Gillies e Millard, *Principles and Art of Plastic Surgery*, pp. 30-1.
20 Ibid., p. 30. Andrew Bamji estima que este número era mais próximo de setecentos. Bamji, *Faces from the Front*, p. 64.
21 Gillies, *Plastic Surgery of the Face*, p. ix.

22 Gillies e Millard, *Principles and Art of Plastic Surgery*, pp. 23-4.
23 Pickerill, "The Queen's Hospital, Sidcup", p. 247.
24 Daryl Lindsay, "Five Men", *Medical Journal of Australia* (18 jan. 1958): p. 62. Encontrado em Bamji, *Faces from the Front*, p. 62. Lindsay conheceu Newland na França, em 1916. Mal sabia ele naquela época que acabaria trabalhando para o cirurgião por dois anos quando chegasse a Sidcup.
25 Meikle, *Reconstructing Faces*, p. 79. Ver também Bamji, *Faces from the Front*, pp. 61-2.
26 H. P. Pickerill, "New Zealand Expedionary Force, Jaw Department", NZDJ 13 (set. 1917): pp. 35-8. Citado originalmente em Brown, Pickerill, p. 120.
27 Meikle, *Reconstructing Faces*, p. 92.
28 HM Queen Mary, *Requiescat in Pace et Honore*. Manuscrito não publicado e sem data. Documentos de Pickerill, Hocken Collections. Citado originalmente em Brown, *Pickerill*, p. 120.
29 Citado em Deranian, *Miracle Man of the Western Front*, pp. 106-7.
30 Ibid.
31 Gillies e Millard, *Principles and Art of Plastic Surgery*, p. 31.
32 Pickerill, "The Queen's Hospital", p. 249.
33 "Intensive Medical Treatment", *The Lancet* (8 dez. 1917): p. 863.
34 Gillies e Millard, *Principles and Art of Plastic Surgery*, p. 38.
35 T. B. Layton, Sir William Arbuthnot Lane, Bt. C.B., M.S.: *An Enquiry into the Mind and Influence of a Surgeon* (Edimburgo e Londres: E. & S. Livingstone, 1956), p. 111.
36 Sally Frampton, "Honour and Subsistence: Invention, Credit and Surgery in the Nineteenth Century", *British Journal for the History of Science* 49 (dez. 2016): p. 566.
37 Gillies, *Plastic Surgery of the Face*, p. x.
38 Citado em Brown, *Pickerill*, p. 129.
39 Gillies, *Plastic Surgery of the Face*, p. 356.
40 Ibid.
41 Ibid.
42 Citado em Pound, *Gillies*, p. 44.
43 Citado em ibid., P. 45.
44 Citado em ibid.
45 Citado em ibid.
46 Citado em ibid.
47 Gillies e Millard, *Principles and Art of Plastic Surgery*, p. 37.
48 Pound, *Gillies*, p. 78.
49 Gillies e Millard, *Principles and Art of Plastic Surgery*, p. 153.
50 Ibid., p. 37.
51 Ibid.
52 Pound, *Gillies*, p. 46.

NOTAS

53 "World War One: How the German Zeppelin Wrought Terror", BBC News, 4 ago. 2014. Disponível em: <www.bbc.co.uk/news/uk-england-27517166>. Acesso em 26 jul. 2022.
54 Ibid.
55 Citado em Patrick Bishop, *Wings: One Hundred Years of British Aerial Warfare* (Londres: Atlantic Books, 2012), p. 82.
56 Thomas Fegan, *The "Baby Killers": German Air Raids on Britain in the First World War* (Barnsley: Pen & Sword Military, 2013), pp. 21–2.
57 Albee, *A Surgeon's Fight to Rebuild Men*, p. 85.
58 Christopher Klein, "London 's World War I Zeppelin Terror", *History* (31 ago. 2018). Disponível em: <www.history.com/news/londons-world-war-i-zeppelin-terror>. Aceso em 26 jul. 2022.
59 Ibid.
60 Carta manuscrita de Patrick Blundstone a seu pai, set. 1916, Documentos dos Imperial War Museums 5508, "Letter Concerning the Burning of a Zeppelin". Disponível em: <www.iwm.org.uk/collections/item/object/1030005513>. Acesso em 26 jul. 2022.
61 Christopher Cole e E. F. Cheesman, *The Air Defence of Great Britain 1914--1918* (Londres: Putnam, 1984), pp. 448–9; Micheal Clodfelter, *Warfare and Armed Conflicts: A Statistical Encyclopedia of Casualty and Other Figures, 1492-2015* (Jefferson: McFarland, 2017), p. 430. De acordo com Cole e Cheesman, 557 pessoas foram mortas e 1.358 foram feridas por zepelins. Segundo Clodfelter, 857 pessoas foram mortas e 2.058 ficaram feridas pelos bombardeiros biplanos mais pesados. Cheguei ao número total de vítimas somando esses números.
62 Jay Winter and Jean-Louis Robert, *Capital Cities at War: Paris, London, Berlin* 1914–1919, v. 1 (Cambridge: Cambridge University Press, 1997), p. 517.
63 Citado em Pound, *Gillies*, p. 46.
64 B. Haeseker, "The First Anglo-Dutch Contacts in Plastic Surgery: A Brief Historical Note", *British Journal of Plastic Surgery* 38 (1985): pp. 15–23.
65 J. F. S. Esser, "Epithelial Inlay in Cases of Refractory Ectropion", *Archives of Ophthalmology* 16, n. 1 (1936): pp. 55–7.
66 J. F. Esser, "Studies in Plastic Surgery of the Face", *Annals of Surgery* 65, n. 3 (mar. 1917): pp. 297–315.
67 Para obter uma descrição mais detalhada do outlay epitelial, ver Meikle, *Reconstructing Faces*, pp. 83–4.
68 Pound, *Gillies*, p. 46.
69 Bamji, *Faces from the Front*, p. 95.

9. OS RAPAZES NOS BANCOS AZUIS

1 John Mercer, *Sidcup & Foots Cray: A History* (Stroud: Amberley Publishing, 2013), p. 52.
2 "Miracles They Work at Frognal", *Daily Sketch*, abr. 1918. Encontrado em Biernoff, *Portraits of Violence*, pp. 18-9.
3 "Worst Loss of All".
4 Carta datada de 10 de março de 1916. GS 1816, Evans, Reginald, JT, caixa 1. Liddle Collection, Brotherton Library Special Collections, Universidade de Leeds. Encontrado em Biernoff, *Portraits of Violence*, p. 68.
5 Citado em ibid., pp. 68-9.
6 Ibid.
7 Ibid.
8 Bamji, *Faces from the Front*, p. 143.
9 Muir, *The Happy Hospital*, p. 144.
10 Ibid.
11 Carta de Horace Sewell a Regald Pound, 17 mar. 1963, 2, Cartas a Reginald Pound.
12 Ibid., p. 3.
13 Pound, *Gillies*, p. 47.
14 G. M. FitzGibbon, "The Commandments of Gillies", The Gillies Lecture 1967, *British Journal of Plastic Surgery* 21 (1968): p. 227.
15 Citado em Pound, *Gillies*, p. 47.
16 Carta de Philip Thorpe a Reginald Pound, 11 mar. 1963, 6, Cartas a Reginald Pound.
17 Citado em Pound, *Gillies*, p. 50.
18 Gillies e Millard, *The Principles and Art of Plastic Surgery*, p. 45.
19 Carta de Philip Thorpe a Reginald Pound, 11 mar. 1963, 7, Cartas a Reginald Pound.
20 Budd Papers, Liddle Collection, Brotherton Library Special Collections, Universidade de Leeds, LIDDLE/WWI/WF/ REC/01/B43. Citado em Bamji, *Faces from the Front*, p. 49.
21 Carta de Philip Thorpe a Reginald Pound, 11 mar. 1963, 8, Cartas a Reginald Pound.
22 "Faces Rebuilt. New Hospital to Transform Ugliness into Good Looks. Shattered Men Remade", *Daily Sketch*, jul. 1917. Encontrado no Queen's Hospital, Sidcup, Kent: Newspaper Cuttings, London Metropolitan Archive, H02/QM/Y/01/005, p. 14.
23 "Worst Loss of All".
24 The Editor, "The Queen's Hospital, Frognal, Sidcup. New Jaws and Nares for Wounded Men", *Kent Messenger*, ago. 1917. Encontrado no Queen's Hospital, Sidcup, Kent: Newspaper Cuttings, London Metropolitan Archive, H02/QM/Y/01/005, p. 16.
25 Gillies e Millard, *Principles and Art of Plastic Surgery*, p. 31.
26 Ibid.
27 Frederick W. *Noyes, Stretcher Bearers... at the Double!* (Toronto: Hunter-Rose, 1937), p. 177.
28 Citado em Van Bergen, *Before My Helpless Sight*, p. 90.

NOTAS

29 Edwin Campion Vaughan, *Some Desperate Glory: The World War I Diary of a British Officer*, 1917 (Barnsley: Pen & Sword Military, 2010), p. 228.
30 Citado em Tim Lynch, *They Did Not Grow Old: Teenage Conscripts on the Western Front, 1912* (Stroud: Spellmount, 2013), p. 212.
31 Claire Chatterton e Marilyn McInnes, "'Rekindling the Desire to Live.' Nursing Men Following Facial Injury and Surgery During the First World War", *Bulletin of the UK Association for the History of Nursing* (2016): p. 57.
32 Soldado J. McCauley, Documentos dos Imperial War Museums 97/10/1. Originalmente citado em Lynch, *They Did Not Grow Old*, p. 212.
33 Ibid.
34 *Chatterton e McInnes,* "'Rekindling the Desire to Live'", p. 58.
35 Bamji, *Faces from the Front*, p. 192.
36 Carta de Allen Daley a Reginald Pound, 3 fev. 1963, 2, Cartas a Reginald Pound.
37 A esposa de Beldam permaneceria ao seu lado até ele morrer de câncer, em 1978 — mais de sessenta anos depois de ter recebido um prognóstico de seis meses de vida. Chatterton e McInnes, "'Rekindling the Desire to Live'", p. 58.
38 J. L. Aymard, "The Tubed Pedicle in Plastic Surgery", *The Lancet* (31 jul. 1920): p. 270.
39 J. L. Aymard, "Nasal Reconstruction. With a Note on Nature's Plastic Surgery", *The Lancet* (15 dez. 1917): pp. 888–92.
40 Aymard, "The Tubed Pedicle in Plastic Surgery", p. 270.
41 H. D. Gillies, "The Tubed Pedicle in Plastic Surgery", *The Lancet* (7 ago. 1920): p. 320.
42 Gillies e Millard, *Principles and Art of Plastic Surgery*, p. 44.
43 Klaas W. Marck, Roman Palyvoda, Andrew Bamji e Jan J. van Wingerden, "The Tubed Pedicle Flap Centennial: Its Concept, Origin, Rise and Fall", *European Journal of Plastic Surgery* (fev. 2017): pp. 473–8.
44 Carta de Harold Gillies a Sir Squire Sprigge (3 maio 1935). Citado em Pound, *Gillies*, p. 109.
45 Pound, *Gillies*, 109. Ver também Meikle, *Reconstructing Faces*, p. 83.
46 Carta de Harold Gillies a J. L. Aymard (21 jan. 1939). Citado em Pound, *Gillies*, p. 127.
47 Ibid.

10. PERCY

1 Documentos particulares de P. Clare, v. 3.
2 Carta de Percy Clare à sua mãe (s.d.). Documentos particulares de P. Clare, Cartas à sua mãe.
3 Documentos particulares de P. Clare, v. 3.
4 Ibid.
5 Ibid.

6. Ibid.
7. Ibid.
8. La Motte, "The Backwash of War", p. 32.
9. Documentos particulares de P. Clare, v. 3.
10. Ibid.
11. Ibid.
12. Ibid.
13. Malcolm Vivian Hay, *Wounded and a Prisoner of War by an Exchanged Officer* (Nova York: George H. Doran, 1917), pp. 229–30. Encontrado em Bamji, *Faces from the Front*, p. 62.
14. Documentos particulares de P. Clare, v. 3.
15. Ibid.
16. John H. Plumridge, *Hospital Ships and Ambulance Trains* (Londres: Seeley, Service, 1975), pp. 37–9.
17. Ibid., pp. 42–3.
18. Citado em Elizabeth Gleick e Anthee Carassava, "Deep Secrets", *Time International* (South Pacific Edition) 43 (26 out. 1998): p. 72.
19. Documentos particulares de P. Clare, v. 3.
20. Ibid.
21. P. Gibbs, *Now It Can Be Told* (Garden City: Garden City, 1920), pp. 179–80.
22. Documentos particulares de P. Clare, v. 3.
23. Ibid.
24. Ibid.
25. Ibid.
26. Ibid.
27. Ibid.
28. Ibid.
29. Ibid.
30. Ibid.
31. Ibid.
32. "'Soldiers' and Sailors 'Free Buffet' at Victoria Station'", Imperial War Museums. Disponível em: <www.iwm.org.uk/collections/item/object/30019570>. Acesso em 26 jul. 2022.
33. Documentos particulares de P. Clare, v. 3.
34. "A Christmas Wonder Tale. How They Spend Yule in the Military Hospitals", Pall Mall Gazette, 24 dez. 1917. Encontrado no Queen's Hospital, Sidcup, Kent: Newspaper Cuttings, London Metropolitan Archive, H02/QM/Y/01/005, p. 26.
35. Documentos particulares de P. Clare, v. 3.
36. "The Queen's Hospital, Sidcup, The Treatment of Facial and Jaw Injuries", *Nursing Mirror and Midwives' Journal* (4 ago. 1917): p. 309. Encontrado no Queen's Hos-

pital, Sidcup, Kent: Newspaper Cuttings, London Metropolitan Archive, H02/QM/Y/01/005, página 20. Ver também Documentos particulares de P. Clare, v. 3.
37 Documentos particulares de P. Clare, v. 3.
38 Ibid.
39 "My Personal Experiences of the Great War", p. 6 Ensaios manuscritos por pacientes com lesões faciais no Hospital em Sidcup, 1922. LIDDLE/WW1/GA/WOU/34, Essay 4. Liddle Collection, Brotherton Library Special Collections, UniversiDADE de Leeds.
40 Citado em Bamji, *Faces from the Front*, p. 149.
41 Documentos particulares de P. Clare, v. 3.
42 Carta de Percy Clare à sua mãe (8 jan. 1918). Documentos particulares de P. Clare, Cartas à sua mãe.
43 Ibid.
44 "The Queen's Hospital, Sidcup. The Treatment of Facial and Jaw Injuries."
45 Bamji, *Faces from the Front*, p. 154.
46 "New Military Queen's Hospital at Frognal, Sidcup, Kent", *The Citizen*, 4 ago. 1917, p. 4.
47 "The Queen's Hospital, Sidcup. The Treatment of Facial and Jaw Injuries."
48 "Soldier Craftsmen. Display of Work by Hospital Patients", *The Times*, 9 dez. 1919; "Queen Mary and the Elephant", *Pall Mall Gazette*, 9 dez. 1919. Encontrado no Queen's Hospital, Sidcup, Kent: Newspaper Cuttings, London Metropolitan Archive, H02/QM/Y/01/005, p. 59.
49 Bamji, *Faces from the Front*, p .156.
50 Carta de Percy Clare à sua mãe (s.d.). Documentos particulares de P. Clare, Cartas à sua mãe.
51 Carta de Percy Clare à sua mãe (s.d.), ibid.
52 Carta de Percy Clare à sua mãe (13 dez. 1917), ibid.
53 Carta de Percy Clare à sua mãe (s.d.), ibid.
54 Carta de Percy Clare à sua mãe (8 jan. 1918), ibid.
55 Ibid.
56 Documentos particulares de P. Clare, v. 3.
57 Ibid.
58 Gillies, *Plastic Surgery of the Face*, pp. 40–1. Ver também Pound, *Gillies*, p. 53.
59 Documentos particulares de P. Clare, v. 3.

11. FRACASSOS HEROICOS

1 Conforme relato do capitão J. K. Wilson quando serviu na Frente Ocidental, incluindo a batalha de Cambrai em 1917 e sua experiência em Sidcup (escrito em cerca de 1970), documentos particulares do capitão J. K. Wilson, documentos, 12007, 8. Documentos e

Arquivos Sonoros dos Imperial War Museums. Wilson a chama de "sala comum", mas acredito que ele esteja se referindo à "sala de estar dos oficiais convalescentes", que ficava na mansão.

2. "RAF Honours First WW1 Pilot to Win the Victoria Cross". Disponível em: <www.raf.mod.uk/news/articles/raf-honours-first-ww1-pilot-to-win-the-victoria-cross/>. Acesso em 26 jul. 2022.
3. De acordo com o caso 388 de Gillies: "Além do olho esquerdo queimado e de todas as outras lesões em evidência, o olho direito estava praticamente cego, decorrente do estafiloma corneano." Gillies, *Plastic Surgery of the Face*, p. 364.
4. Carta de Agnes Keyser a Sir Reginald Wilson, fev. 1917. Citado em Bamji, *Faces from the Front*, p. 24.
5. Gillies, *Plastic Surgery of the Face*, p. 364.
6. Millard, "Gillies Memorial Lecture", p. 76.
7. Pound disse que Gillies fazia isso antes de cada cirurgia longa. Pound, *Gillies*, p. 51. Para obter mais informações sobre a organização do hospital, consultar "The Queen's Hospital, Frognal, Sidcup", *The Lancet* (3 nov. 1917): pp. 687-9.
8. Gillies e Millard, *Principles and Art of Plastic Surgery*, p. 46.
9. Ibid., p. 50.
10. Gillies, *Plastic Surgery of the Face*, p. 364.
11. Ibid.
12. Ibid.
13. Ibid.
14. Ibid.
15. "Voices of the First World War: The German Spring Offensive", podcast dos Imperial War Museums. Disponível em: <www.iwm.org.uk/history/voices-of-the-first-world--war-the-german-spring-offensive>. Acesso em 26 jul. 2022.
16. Gillies e Millard, *Principles and Art of Plastic Surgery*, p. 53.
17. Lindsay, "Five Men", p. 63.
18. "Daryl Lindsay: Late in Life an Old Dream Is Coming True", *The Age*, 4 ago. 1962, p. 18.
19. Lindsay, "Five Men", p. 62.
20. Ibid.
21. Ibid.
22. Ibid.
23. Ibid., p. 63.
24. Ibid.
25. Ibid.
26. Gillies, *Plastic Surgery of the Face*, pp. x-xi.
27. Bamji, *Faces from the Front*, p. 123.

NOTAS

28 Emily Milam, "A Brief History of Early Medical Photography", *Clinical Correlations*, 30 set. 2016. Disponível em: <www.clinicalcorrelations.org/2016/09/30/a-brief-history--of-early-medical-photography/>. Acesso em 26 jul. 2022.
29 Pound, *Gillies*, p. 159.
30 Citado em ibid.
31 "Voices of the First World War: The German Spring Offensive".
32 Citado em Gillies e Millard, *Principles and Art of Plastic Surgery*, p. 15.
33 Pound, *Gillies*, p. 50. Pound afirma que Gillies estava "suando de medo" para tentar descobrir o que fazer com o caso de Bell. Ver também Gilles e Millard, *Principles and Art of Plastic Surgery*, p. 15.
34 Joseph Harbison, "The 13th Stationary/ 83rd (Dublin) General Hospital, Boulogne, 1914–1919", *Journal of the Royal College of Physicians of Edinburgh* 45 (2015): pp. 229–35.
35 McAuley, "Charles Valadier: A Forgotten Pioneer", p. 785.
36 Meikle, *Reconstructing Faces*, p. 49.
37 Carta de Philip Thorpe a Reginald Pound, 11 mar. 1963, pp. 5–6, cartas a Reginald Pound.
38 Gillies e Millard, *Principles and Art of Plastic Surgery*, p. 15.
39 Ibid.
40 Pound, *Gillies*, p. 54.
41 Gillies, *Plastic Surgery of the Face*, p. 87.
42 Gillies e Millard, *Principles and Art of Plastic Surgery*, p. 16.
43 Gillies, *Plastic Surgery of the Face*, p. 87.
44 Citado em Bamji, *Faces from the Front*, p. 134.

12. CONTRA TODAS AS PROBABILIDADES

1 Pound, *Gillies*, p. 56.
2 J. M. McDonald, "Anesthesia on the Western Front — Perspectives a Century Later", *Anesthesia and Intensive Care* 44 Supl. (2016): p. 16.
3 W. G. MacPherson, Medical Services General History, v. 1 (Londres: HMSO, 1921), p. 180. Ver também N. H. Metcalfe, "The Effect of the First World War (1914–1918) on the Development of British Anaesthesia", *European Journal of Anaesthesiology* 24, n. 8 (2007): pp. 649–57.
4 Citado em McDonald, "Anesthesia on the Western Front", p. 18.
5 Gillies, *Plastic Surgery of the Face*, p. 23.
6 Gillies e Millard, *Principles and Art of Plastic Surgery*, p. 57.
7 Pound, *Gillies*, p. 32.
8 Gillies e Millard, *Principles and Art of Plastic Surgery*, p. 60.
9 Peter Bodley, "Development of Anaesthesia for Plastic Surgery", *Journal of the Royal*

Society of Medicine 71 (nov. 1978): p. 842.

10 Para saber mais sobre Magill e suas contribuições para a anestesia, ver Bamji, *Faces from the Front*, pp. 109–10.

11 "Residents Who Served, Girling, Stanley (Gunner)". Disponível em: <www.saanich.ca/EN/main/parks-recreation-culture/archives/saanich-remembers-wwi/residents-who-served-a-l.html>. Acesso em 26 jul. 2022.

12 Carl Zimmer, "Why Do We Have Blood Types?", *BBC Future*, 15 jul. 2014. Disponível em: <www.bbc.com/future/article/20140715-why-do-we-have-blood-types>. Acesso em 26 jul. 2022.

13 Ibid.

14 Luis Agote às vezes recebe o crédito pela primeira transfusão de sangue com citrato. No entanto, Agote realizou sua transfusão em 9 de novembro de 1914, quase oito meses depois de Hustin.

15 Geoffrey Keynes, *Blood Transfusions* (Oxford: Oxford Medical Publications, 1922), p. 17.

16 F. Boulton e D. J. Roberts, "Blood Transfusion at the Time of the First World War — Practice and Promise at the Birth of Transfusion Medicine", *Transfusion Medicine* 24 (2014): p. 329. Ver também Rose George, *Nine Pints: A Journey Through the Mysterious, Miraculous World of Blood* (Londres: Portobello Books, 2018), pp. 75–7.

17 A. Fullerton, G. Dreyer e H. C. Bazett, "Observations on Direct Transfusion of Blood, with a Description of a Simple Method", *The Lancet* (12 maio 1917): pp. 715–9. Apesar da alta taxa de insucesso, Fullerton considerou seus resultados bons, já que todos os casos eram muito graves. Salvar duas vidas era melhor do que não salvar nenhuma, mesmo que outras quinze pessoas tivessem morrido.

18 S. L. Wain, "The Controversy of Unmodified Versus Citrated Blood Transfusion in the Early 20th Century", *Historical Review* 24, n. 5 (1984): p. 405.

19 Fullerton, Dreyer e Bazett, "Observations on Direct Transfusion", p. 715.

20 J. R. Hess e P. J. Schmidt, "The First Blood Banker: Oswald Hope Robertson", *Transfusion 40*, n. 1 (2000): pp. 110–3.

21 Cartas a Peyton Rous, O. H. Robertson's Papers, American Philosophical Society, Filadélfia, 27 jun. 1917, citado em William C. Hanigan e Stuart C. King, "Cold Blood and Clinical Research During World War I", *Military Medicine* 161, n. 7 (1996): p. 394.

22 Oswald H. Robertson, "Transfusion with Preserved Red Blood Cells", *British Medical Journal* 1 (1918): pp. 691–5.

23 Cartas a Peyton Rous, O. H. Robertson's Papers, American Philosophical Society, Filadélfia, 27 jun. 1917, citado em Hanigan e King, "Cold Blood and Clinical Research During World War I", p. 394.

24 Cartas a Peyton Rous, O. H. Robertson's Papers, American Philosophical Society, Filadélfia, 29 dez. 1917, citadas em Hanigan e King, "Cold Blood and Clinical Research During World War I", p. 395.

NOTAS

25 Hanigan e King, "Cold Blood and Clinical Research During World War I", p. 395.
26 Boulton e Roberts, "Blood Transfusion at the Time of the First World War", p. 31.
27 Citado em Hanigan e King, "Cold Blood and Clinical Research During World War I", pp. 397-8.
28 "Brother Who Gave His Life", *Sunday Pictorial*, 20 out. 1918, p. 1.
29 Para saber mais, ver Julian Freeman, "Professor Tonks: War Artist", *Burlington Magazine* 127, n. 986 (maio 1985): p. 284-93.
30 Tonks a Yockney, 25 de julho de 1918; Imperial War Museums, arquivo de correspondências de Tonks, citado em ibid., p. 289.
31 Tonks a Yockney, 14 set. 1918, Imperial War Museums, arquivo de correspondências de Tonks, citado em ibid., p. 290.
32 Laura Spinney, *Pale Rider: The Spanish Flu of 1918 and How It Changed the World* (Nova York: Public Affairs, 2017), pp. 151-63.
33 Para uma longa discussão sobre esse assunto, consultar Mark Osborne Humphries, "Paths of Infection: The First World War and the Origins of the 1918 Influenza Pandemic", *War in History 21*, n. 1 (jan. 2014): pp. 55-6.
34 Coronel Guy Carleton Jones, "The Importance of the Balkan Wars to the Medical Profession of Canada", *Canadian Medical Association Journal* 4, n. 9 (1914): pp. 801-2.
35 George R. Callender e James F. Coupal, *The Medical Department of the United States Army in the World War: Pathology of the Acute Respiratory Diseases, and of Gas Gangrene Following War Wounds*, v. 12 (Washington, D.C.: U.S. Government Printing Office, 1929), p. 57.
36 Esta história pode ser apócrifa.
37 N. R. Grist, "Pandemic Influenza 1918", *British Medical Journal* (2 dez. 1979): pp. 1632-3.
38 Bexley Borough WW1 Roll of Honour. Disponível em <www.bexley.gov.uk/discover-bexley/archives-and-local-history/local-history-resources/bexley-remembers-first-world-war>. Acesso em 27 jul. 2022.

13. TUDO O QUE RELUZ

1 Lindsay, "Five Men", p. 62.
2 *Daily Mirror*, 14 nov. 1918, p. 2.
3 Van Bergen, *Before My Helpless Sight*, p. 493.
4 Lindsay, "Five Men", p. 62.
5 Gillies e Millard, *Principles and Art of Plastic Surgery*, p. 43.
6 Como mencionado em Reginald Pound, *Gillies*, p. 55.
7 Shane A. Emplaincourt, "La Chambre des Officiers and Recapturing the Evanescent Memory of the Great War 's Gravely Disfigured", *War, Literature & the Arts* 30 (2018): p. 18.

8 *The Times*, 30 jun. 1919, p. 13.
9 *Lancashire Daily Post*, 30 jun. 1919, p. 2.
10 Ibid.
11 Ibid.
12 Millard, "Gillies Memorial Lecture", p. 76.

EPÍLOGO: TRILHANDO UM CAMINHO

1 Bamji, *Faces from the Front*, p. 161.
2 Ibid., p. 159.
3 Pound, *Gillies*, p. 68.
4 Cruse, "Auguste Charles Valadier: A Pioneer in Maxillofacial Surgery", pp. 337–8.
5 Para uma crítica cuidadosa, ver Biernoff, "The Rhetoric of Disfigurement", pp. 666–85.
6 Hone, *The Life of Tonks*, p. 175.
7 Citado em Ibid., pp. 224–5.
8 Citado em Ibid., p. 230.
9 Documentos particulares de P. Clare, v. 3.
10 Ibid.
11 Citado em Layton, *Sir William Arbuthnot Lane*, p. 110.
12 Mick Gillies, *Mayfly on the Stream of Time*, p. 2.
13 Citado em Pound, *Gillies*, p. 93.
14 Citado em ibid., p. 97.
15 Ibid, pp. 93–4.
16 Gillies e Millard, *Principles and Art of Plastic Surgery*, p. 391.
17 Ibid.
18 Citado em Pound, *Gillies*, p. 64.
19 "Cirurgia Plástica do Rosto", *The Lancet*, (24 jul. 1920): p. 194.
20 Gillies e Millard, *Principles and Art of Plastic Surgery*, p. 391.
21 Citado em Pound, *Gillies*, p. 66.
22 Gillies e Millard, *Principles and Art of Plastic Surgery*, p. 395.
23 Samuel M. Lam, "John Orlando Roe: Father of Aesthetic Rhinoplasty", *Archives of Facial Plastic Surgery* 4 (abr.-jun. 2002): pp. 122–23. Ver também Elizabeth Haiken, "The Making of the Modern Face: Cosmetic Surgery", *Social Research* 67, n. 1 (2000): pp. 81– 97; e Michelle Smith, "*The Ugly History of Cosmetic Surgery*", *The Independent*, 10 jun. 2016.
24 John B. Mulliken, "Biographical Sketch of Charles Conrad Miller, 'Featural Surgeon'". *Plastic and Reconstructive Surgery* 59 (fev. 1977): pp. 175–84.
25 "Publications. Cosmetic Surgery. The Correction of Featural Imperfections by Charles C. Miller", *California State Journal of Medicine* 6, n. 7 (jul. 1908): pp. 244–5.

26 Gillies e Millard, *Principles and Art of Plastic Surgery*, p. 395.
27 Ibid., p. 427.
28 Citado em Pound, *Gillies*, p. 58.
29 Gillies e Millard, *Principles and Art of Plastic Surgery*, p. 391.
30 Conforme relato do capitão J. K. Wilson quando serviu na Frente Ocidental, incluindo a Batalha de Cambrai em 1917 e sua experiência em Sidcup (escrito por volta de 1970). Documentos particulares do capitão J. K. Wilson. 12007, pp. 81-2. Documentos e Arquivos Sonoros dos Imperial War Museums.
31 Gillies e Millard, *Principles and Art of Plastic Surgery*, p. 428.
32 Carta de Frances Steggall para Reginald Pound. Cartas a Reginald Pound.
33 Citado em Pound, *Gillies*, p. 86.
34 Citado em ibid.
35 Ibid., p. 130.
36 Gillies e Millard, *Principles and Art of Plastic Surgery*, p. 427.
37 Ibid.
38 Ibid.
39 Citado em Pound, *Gillies*, p. 129.
40 Gillies e Millard, *Principles and Art of Plastic Surgery*, p. 425.
41 Ibid., p. 395.
42 Ibid.
43 Virat Markandeya, "When Deadly X-Rays Were Used for Hair Removal", *Ozy*, 26 nov. 2019. Disponível em: <www.ozy.com/true-and-stories/when-hair-removal-was-a--public-health-crisis/220770/>. Acesso em 27 jul. 2022. Ver também Rebecca Herzig, *Plucked: A History of Hair Removal* (Nova York: New York University Press, 2015).
44 Citado em Pound, *Gillies*, p. 128.
45 Carta da sra. V. F. E. Gerrard a Reginald Pound. Cartas a Reginald Pound.
46 Gillies e Millard, *Principles and Art of Plastic Surgery*, p. 445.
47 Ibid.
48 Ibid.
49 Ibid., p. 446.
50 Ibid.
51 Pound, *Gillies*, p. 82.
52 Carta da sra. V. F. E. Gerrard a Reginald Pound. Cartas a Reginald Pound.
53 Gillies e Millard, *Principles and Art of Plastic Surgery*, p. 446.
54 Citado em Pound, *Gillies*, p. 82.
55 Carta da sra. V. F. E. Gerrard a Reginald Pound. Cartas a Reginald Pound.
56 Ibid.
57 Pound, *Gillies*, p. 164.
58 Gillies e Millard, *Principles and Art of Plastic Surgery*, p. 392.

59   Ibid.
60   Relatórios indicam que os retratos de Tonks estavam no prédio no momento do bombardeio, embora seja possível que tenham sido removidos de antemão. A. J. E. Cave, "Museum", Royal College of Surgeons of England. *Scientific Report* (1940–1941): pp. 4, 10.
61   Para mais informações sobre Archibald McIndoe, ver Emily Mayhew, *The Reconstruction of Warriors: Archibald McIndoe, the Royal Air Force and the Guinea Pig Club* (Londres: Greenhill Books, 2004).
62   *"[Vo]cê sabe que meu sangue fervia"*: Carta de Horace Sewell a Reginald Pound. Cartas a Reginald Pound.
63   Michael Dillon e Lobzang Jivaka, *Out of the Ordinary: A Life of Gender and Spiritual Transitions* (orgs.), *Jacob Lau e Cameron Partridge* (Nova York: Fordham University Press, 2017), pp. 89–90. Ver também Brandy Schillace, "The Surprisingly Old Science of Living as Transgender", *Scientific American* (18 mar. 2020).
64   Gillies e Millard, *Principles and Art of Plastic Surgery*, p. 379; Dillon e Jivaka, *Out of the Ordinary*, p. 8.
65   Dillon e Jivaka, *Out of the Ordinary*, p. 102.
66   Ibid., p. 104. Ver também Andrew N. Bamji e Peter J. Taub, "Phalloplasty and the Tube Pedicle: A Chronological Reevaluation", *European Journal of Plastic Surgery* 43 (2020): pp. 7–12.
67   Rajesh Nair, "Sir Harold Gillies: Pioneer of Phalloplasty and the Birth of Uroplastic Surgery", *Journal of Urology* 183 (31 maio 2010): e437.
68   Karl Baer às vezes é erroneamente identificado como o primeiro homem trans a se submeter à faloplastia. Baer era intersexual e nasceu com hipospádia, uma malformação comum, resultando no deslocamento da uretra no pênis. Como resultado, ao nascimento, ele foi identificado com o gênero equivocado e foi criado como uma menina. Quando adulto, ele visitou o Instituto de Pesquisa Sexual, liderado pelo eminente sexólogo alemão Magnus Hirschfeld. Depois de passar por um exame, Baer foi autorizado a mudar de sexo legalmente. Não está claro se ele foi submetido a algum procedimento cirúrgico, uma vez que as anotações do caso foram destruídas ou perdidas. Para mais informações sobre Baer, consultar J. Funke, "The Case of Karl M.[artha] Baer: Narrating 'Uncertain' Sex", in *Sex, Gender and Time in Fiction and Culture* (orgs), B. Davies e J. Funke (Londres: Palgrave Macmillan, 2011), pp. 132–53.
69   Dillon e Jivaka, *Out of the Ordinary*, p. 109.
70   Ibid., p. 187.
71   Quando Dillon foi revelado como um homem trans por jornalistas britânicos, em 1958, Gillies escreveu para o ex-paciente oferecendo seu apoio. "Comecei a receber cartas dos meus amigos mais antigos, oferecendo sua solidariedade e dizendo o que pensavam a respeito da imprensa. Sir Harold Gillies também me escreveu, assim como a

diretora da Missão dos Marinheiros e, é claro, Lobzang Rampa, que também foi assunto nos jornais nos últimos dois meses. Todos eles escreveram palavras de incentivo." Dillon e Jivaka, *Out of the Ordinary*, p. 217.
72 Ibid., p. 102.
73 Albee, *A Surgeon's Fight to Rebuild Men*, p. 134.
74 Gillies e Millard, *Principles and Art of Plastic Surgery*, p. 629.
75 Millard, "Gillies Memorial Lecture", p. 77.
76 Ibid., p. 78.
77 Citado em Pound, *Gillies*, p. 225.
78 Meikle, *Reconstructing Faces*, p. 81.
79 Neal Owens, "To Sir Harold Gillies", *American Journal of Surgery* 95, n. 2 (fev. 1958): p. 167.
80 Fay Bound Alberti e Victoria Hoyle, "Face Transplants: An International History", *Journal of the History of Medicine and Allied Sciences* 76, n. 3 (jul. 2021): pp. 319–45. Disponível em: <https://doi.org/10.1093/jhmas/jrab019>. Acesso em 27 jul. 2022.

AGRADECIMENTOS

APESAR DE EU SEMPRE TER SIDO fascinada por Harold Gillies e pela Primeira Guerra Mundial, *O restaurador de rostos* não era o livro que pretendia escrever depois de *Medicina dos horrores*. Fiquei com receio de que o assunto fosse denso demais para ser abordado e de não ser a pessoa com mais propriedade para escrever esta história. Apresentei várias ideias para a minha editora, mas quis o destino que fosse esta a se destacar. Entrei neste projeto na corda bamba. Se não fosse por algumas palavras de incentivo do meu amigo Erik Larson, talvez nunca tivesse tido a confiança para avançar na empreitada.

Mas estou feliz por ter conseguido. No entanto, eu não poderia ter feito isso sem o apoio de diversas pessoas ao longo do percurso.

Em primeiro lugar, gostaria de agradecer ao professor Mark Harrison, ao dr. Tim Cook, ao dr. Adam Montgomery, à dra. Catherine Kelly, ao dr. Paul Schofield e a Bejamin Palmer, por fornecerem um feedback inestimável dos primeiros rascunhos de *O restaurador de rostos*. Os seus insights de especialista, juntamente ao entusiasmo por esta história, tornaram este livro melhor.

Também gostaria de agradecer à autora e ativista dos direitos das pessoas com deficiência Ariel Henley. Como alguém que convive com a desfiguração facial, você ofereceu uma perspectiva única sobre *O restaurador de rostos*. Seus insights e comentários me ajudaram a contextualizar as experiências dos pacientes de Harold Gillies de um modo que teria sido impossível sem a sua ajuda, e sou muito grata pelo feedback cuidadoso sobre o manuscrito.

Quando me sentei para escrever *O restaurador de rostos*, eu sabia que queria jogar o leitor bem no meio da ação desde a primeira página. Nunca teria sido capaz de fazer isso sem a ajuda de Rachel Gray, a sobrinha-neta de Percy Clare, que gentilmente me concedeu permissão para usar o diário dele a fim de entender os eventos caóticos que levaram aos seus ferimentos. Se Gillies é a espinha dorsal desta história, Clare (e os outros homens que foram feridos) é o coração pulsante.

Também gostaria de agradecer ao dr. Andrew Bamji, o arquivista de Gillies, que descobriu milhares de registros clínicos da Primeira Guerra Mundial enquanto trabalhava como diretor de Educação em Medicina no Queen Mary's Hospital, em Sidcup. Se não fosse por seus esforços para preservar esse material, muitas das histórias contadas neste livro teriam sido perdidas para as gerações futuras. Suas contribuições para o tema são um recurso valioso.

Uma autora só é tão boa quanto seus editores, e tive a sorte de contar com vários editores muito gabaritados trabalhando em diversos estágios neste livro. Em primeiro lugar, gostaria de agradecer ao meu editor principal na Farrar, Straus e Giroux, Alex Star, cujos insights e feedback tornaram esta história mais rica e complexa. Obrigada por me manter calma durante este processo frenético. Também gostaria de agradecer a Colin Dickerman, por sua orientação inestimável no início, quando o livro ainda era só uma ideia, e a minha editora do Reino Unido, Laura Stickney, cujos comentários no final ajudaram a afiar a narrativa.

Também quero agradecer a Devon Mazzone, que gerencia meus direitos estrangeiros e nunca se irrita com meus e-mails perguntando

AGRADECIMENTOS

quando a França comprará meu livro (resposta: nunca). E a Ian Van Wye, cujo olho afiado ajudou a agilizar a prosa e eliminar mais de mil palavras desnecessárias.

Gostaria de estender minha sincera gratidão à minha assistente de pesquisa, Caroline Overy, sem a qual este livro teria levado dez anos para ser escrito em vez de cinco. Obrigada por me ajudar a navegar no complicado mundo dos direitos autorais e de liberação de imagens e por manter tudo organizado enquanto eu estava escrevendo uma história tão complexa. Prometo nunca mais nos levar de volta para o século XX!

Terminar um livro durante uma pandemia não é fácil. Sou extremamente grata aos muitos arquivistas e bibliotecários que facilitaram o acesso às suas coleções, apesar dos fechamentos e *lockdowns*. Sou especialmente grata a Victoria Rea e ao Royal College of Surgeons of England, e a Libby Gavin, da BAPRAS. Vocês são os heróis desconhecidos do mundo da pesquisa. As imagens que me ajudaram a obter agregaram um enorme valor a este livro.

Também gostaria de agradecer ao meu agente, Robert Guinsler, que entrou neste projeto no meio do caminho durante um período tumultuado da minha carreira. E ao meu empresário, Jorge Hinojosa, cuja incansável defesa do meu trabalho reforçou não apenas as minhas ideias, mas também a minha confiança. Obrigada por acreditar no valor do que eu faço. Tentarei não ser tão pessimista no futuro!

Tenho a sorte de ter o amor e o apoio de inúmeros familiares e amigos. Com isso em mente, gostaria de estender meus sinceros agradecimentos a Lucy Coleman Talbot, que abriu meus olhos para o mundo de várias maneiras. Obrigada por sua amizade e por exigir sempre o melhor de mim. Não só este livro é melhor em virtude das suas sugestões, mas eu sou uma pessoa melhor por conhecê-la.

Agradeço à minha sócia de produção e amiga próxima, Lori Korngiebel, que me apoiou nos altos e baixos, e a Shelley Estes — minha "companheira de bebida eterna" —, que me apoiou desde o início. Agradeço também a Monica Walker, que é tão nerd quanto eu quando se trata de história da medicina.

Gostaria de expressar minha gratidão a Kate So, que tem sido um ombro amigo nos últimos anos. Você não pede nada a ninguém e é incrivelmente generosa com aqueles que ama. Sou muito sortuda de ter você na minha vida.

Obrigada a Lucy Campbell, minha Gorila Fofa, que me mostra todos os dias o que significa ser uma amiga boa e leal. Mal posso esperar para criar lembranças engraçadas quando estiver em turnê com você. E a Dave Brown, que trabalhou duro, apesar dos meus protestos, para garantir que eu esteja apta a suportar essa turnê sem dor nas costas. Um agradecimento muito especial à minha fiel escudeira Estelle Paranque, cujo amor, bondade e apoio significaram tanto para mim nos últimos anos. Estelle, você é minha Oprah, e eu sou sua Gayle.

Gostaria de prestar homenagem ao meu querido amigo Bill MacLehose, que morreu repentinamente em 2020. Ele acreditava em mim naqueles primeiros dias, quando minha carreira de escritora ainda estava começando, e sinto falta dele todos os dias.

Gostaria de agradecer à minha mãe e ao meu padrasto, Debbie e Greg Klebe, que estão sempre presentes para me levantar quando eu estou para baixo. E aos meus sogros, Graham e Sandra Teal, que me alegraram quando achei o isolamento da pandemia quase insuportável. Também agradeço ao meu irmão, Chris Fitzharris, cujo sarcasmo mantém meus pés no chão (#ForeverBarb). E ao meu pai e à minha madrasta, Mike e Sue Fitzharris, que viajaram pelo país para apoiar meus sonhos literários.

Meu eterno agradecimento à minha avó Dorothy Sissors, que se mostrou um presente na vida dos netos — especialmente na minha.

E por último, mas certamente não menos importante, gostaria de agradecer ao meu marido, Adrian Teal. Você é a primeira pessoa a ler o que escrevo e a última a comentar um manuscrito antes de seguir para a editora. Valorizo a sua opinião acima de todas as outras. Eu não poderia fazer isso sem você ao meu lado. Eu te amo do fundo do meu coração.

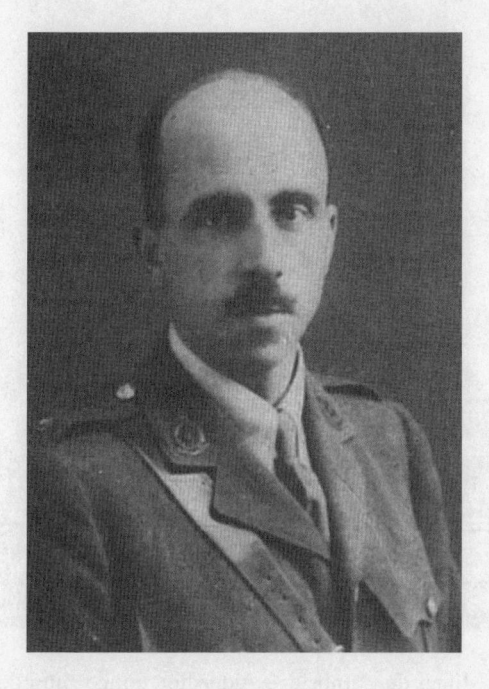

Harold Gillies de uniforme, 1915 (*cortesia da British Association of Plastic, Reconstructive and Aesthetic Surgeons*).

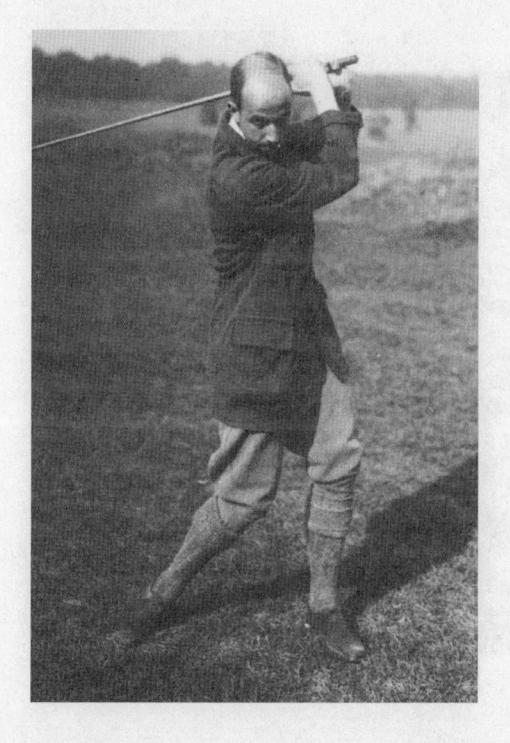

Harold Gillies no Aberto de Golfe da França, Chantilly, outubro de 1913 (*gallica.bnf.fr/ Bibliothèque Nationale de France*).

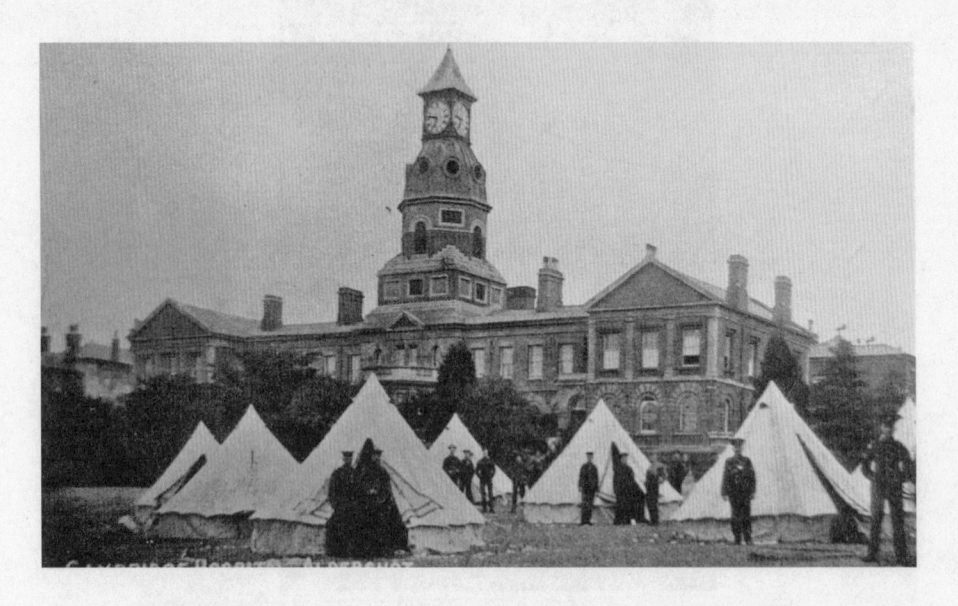

O Hospital Militar de Cambridge, Aldershot, pouco antes do início da Primeira Guerra Mundial (*Gestores do Museu de Medicina Militar, Aldershot*).

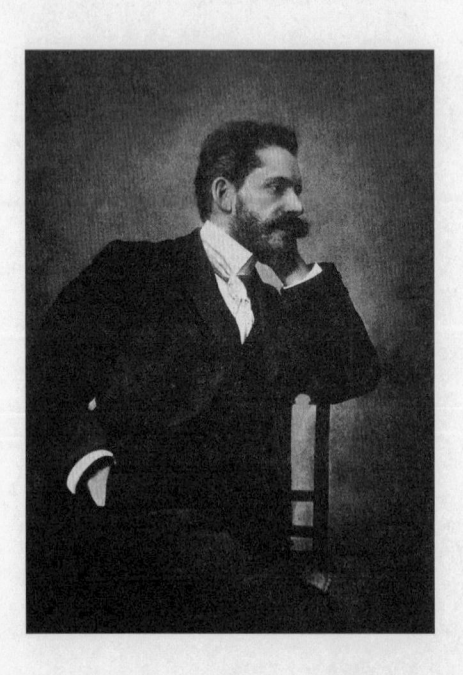

Fotogravura de Hippolyte Morestin (*Coleção Wellcome, Marca de Domínio Público*).

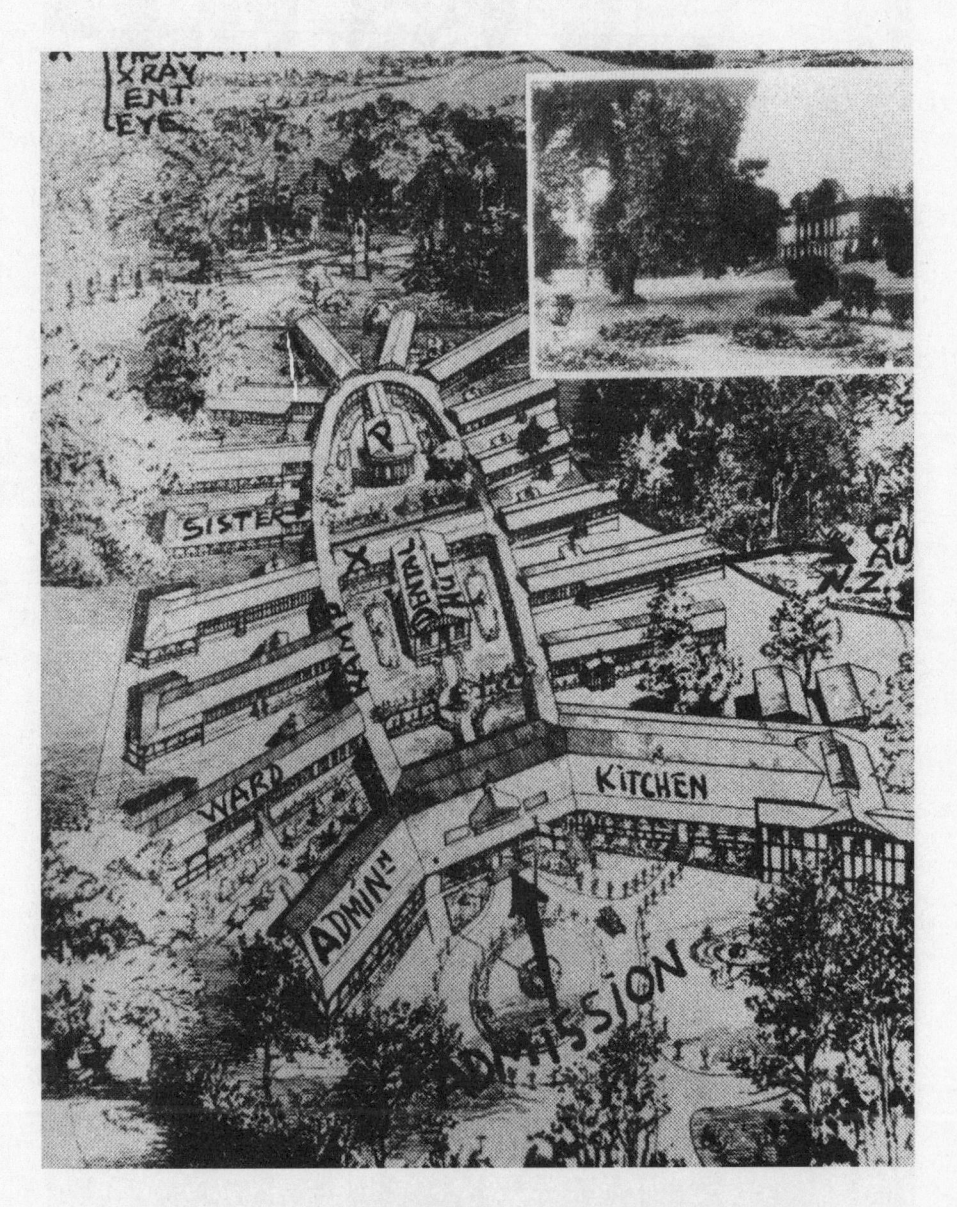

Mapa ilustrado do Queen's Hospital, em Sidcup (*cortesia da British Association of Plastic, Reconstructive and Aesthetic Surgeons*).

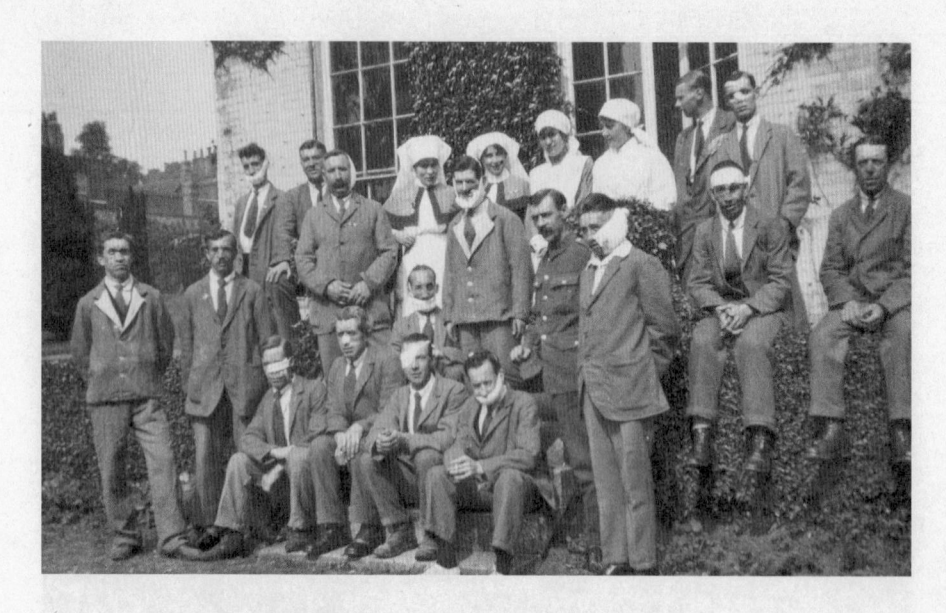

Pacientes enfaixados acompanhados de enfermeiras fora do Queen's Hospital, em Sidcup (*cortesia da British Association of Plastic, Reconstructive and Aesthetic Surgeons*).

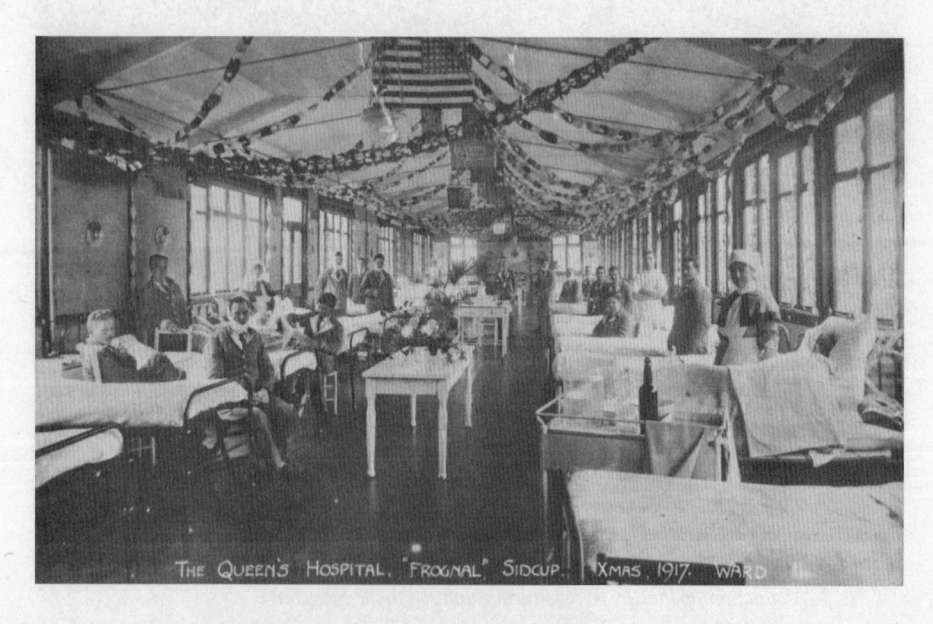

Funcionários e pacientes comemoram o Natal no Queen's Hospital, em Sidcup, em 1917 (*cortesia da British Association of Plastic, Reconstructive and Aesthetic Surgeons*).

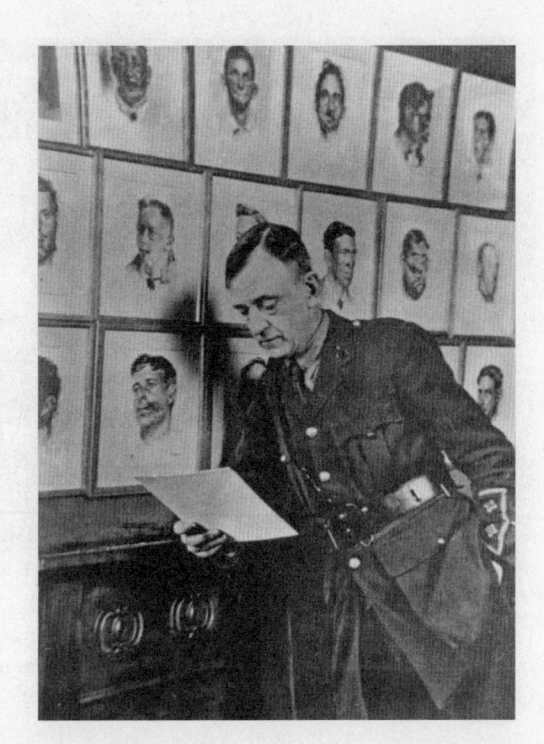

Henry Tonks em seu escritório no Queen's Hospital, em Sidcup (*cortesia da British Association of Plastic, Reconstructive and Aesthetic Surgeons*).

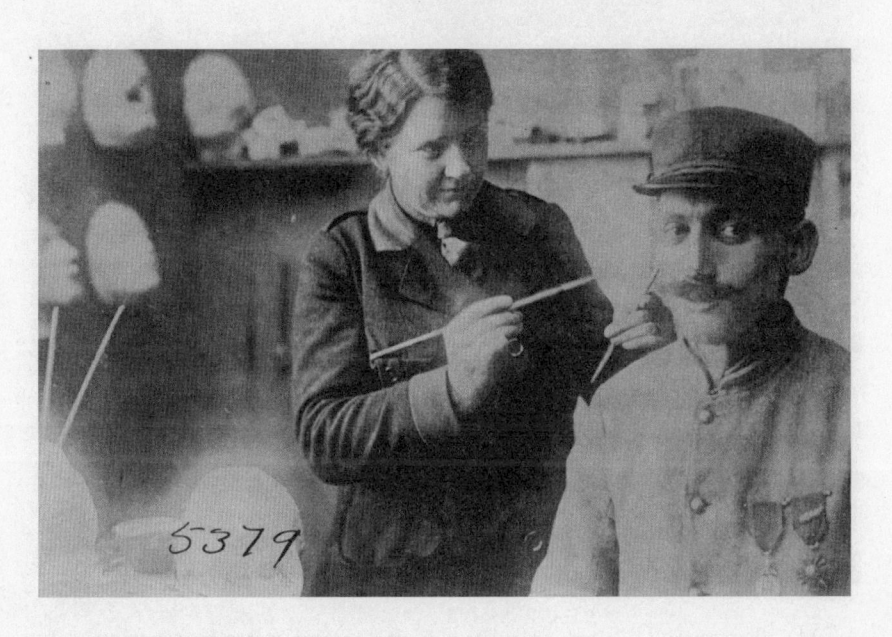

Anna Coleman Ladd em seu estúdio, pintando uma máscara usada por um soldado francês (*Coleção da Cruz Vermelha Americana, Biblioteca do Congresso; Wikimedia Commons, domínio público*).

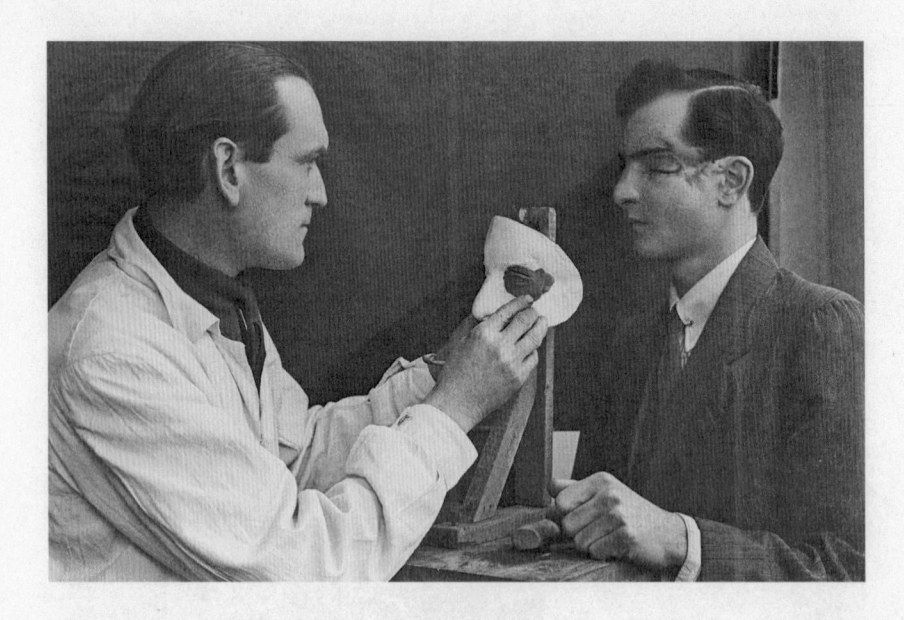

Francis Derwent Wood dá os toques finais em uma máscara estética e a compara com o rosto do paciente desfigurado para quem ela está sendo feita, no 3º Hospital Geral de Londres (© *Imperial War Museum Q30456*).

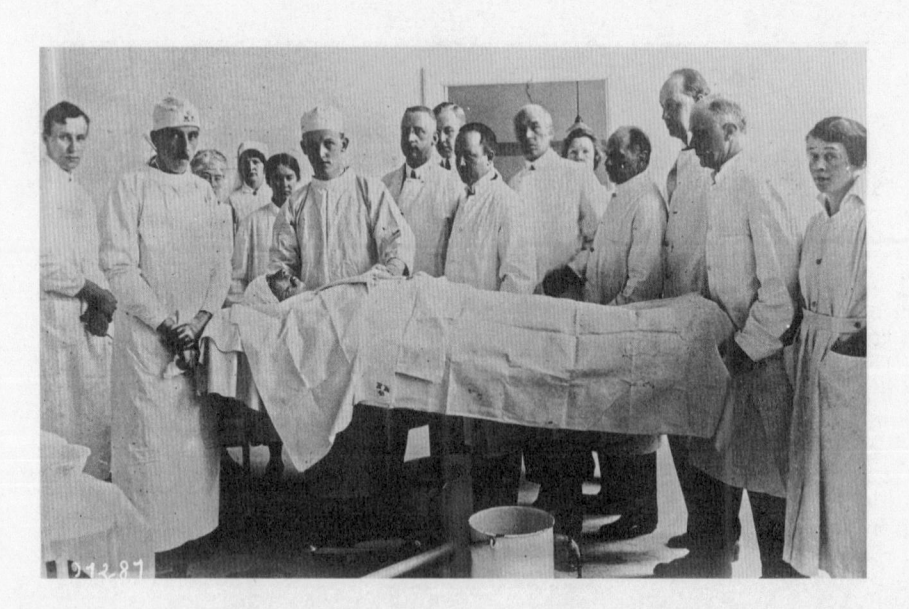

Harold Gillies, segundo da esquerda para a direita, em um centro cirúrgico em 1924. Ele operou marinheiros dinamarqueses feridos na explosão do cruzador *Geysir* em 1923 (*gallica.bnf.fr/Bibliothèque Nationale de France*).

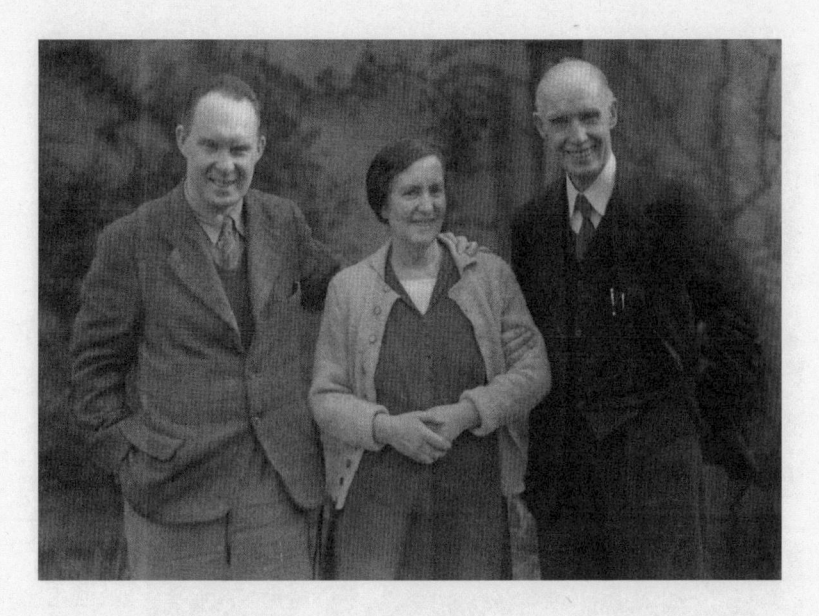

Percy Clare, à direita, muitos anos após a guerra, com a esposa, Beatrice, e o filho, Ernest (*Rachel Gray/foto restaurada por Jordan J. Lloyd*).

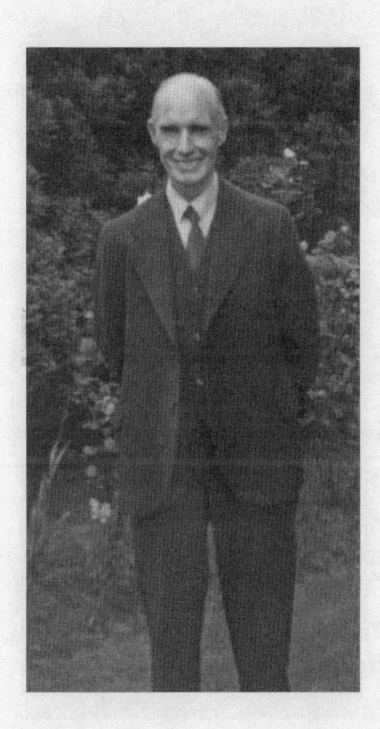

Percy Clare, muitos anos após a guerra (*Rachel Gray/foto restaurada por Jordan J. Lloyd*).

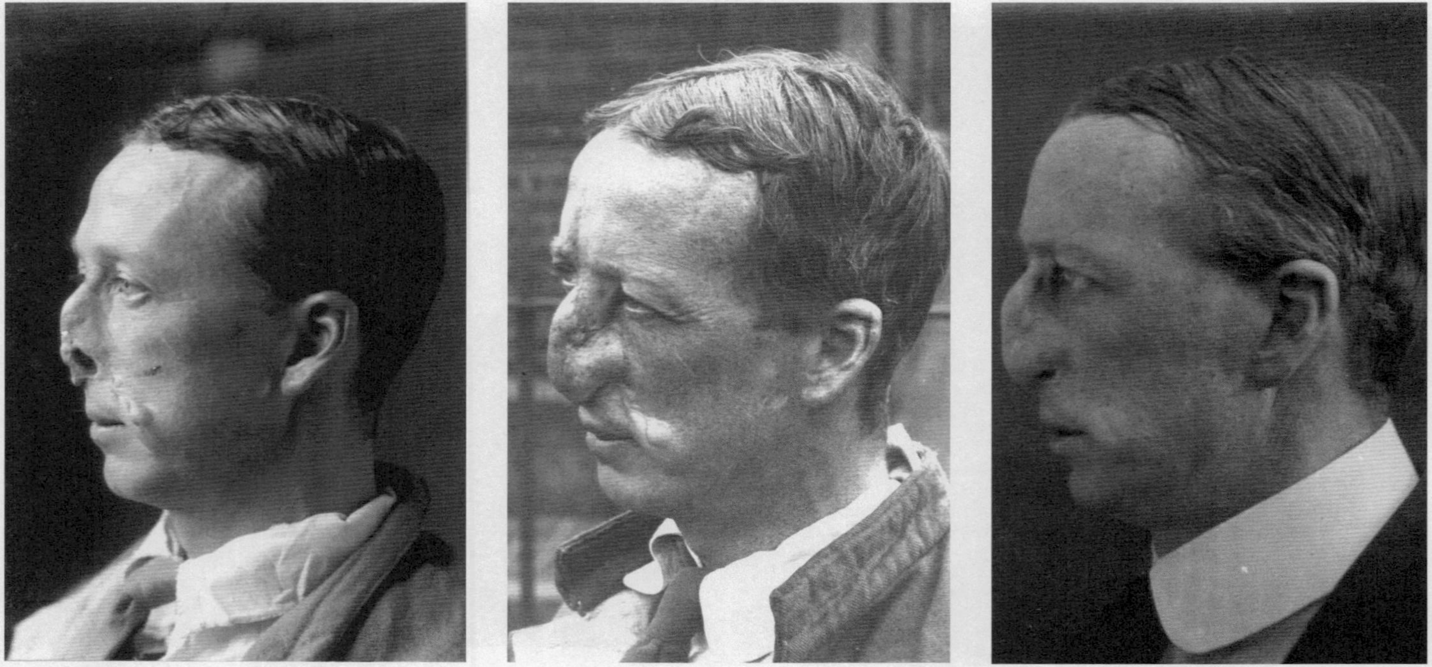

O soldado R. W. D. Seymour, também conhecido como Big Bob, cujo nariz foi parcialmente destroçado no primeiro dia da Batalha do Somme. Ele acabou se tornando secretário particular de Gillies (*dos arquivos do Royal College of Surgeons of England*).

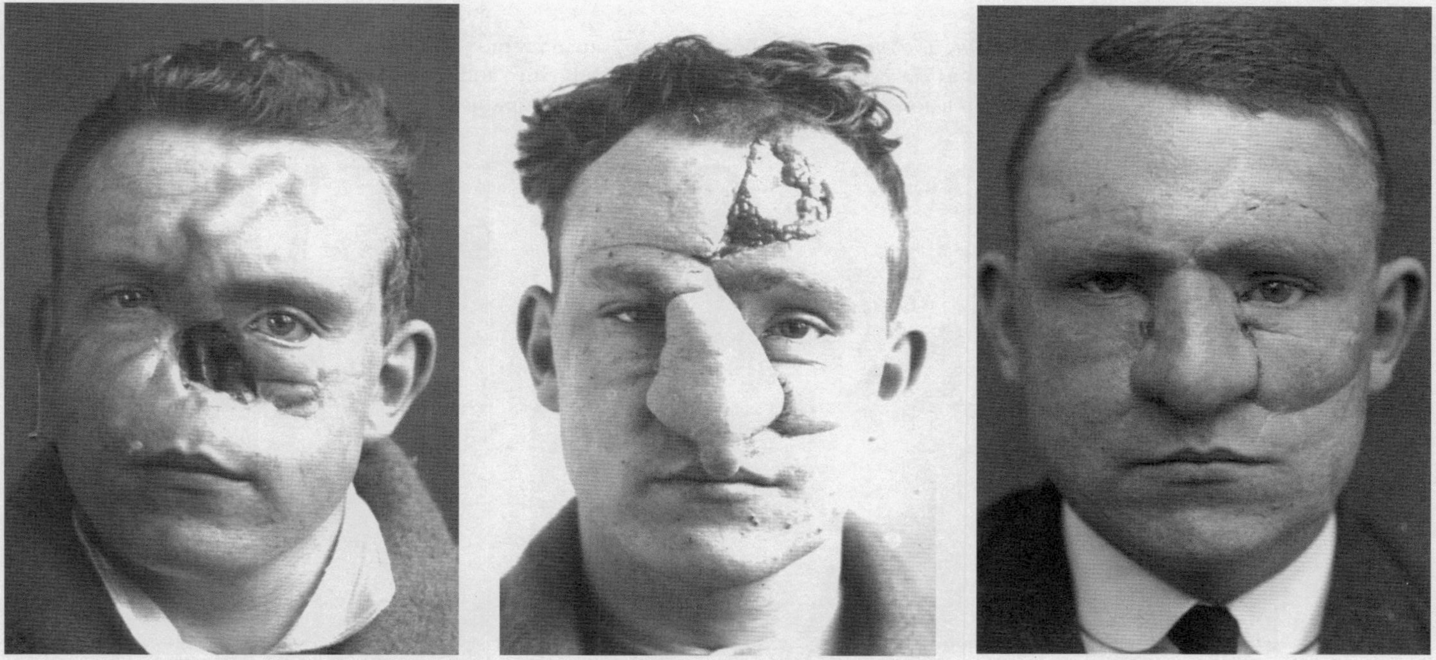

O tenente William Spreckley, admitido no Queen's Hospital, em Sidcup, em 30 de janeiro de 1917. Gillies ficou alarmado depois que um procedimento deixou Spreckley com um nariz como o "focinho de um tamanduá". *(dos arquivos do Royal College of Surgeons of England).*

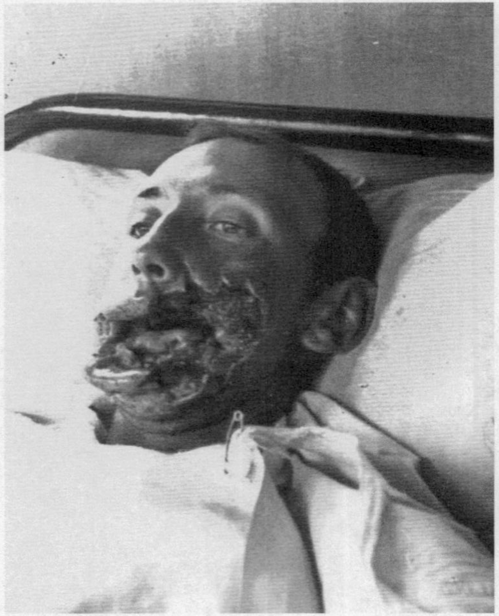

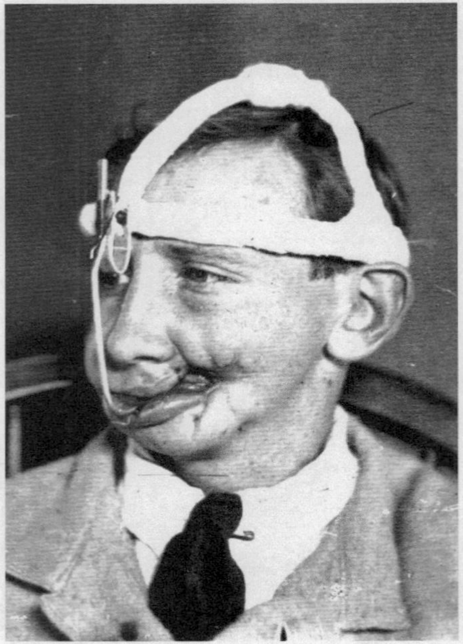

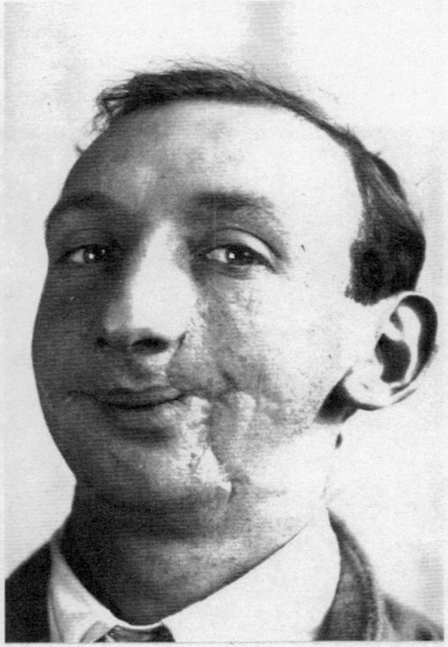

O soldado Walter Ashworth, ferido na Batalha do Somme. A noiva de Ashworth rompeu o noivado por causa dos ferimentos dele. Mais tarde, ele se casou com uma amiga da ex-noiva, Louise Grime (*dos arquivos do Royal College of Surgeons of England*).

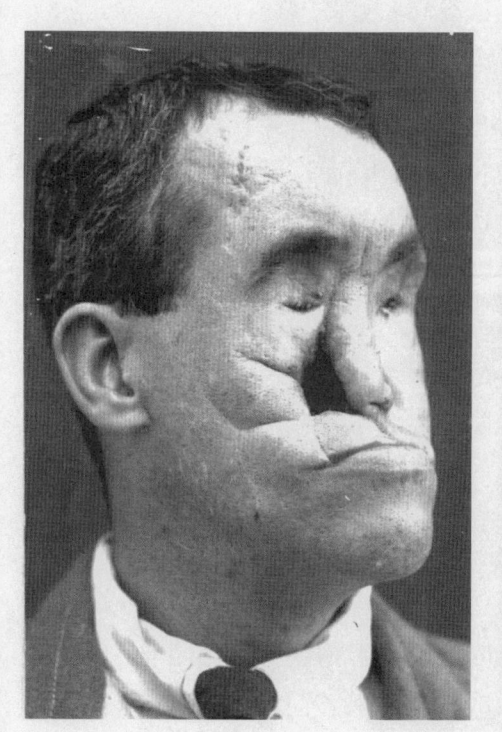

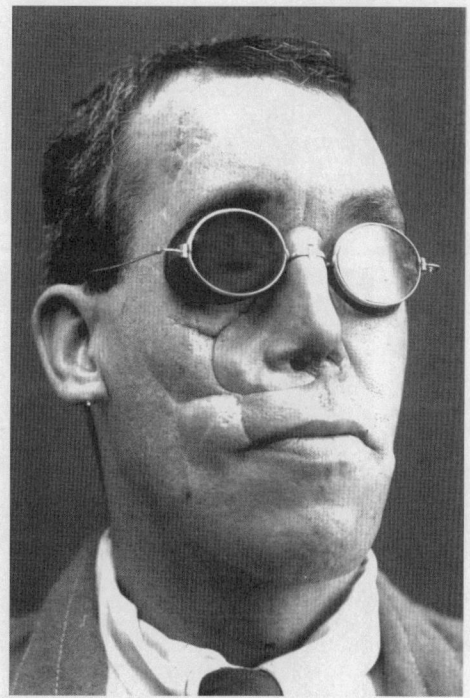

O fuzileiro Moss perdeu os dois olhos e uma grande porção do nariz e da maxila. Gillies lhe providenciou uma máscara que ficava fixada por óculos escuros. (*dos arquivos do Royal College of Surgeons of England*).

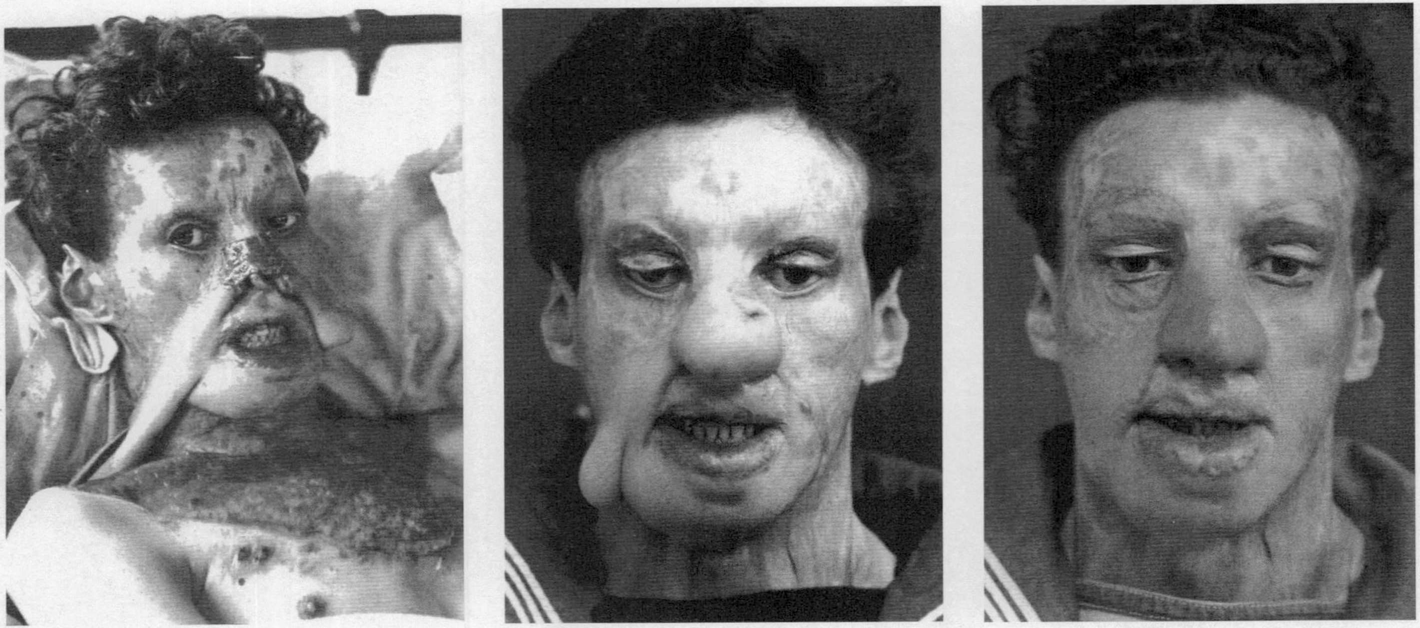

O marinheiro William Vicarage, que sofreu queimaduras graves de cordite durante a Batalha da Jutlândia, foi o primeiro paciente a receber um retalho pediculado tubular (*dos arquivos do Royal College of Surgeons of England*).

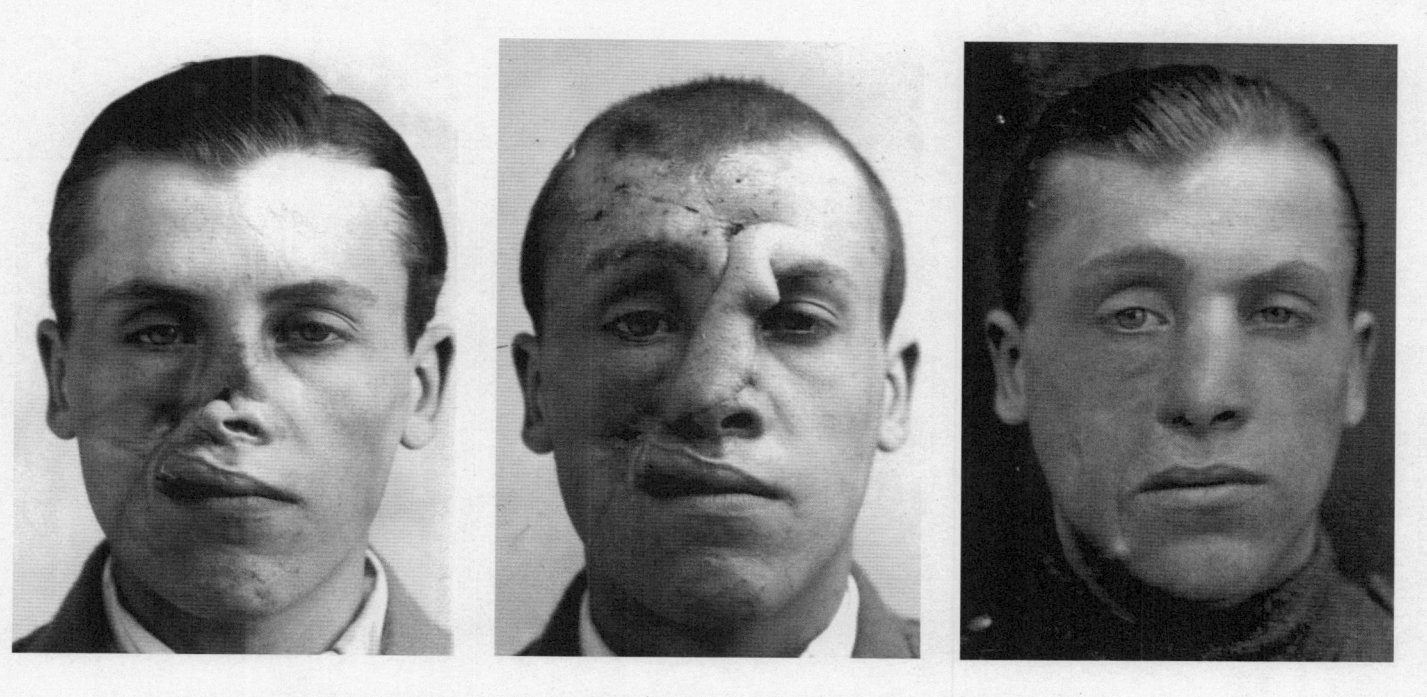

O sargento Sidney Beldam, ferido durante a Batalha de Passchendaele. Ele permaneceu caído por três dias até ser resgatado. Gillies teve que reabrir a ferida costurada às pressas para reconstruir o rosto de Beldam — um processo que levou vários anos (*dos arquivos do Royal College of Surgeons of England*).

À direita, o tenente Henry Ralph Lumley, que foi gravemente queimado depois de bater o avião em seu primeiro voo solo. Ele morreu sob os cuidados de Gillies em 11 de março de 1918 (*dos arquivos do Royal College of Surgeons of England*). Abaixo, as notas de Gillies e o desenho esquemático detalhando o caso do tenente Lumley (*dos arquivos do Royal College of Surgeons of England*).

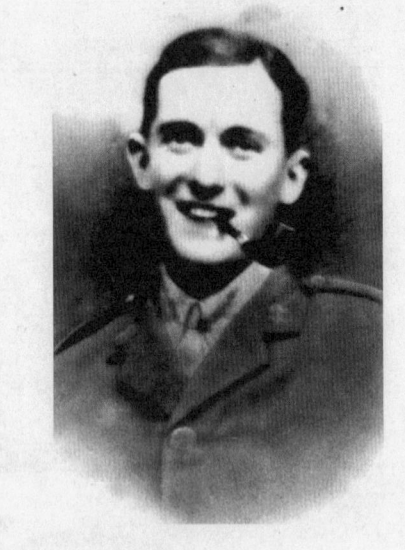

Op: 24.11.17

The stent was held in position by relaxation sutures
Progress: Satisfactory. On 8th day the dressings being foul the stent was removed when it was found that the whole of this area had been successfully grafted in a most remarkable manner. Melted paraffin wax was then applied over this grafted area which unfortunately was applied too hot. On removal of wax next morning the whole of the grafts were black and subsequently none of them took. The stent should have been left in position two more days & then the grafted area left exposed to the air.

15.2.18 A modification of the method of transposing the chest flap to the face was decided on & one extra pedicle on each side was added to the scheme. Note photograph.

" " General condition fair but there has been

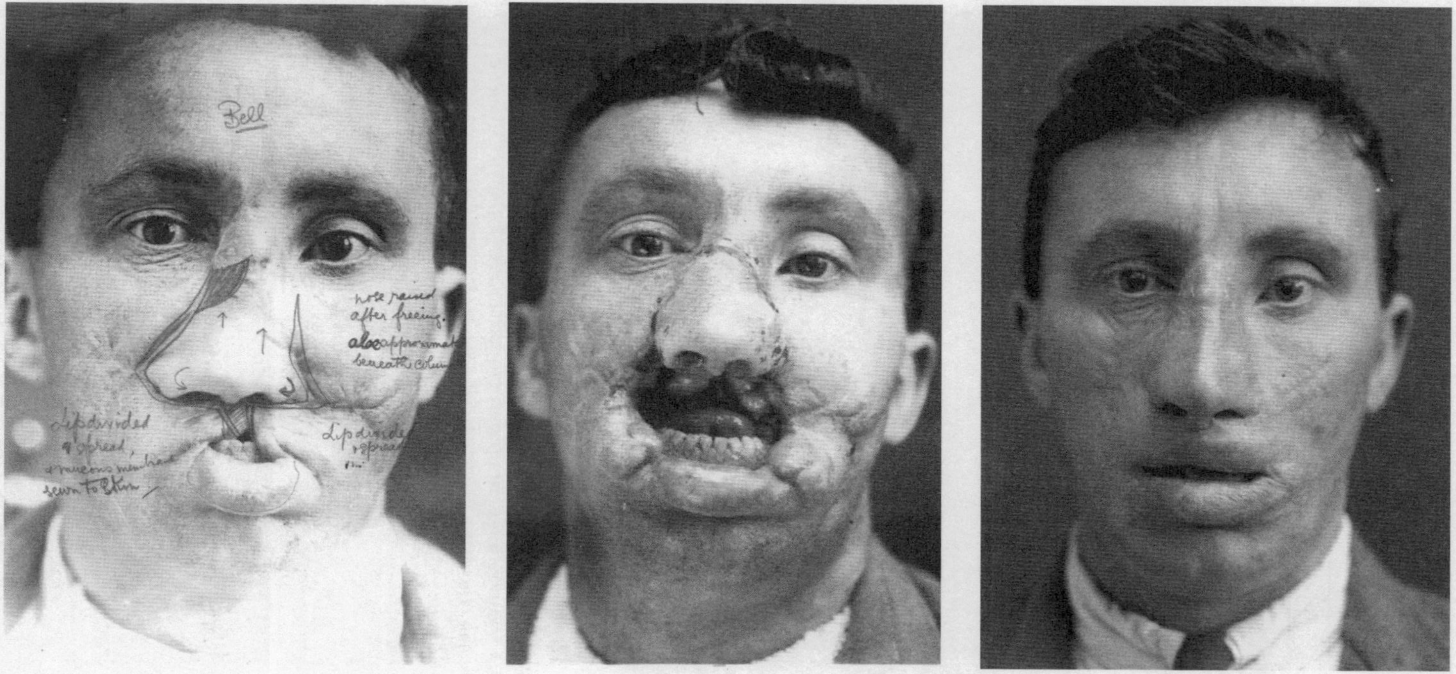

O soldado James Bell, enviado para o Queen's Hospital, em Sidcup, em maio de 1918, por recomendação de Auguste Charles Valadier (*dos arquivos do Royal College of Surgeons of England*).

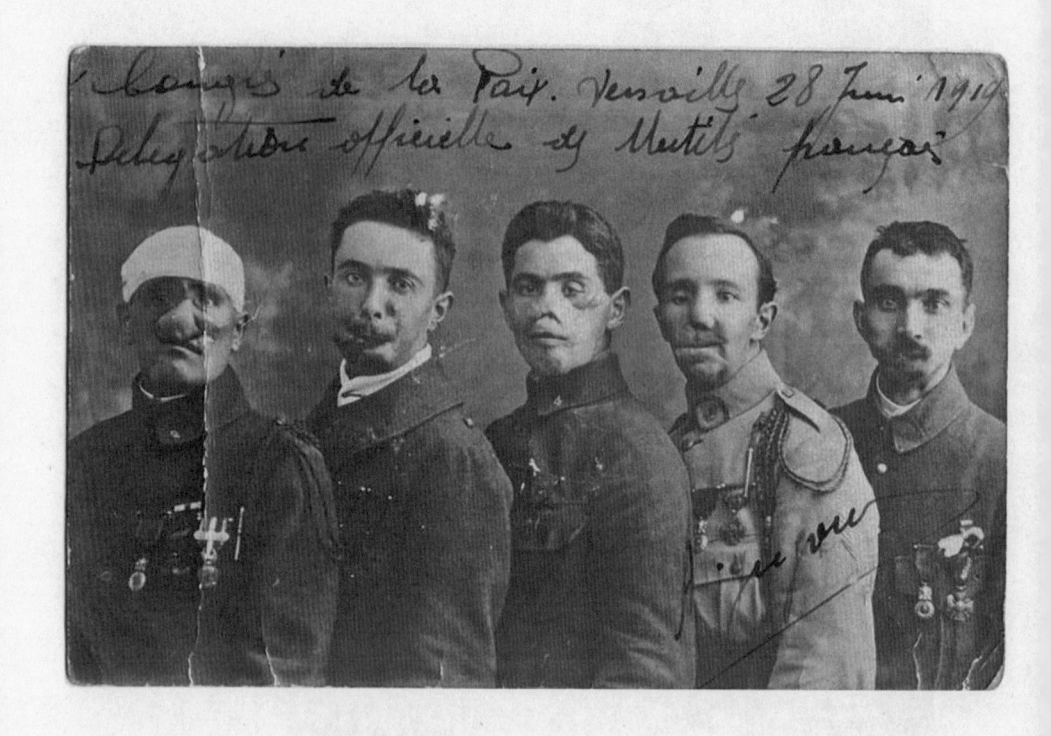

Homens da Délégation des Mutilés enviados para Versalhes, 28 de junho de 1919. Albert Jugon é o segundo da direita para a esquerda. (*FRAD048-015 Guerre mondiale, guerre totale/Europeana 1914–1918, Europa/CC BY-SA. www.europeana.eu/ en/item/2020601/https___1914_1918_europeana_eu_contributions_11271*).

ÍNDICE REMISSIVO

A.W.L., *ver* Ausência Sem Licença
Account of Two Successful Operations for Restoring a Lost Nose, An (Um relato de duas cirurgias bem-sucedidas para restaurar o nariz), de Joseph Carpue, 117
acordo da Tríplice Aliança (1882), 40
Adrian, August-Louis, 82
África do Sul, 174, 175, 261*n*
Agogue, Henri, 228
Agote, Luis, 284*n*
Aida (Verdi), 30, 35
Aisne, Batalha de, 51, 261*n*
Albee, Fred H., 81, 84, 250, 256*n*
Alemanha:
   armas automáticas por, 15;
   armas químicas por, 264*n*;
   ataques a gás, 256*n*;
   Bélgica e, 11, 61;
   cirurgia plástica na, 263*n*;
   cirurgiões na, 272*n*;
   durante a Primeira Guerra Mundial, 180, 181;
   equipamento de proteção da, 82;
   Estados Unidos e, 203, 204;
   estratégia da, 110, 111;
   Europa e, 225-227;
   ferimentos faciais na, 143-146;
   França e, 41, 48;
   gás cloro por, 64, 65;
   Grã-Bretanha e, 35, 93, 94, 99-102, 110-112, 119;
   lança-chamas por, 16;
   México e, 149, 150;
   na assinatura do Armistício, 229, 230;
   na Frente Ocidental, 219;
   prisioneiros de guerra da, 17;
   reputação da, 18;
   Rússia e, 40, 94;
   soldados da, 271*n*;
   submarinos da, 63, 102, 183;
   trauma na, 21;
   Zepelins por, 157-162
Allan, Walter, 86
Allingham, Henry, 270*n*
Amiens, França, 253
amizade, 24
amputações, 19, 61, 64, 71, 113
Ana (rainha da Áustria), 69
anatomia humana, 78, 79
anestesia, 51, 55, 58, 87-89, 126, 142, 191, 198, 200, 209-212, 233, 284*n*
Anglia (navio), 182
animais, 24, 256*n*
ansiedade, 206
Antuérpia, Cerco de, 61, 129
Appleyard, Sidney, 110, 270*n*

Aquitania (navio), 182
arame farpado, 12, 14, 86, 112, 179
Argélia, 16
armas automáticas, 15
armas químicas:
  efeitos psicológicos de, 16, 17;
  gás cloro, 16, 65, 86, 264n;
  pela Alemanha, 264n
armistício, 36, 51, 226-230
Arnold, Frederick, 105
arquitetura, 34, 73, 76
arte:
  artistas, 200-203;
  cirurgia plástica como, 250, 251;
  educação, 95, 96, 131;
  ilustradora de desenhos médicos, 203;
  impacto psicológico, 97-99;
  músicos, 174;
  para máscaras, 128-137;
  por Tonks, 124, 125, 248, 288n;
  por Wood, 128, 129;
  Slade School of Fine Art, 92, 146, 201, 218, 234, 235;
  soldados e, 234, 235
Ashworth, Walter:
  ferimentos de, 124-127;
  reputação de, 272n;
  Smith, D. em, 273n
Asquith, Herbert, 40
assassinato de Franz Ferdinand, 36-40, 259n
assepsia, 108
assistente médico, 113, 128
astronomia, 31
ataques com gás, 16, 17, 65, 86, 88, 91, 219, 256n, 264n
Ativismo, para socialismo, 23

Ausência Sem Licença (Absence Without Leave — A.W.L.), 200
Austrália, 126, 147, 323
Áustria, 40, 259n, 260n; *ver também* Potências Centrais
automóveis, 259n, 260n
aviação:
  biplano, 158, 159, 195;
  Força Aérea Britânica [Royal Flying Corps], 159, 195;
  na Primeira Guerra Mundial, 17, 18;
  pilotos, 17, 18, 157, 158, 194, 195;
  zepelins, 157-160, 277n
aviões, *ver* aviação
Aymard, John Law, 174-177

bactéria, 15, 50, 53
Baer, Karl, 288n
Bagnold, Enid, 44
baionetas, 13, 18, 19
bala cônica, 55
Bamji, Andrew, 256n, 265n, 265n, 272n, 273n, 275n, 324n
Barthas, Louis, 23
batalhas ferozes, 17, 18
Beatty, David, 100-102
Begbie, Harold, 141-143, 146, 153, 275n
Beldam, Sidney, 170-174, 279n
Beldam, Winifred, 174, 279n
Bélgica, 264n;
  Alemanha e, 11, 61;
  França e, 53, 82;
  Gillies, H., em, 61-65;
  Grã-Bretanha e, 41;
  Hospital de Campo Belga, 62-66, 86, 262n;
  medicina na, 214

ÍNDICE REMISSIVO

Bell, James, 204-207
Bell, Johannes, 229
Bennett, James Gordon, Jr., 47
Bergen, Leo van, 16
Bernhardt, Sarah, 67
Bevistein, Abraham, 42
biplanos, 158, 159, 195, 277n
Black, Catherine: 72-74, 80, 85, 108, 114, 121-124, 139;
    Gillies, H., e, 121-124;
    trauma e, 139
Blair, Diana, 134
blefaroplastia, 160
Blundell, Richard, 42, 213
Blundstone, Patrick, 159, 277n
bombardeios: 13, 24, 38, 40, 61, 110, 157-160, 170, 179, 183, 215;
    com estilhaços, 13, 15, 17, 37, 171, 179, 183
    cultura e, 288n;
    granadas, 37;
    latas de geleia, 19;
    na Grã-Bretanha, 157-162
Borden, Mary, 74
Bósnia, 36, 39
Bottomley, Horatio, 94
Boulogne, França, 46, 52, 54, 57, 79, 215
Bourke, Joanna, 20, 255n
Brahe, Tycho, 129
Branca, Gustavo, 115
Brent, Louise, 134
Brigham, Ferdinand, 57
Britannic (navio), 182
Brodie, John, 82
Brooks, Henry, 135
Brown, H. Spencer, 48
Brown, Jack, 25, 113, 244-246

Buck, Gurdon, 55, 56
Buckler, Annie Elinor, 220, 222, 223
Budd, J. G. H., 169
Burgan, Carleton, 55, 56

Cabo X, 121-124, 252
Čabrinović, Nedeljko, 37-39
cadáveres:
    decomposição de, 172;
    uso de, 12;
    após explosões, 12-14
cães, 24
Cambrai, França, 11, 13, 17, 21, 178, 180, 186, 216, 217, 281n, 287n
campo de prisioneiros de guerra, 94-96, 180, 272n
Canadá, 147-150
câncer, 67-69, 243, 244, 279n
"Canhão de Paris," 15
canhão de sítio, 15
Capacete Brodie, 82, 83
capacetes, 18, 82, 83, 110
Carpue, Joseph, 117
casamento, 34, 36, 122, 126
Caslon, Clifford, 103
Cavalier, André, 228
Celsus, Aulus Cornelius, 160
Cheesman, E. F., 277n
Churchill, Winston, 21
cicatriz honrosa, 144
cicatrizes, 143, 160-162, 246
cirurgia estética, 54, 145, 238-246
cirurgia maxilofacial, 59, 68, 148, 149, 258n
cirurgia plástica:
    como arte, 250, 251;
    demanda por, 71;

história da, 54-56, 263n;
impacto psicológico da, 144;
inovação em, 154, 155;
limitações da, 135, 136;
na Alemanha, 263n;
na cultura, 237, 238, 252-253;
para McIndoe, 248;
para unidades de mandíbula, 59, 60;
por Gillies, H., 212, 246, 252, 253;
queimadura e, 244, 245, 248;
reconstrução facial com, 201-203;
reconstrução genital, 249;
reputação da, 166, 175-177;
retalho pediculado tubular em, 155, 156;
rinoplastia, 115-117;
treinamento em, 207, 208
cirurgiões:
anestesia usada por, 191;
cirurgia de redesignação sexual, 248-250, 288n;
colaboração entre, 146-152;
da Grã-Bretanha, 70, 71;
distração osteogênica, 59;
educação de, 55, 75, 76;
em hospitais, 51;
enfermeiras e, 84, 85, 180;
ferimentos faciais e, 151, 172-174, 197, 198;
França e, 66-69;
Frente Ocidental, 45, 61, 62;
golfe para, 242;
higiene para, 53, 108;
inovação por, 119, 120, 253;
jornalistas e, 175, 176;
médicos e, 34, 73, 74, 130;
na Alemanha, 272n;

na Espanha, 253;
navios e, 105;
no Queen's Hospital, 142, 143, 156, 161, 162, 164-170, 172-174, 192, 193, 197-199, 202-208, 212, 217, 218, 226, 227, 237, 238;
no trabalho, 30, 31;
Primeiro Congresso Internacional de Cirurgia Oral, 258n;
próteses e, 128-137, 207, 208;
queimaduras e, 104-106;
reconstrução facial e, 120-127;
remoção de câncer por, 69;
reputação de, 243, 244;
retalhos e, 117, 118;
risco para, 58;
Royal College of Surgeons, 233, 247;
soldados e, 113, 133, 134, 144, 145;
Surgeons' Hall Museums, 273n;
taxa de insucesso de, 284n;
tecnologia para, 27, 28;
treinamento para, 147-151;
ver também cirurgiões-dentistas
cirurgiões-dentistas:
em postos de evacuação de vítimas, 223;
ferimentos faciais e, 25, 69, 70, 148, 149, 204-208;
inovação por, 124-127;
na África do Sul, 261n;
na cultura, 52-54;
na Primeira Guerra Mundial, 46-52, 233, 234;
reconstrução facial por, 76;
soldados e, 57
civis:
estilhaços e, 37, 61, 62;
Gillies, H., prática para, 237-243;

ÍNDICE REMISSIVO

jornalistas para, 163, 164;
  no Queen's Hospital, 163-166;
  soldados e, 166, 225, 226
Clare, Beatrice, 186, 192, 236
Clare, Ernest, 236
Clare, Percy:
  alta de, 193;
  amizade com, 24;
  após a Primeira Guerra Mundial, 236;
  deficiências de, 19;
  diário de, 11, 12, 21, 22, 26, 178, 179, 185, 186, 235, 236, 258n;
  feridas de, 258n;
  ferimentos faciais de, 191, 192;
  no Queen's Hospital, 184-189, 191;
  reconstrução facial para, 28;
  trauma de, 11-14, 178-184
Clark, Christopher, 259n
Clegg, Abraham, 223
Clemenceau, Georges, 229, 230
Cleveland Clinic, 253
Clodfelter, Michael, 277n
clorofórmio, 88, 191, 210, 211; *ver também* anestesia
Cobban, Doris, 157
cocaína, 51
colaborações:
  com Gillies, H., 174-177, 211;
  com Lane, 151;
  com Morestin, 264n;
  entre cirurgiões, 146-152
Colas, Isidore, 215
Cole, Christopher, 277n
comida, para soldados, 50
consultas, 242
Cordeaux, Edward, 101
Corpo Médico da Armada Real:
  depois da Primeira Guerra Mundial, 232;
  médicos no, 21, 25;
  Tonks no, 97, 98;
  trabalho com, 43-45;
  voluntários no, 44, 45
Correction of Featural Imperfections, The (A correção das imperfeições no rosto), de Charles Conrad Miller, 239
Córsega, 45
Cosens, W. B., 95, 96
crianças:
  Centro Infantil da Cruz Vermelha dos Estados Unidos, 132;
  deformação e, 21;
  durante a Primeira Guerra Mundial, 157;
  na guerra, 42;
  nas trincheiras 43
Cruz Vermelha:
  assistência para soldados, 145;
  Centro Infantil da Cruz Vermelha dos Estados Unidos, 132;
  na Primeira Guerra Mundial, 261n;
  voluntários para, 96, 97, 184
Cruz Vitória, 87, 126, 159, 195
Cryer, Nellie, 188
cultura:
  antes da Primeira Guerra Mundial, 29-35;
  astronomia, 31;
  bombardeios e, 288n;
  cirurgia estética e, 238-243;
  cirurgia plástica na, 237, 238, 252, 253;
  cirurgiões-dentistas na, 52-54;
  da medicina, 73, 74;
  em Paris, 47, 48;
  ferimentos faciais na, 21;

na França, 132, 133;
na Grã-Bretanha, 40-42, 94, 225, 226;
no Hospital Militar de Cambridge, 120, 121;
preconceito na, 257n;
trabalho, 30
Curie, Marie, 63, 64
Cushing, Harvey, 216

Daley, Allen, 173
Darwin, Bernard, 92, 97
De Curtorum Chirurgia per Insitionem (Sobre a cirurgia da mutilação por enxerto), de Tagliacozzi, 116
Deacon, Gladys, 77
decomposição, de cadáveres, 171, 172
deficiências, 19, 20
Délégation des Mutilés (delegação dos mutilados), 228-230
Demuth, Norman, 43
Desault, Pierre-Joseph, 54
desenhos médicos, 203
desfiguração, 9, 19-21, 55, 69, 74, 78, 83, 84, 91, 96, 104, 106, 114, 116, 123, 124, 126, 128, 130-133, 136, 139, 143-145, 163, 165, 166, 168, 169, 173, 174, 176, 180, 181, 189, 228, 232, 234, 240, 242, 252, 257n, 274n
desmembramento, 15, 103, 172
Destacamento de Ajuda Voluntária de Frensham, 184
Dia do Armistício, 36
diagramas médicos, 98, 126, 194, 200, 202
dificuldades financeiras, 257n
Dillon, Michael, 248-250, 288n
Dinoire, Isabelle, 253
direito internacional, 183, 222

disputa de autoria, 174-177
distração osteogênica, 59
dívida, 33
doenças, 129, 220-224
Dr. Scroggie, *ver* Gillies, Harold
Dufourmentel, Leon, 257n
Duhamel, Georges, 67, 75

Eckhardt, Heinrich von, 149
Edimburgo, Escócia, 273n
educação:
  arte, 95, 96, 132, 133;
  de cirurgiões, 54, 55, 75;
  de médicos, 212-214;
  de pilotos, 195;
  de soldados, 189;
  em cirurgia maxilo-facial, 258n;
  golfe e, 33, 34;
  medicina em, 48;
  na Grã-Bretanha, 32;
  Royal College of Surgeons, 247, 248;
  sobre ferimentos faciais, 66-68
Eduard VIII (príncipe), 166
encouraçado, 99, 100
enfermeiras:
  antes da Primeira Guerra Mundial, 34;
  cirurgiões e, 84, 85, 180;
  ferimentos e, 61, 62;
  hospitais e, 72-74;
  médicos e, 27, 43-45;
  pressão psicológica, 80, 81;
  relação médico-paciente, 121-124, 184, 188;
  treinamento para, 44
enxerto:
  comparado com distração osteogênica, 59, 60;

ÍNDICE REMISSIVO

inovação em, 160, 161;
medicina e, 57, 58;
retalhos e, 108, 152-155
equipamentos de proteção, 18, 82, 83, 170
Escócia, 31, 244, 273*n*
Espanha, 48, 98, 221, 253
especialistas, 27, 28;
hospitais, 150;
loja especializada, 115;
na medicina, 30, 31, 59, 60, 70, 207-209;
unidades, 54, 60, 204
espírito rebelde, de Gillies, H., 33-35
Esser, Johannes F., 160, 161
Estados Unidos:
Alemanha e, 203, 204;
cirurgia estética em, 239;
Cleveland Clinic em, 253;
em Quatro Grandes, 229;
Europa e, 40, 221;
França e, 46, 47;
Gripe Espanhola nos, 221, 222;
Guerra Civil, 55, 56, 203;
Potências Centrais e, 100;
reconstrução facial em, 149;
soldados dos, 150
estafiloma, 282*n*
estereótipos, da Grã-Bretanha, 50
estilhaços:
civis e, 37, 61, 62;
ferimentos por, 13, 15, 17, 37, 56, 61, 79, 82, 83, 91, 111, 112, 122, 129, 171, 215, 223, 228, 252;
proteção contra, 82
estratégia:
da Alemanha, 110, 111;
da Rússia, 264*n*;
na Primeira Guerra Mundial, 203, 204

éter, 209-212; *ver também* anestesia
Europa:
Alemanha, 15, 21, 35, 36, 48, 82, 100, 119, 143, 144, 149, 159, 160, 180, 225, 234, 256*n*, 263*n*, 264*n*, 271*n*, 272*n*;
Armistício na, 36, 227-230;
Áustria, 259*n*, 260*n*;
Bélgica, 16, 41, 53, 63, 65, 93, 119, 158, 626*n*, 264*n*;
Bósnia, 36, 39;
doença na, 220-224;
durante a Primeira Guerra Mundial, 40-43;
Estados Unidos e, 40, 221;
França, 15, 21, 35, 41, 45, 46, 48, 49, 51, 53, 59, 66, 67, 69-71, 73, 75, 86, 96, 132, 134, 135, 138, 139, 150, 186, 200, 202, 204, 212, 216, 219, 223, 233, 247, 253, 257*n*, 261*n*, 262*n*, 264*n*; 274*n*, 276*n*;
Frente Ocidental da, 14, 45, 52, 70, 82, 95, 113, 137, 164, 199, 202, 216, 219, 224, 225, 227, 250, 281*n*, 287*n*;
Frente Oriental da, 199, 203, 256*n*, 264*n*;
Grã-Bretanha, 15, 21, 26, 28, 29, 32, 35, 40, 41-45, 49, 52, 60, 75, 79, 86, 91, 93-95, 100, 102, 112, 119, 124, 147, 148, 150, 157, 160, 172, 181, 182, 184, 193, 204, 210, 220, 223, 229, 234, 246, 251, 270*n*;
Grécia, 45, 182;
Herzegovina, 36, 39;
Império Austro-Húngaro, 35, 36, 100;
Itália, 229, 271*n*;
militares na, 14, 15;
portos na, 29, 30;
Potências Centrais, 100, 183, 199, 229;
Revolução Bolchevique, 199, 219;

Rússia, 40, 41, 45, 199, 264n;
sepse em, 53;
Sérvia, 35, 36, 40, 45
Evans, Reginald, 84, 164, 165
explosões, 12-14, 38, 44, 85, 99, 101, 111, 158
exumações, 226

Falmer, Signaler C., 101
faloplastia, 249, 250, 288n
Fantasma da Ópera, O (filme), 136
Ferdinand von Gräfe, Karl, 160, 263n
Ferdinand, Sophie, 36-39
ferimentos faciais:
    cirurgia maxilofacial, 59;
    cirurgiões e, 151, 173, 174, 196-198;
    cirurgiões-dentistas tratando de, 25, 69, 70, 148-150, 203-208;
    de Clare, P., 191, 192;
    de soldados, 15, 16, 19-26, 59, 60;
    Departamento de Máscaras para Desfiguração Facial, 130;
    desmembramento e, 15;
    educação sobre, 66, 67;
    efeitos psicológicos de, 83-86, 121-127, 135, 136;
    jornalistas e, 141-143;
    liftings faciais, 68, 241, 243, 252;
    militares e, 53, 54;
    na Alemanha, 143-146;
    na cultura, 21;
    próteses para, 128-137, 207;
    recuperação de, 26-28;
    rinoplastia para, 115-120;
    severos, 257n
    ferimentos: 15, 17, 20, 21, 23-26, 35, 38, 53, 55, 56, 58, 60, 62, 69, 71, 74-79, 81-88,
    96-99, 104-106, 108, 114, 117, 119-122, 125, 126, 129, 131, 135, 138, 139, 144, 145, 148, 152, 153, 161, 164, 166, 168, 172, 173, 179, 180-182, 185, 189, 191, 193, 194, 196, 198, 204, 205, 207, 210, 212, 214, 218, 220, 253, 292, 258n; 277n;
    de Ashworth, 124-132;
    deficiências comparadas com, 20;
    efeitos psicológicos de, 23, 24, 99-102, 112, 163-169, 178, 179;
    enfermeiras e, 61, 62;
    estafiloma, 282n;
    na Batalha de Somme, 137-140;
    na França, 257n;
    nasal, 115-117, 259n;
    por animais, 256n;
    por atiradores, 99;
    por estilhaços, 13-17, 91, 92, 111, 112, 121, 122, 129, 171, 215, 223;
    por Zepelins, 277n;
    ver também ferimentos faciais
Filatov, Vladimir, 175, 176
Finch, Olive, 41
Forjet (médico), 130
fotografia, 202, 203
França:
    Alemanha e, 41, 48;
    Amiens, 253;
    Argélia e, 16;
    Bélgica e, 53, 82;
    Boulogne, 46, 52, 54, 57, 79, 215;
    Cambrai, 11, 13, 17, 21, 178, 180, 186, 216, 217, 281n, 287n;
    cirurgiões e, 66-69;
    cultura da, 132, 133;
    Estados Unidos e, 46, 47;
    ferimentos na, 257n;

ÍNDICE REMISSIVO

Gillies, H., na, 45, 57-60, 66-69, 74, 75, 261*n*;
    Grã-Bretanha e, 18, 19, 203, 204;
    Hospital de Base das Forças Aliadas, 66;
    medicina na, 45;
    militares da, 48;
    Palácio de Versalhes, 227-232;
    Paris, 15, 29, 46-48, 51, 54, 67, 68, 75, 79, 123, 132, 145, 161, 167, 202, 224, 228, 233, 234, 262*n*, 264*n*;
    Quatro Grandes, 229, 230;
    Somme, 17, 18;
    Tonks na, 218-220;
    trauma na, 21;
    trincheiras em, 86;
    Waterloo, 16
franco-atirador, 86, 99
Franz Ferdinand, 36-39, 259*n*
Frente Ocidental:
    Alemanha na, 219;
    cirurgiões e, 45, 61, 62;
    hospitais e, 52-54, 113-115;
    jornalistas sobre, 62, 80, 81;
    na Primeira Guerra Mundial, 14-19, 224;
    postos de evacuação na, 216, 217;
    relato sobre, 281*n*;
    sobre Batalha de Cambrai, 287*n*
Frente Oriental:
    da Europa, 203, 204;
    gás cloro na, 264*n*;
    tecnologia na, 256*n*
Freshwater, Michael, 259*n*
Fry, William Kelsey, 25, 147, 148, 258*n*
Fullerton, Andrew, 215, 284*n*

Ganzer, Hugo, 176
Garengeot, Rene-Jacques Croissant, 116, 117
gás cloro, 16, 65, 86, 264*n*
Gaskin, Arthur, 101
George V (rei), 41, 158
George, David Lloyd, 229
Gibbs, Philip, 113, 114, 184
Gillies, Emily (mãe) (nascida Street), 31
Gillies, Harold:
    admiração por Kazanjian, 69, 70;
    Ashworth e, 124-127;
    biografia de, 262*n*;
    Black e, 121-124;
    cirurgia de redesignação sexual, 248-250;
    cirurgia plástica por, 212, 246, 252, 253;
    colaboração com, 174-177, 210, 211;
    com cicatrizes, 160-162;
    com Morrison, 54, 264*n*;
    com soldados, 83-86, 88, 89;
    Dillon e, 288*n*;
    durante a pandemia, 223, 224;
    durante a Segunda Guerra Mundial, 247-252;
    em queimaduras, 152-156;
    em transfusões de sangue, 216-218;
    espírito rebelde de, 33-35;
    Gripe Espanhola e, 223, 224;
    guerra e, 157-162;
    habilidades de organização, 282*n*;
    Hospital de Base das Forças Aliadas e, 264*n*;
    inovação por, 74-80, 131;
    jornalistas sobre, 91, 92;
    juventude de, 29-35;
    Lane e, 70, 71, 236;
    liderança de, 146-152;
    máscaras e, 135, 136;
    Morestin e, 67-69, 75, 247;

na Bélgica, 61-65;
na França, 45, 57-60, 66-69, 74, 75, 261n;
no Queen's Hospital, 142, 143, 156, 161, 162, 165, 167-170, 172-175, 192, 193, 196-198, 201-208, 212, 217, 218, 226, 237, 238;
Pound e, 265n, 272n;
prática em civis, 237-243;
procrastinação de, 250- 252;
profissionalismo de, 201, 202;
reconstrução facial e, 28, 80-83, 105-109, 206, 207, 238-246;
relação médico-paciente, 165, 166, 190;
reputação de, 72, 85, 87, 88, 141-143, 233, 236-237, 247, 259n;
Seymour e, 114, 115, 118, 119;
Sidcup e, 139, 146-150, 152-156, 162, 167-169, 174-177, 194-212, 218, 223;
Spreckley e, 119, 120;
título de cavaleiro de, 236, 237;
Tonks e, 96-99;
trabalho de, 90, 91, 137-140, 167-170, 194-199, 209, 230;
Valadier, Auguste, e, 54, 55, 57-60, 204-207;
voluntariado de, 45
Gillies, John (avô), 31
Gillies, John (filho), 157
Gillies, Kathleen (esposa) (nascida Jackson), 34, 35, 45, 66, 96, 146, 157
Gillies, Margaret (filha), 45, 66, 157, 261n
Gillies, Mick (filho), 236
Gillies, Robert (pai), 31, 32
Gillies, T. (major), 156
Gilman, Sander, 117
Girdner, John Harvey, 198

Girling, Leonard, 218
Girling, Stanley, 212, 217, 218
Gitchell, Albert, 221
golfe, 30, 33, 34, 66, 167, 173, 206, 241, 242, 246, 262n
governo:
    da Grã-Bretanha, 49, 94;
    da Rússia, 40;
    Primeira Guerra Mundial e, 193
Grã-Bretanha:
    Alemanha e, 35, 93, 94, 99-102, 110-112, 119;
    ataque na Batalha de Somme, por, 110-112;
    Bélgica e, 41;
    bombardeios em, 157-162;
    Canadá e, 147-150;
    cirurgiões da, 70;
    Corpo Médico do Exército Britânico, 21, 25, 43, 45, 51, 66, 97, 128, 165, 182, 232;
    Cruz Vitória, 87, 126, 159, 195;
    cultura em, 40-42, 94, 95, 225-227;
    educação em, 33;
    estereótipos da, 50;
    Força Expedicionária Britânica, 49;
    França e, 18, 19, 203, 204;
    Gabinete de Guerra Britânico, 20, 45, 71, 75-77, 82, 114, 138;
    governo da, 49, 94;
    guerra de trincheiras na, 53, 54;
    Londres, 29, 30, 43, 44, 66, 75, 76, 81, 84, 92-96, 98, 111, 128, 130, 135, 136, 138, 148, 157-159, 184, 186, 190, 192, 196, 201, 225, 233, 238, 240, 241, 244, 247;
    Medalha da Vitória, 236;

ÍNDICE REMISSIVO

Medalha de Guerra Britânica, 236;
medicina em, 220, 221;
médicos em, 209, 210;
militares da, 27, 28;
nos Quatro Grandes, 229;
Nova Zelândia e, 31, 32;
ópera em, 30;
Queen Mary, 101;
reputação de, 81, 82;
Royal College of Surgeons, 233, 247, 293;
Royal Flying Corps (Força Aérea Britânica), 159, 195;
Segunda Guerra Mundial e, 29;
Sidcup, 28, 138, 139, 140, 141, 145-155, 162, 163, 166, 168, 169, 174, 175, 177, 184-191, 193, 194, 196, 200-202, 205, 208, 209, 211, 212, 218, 222, 223, 225, 226, 232-236, 238, 248, 256n, 276n, 281n, 287n;
soldados de, 15, 75, 76, 270n;
tanques da, 17;
título de cavaleiro em, 234, 236, 237;
trauma em, 21;
Universidade de Cambridge, 32, 33
granadas, 14, 37, 157, 195
Grécia, 45, 182
Greenaway, Walter, 99, 103
Grey, Edward, 42
Grime, Louise, 126
Gripe Espanhola, 220-223, 228
Guerra de Secessão (Estados Unidos), 55, 56, 203
Guerra dos Bôeres, 42, 49, 50, 196
Guerra no ar, A (*The War in the Air*), de Wells, 157
guerras napoleônicas, 20

Gunning, Thomas B., 56
Gutiero, Andreas, 117

Haig, Douglas, 51, 261n
Handley, John, 103
Harvey, Joseph, 56
Haslam, William, 195
Hay, Malcolm Vivian, 180, 181
Hayward, Victor, 103
Hebert, Eugene, 228
Helena Victoria (princesa), 190
heroísmo, 24
Herzegovina, 36, 39
higiene, 53, 64, 106-109
Hildanus, Wilhelm Fabricius, 106
Hirschfeld, Magnus, 288n
Hoffman, Robert C., 12, 13
Holtzapffel, J. G. H., 121
Hone, Joseph Maunsell, 234
hospitais:
  anestésicos em, 209-212;
  ansiedade em, 206;
  cirurgiões em, 51, 52;
  de convalescença, 21, 135, 137, 138, 146, 163, 165, 166, 170;
  demanda por, 137-140;
  Departamento de Máscaras para Desfiguração Facial, 130;
  doenças em, 129;
  durante a Guerra dos Bôeres, 49;
  em Paris, 67-69;
  enfermeiras e, 72-74;
  especialistas, 150;
  fotografias em, 202, 203;
  Frente Ocidental e, 52-54, 113-115;
  Gripe Espanhola, 220-224;
  higiene em, 106;

hospitais de campanha, 79;
hospitais de campo, 61-65, 78, 86, 129, 262n;
Hospital Charité, 143-145;
Hospital de Base das Forças Aliadas, 66, 69, 262n, 264n, 265n;
Hospital de Campo Belga, 61-65, 86, 262n;
Hospital Militar de Cambridge, 70-75, 79, 88, 92, 97, 98, 105, 114, 118-121, 124, 128, 137-140; *ver também* Gillies, Harold
Hospital Militar de Val-de-Grâce, 67-69, 75, 132, 228;
Hospital Militar Frensham Hill, 184-186, 188, 189;
infecções em, 79, 80;
King Edward VII's Hospital, 196;
navios-hospital, 27, 182, 182;
Ontario Military Hospital, 148;
pontos de evacuação e, 26, 27, 52, 96, 97, 113, 179, 181, 193, 204, 210, 215, 216, 223;
prisioneiros de guerra em, 180-182;
Royal London Hospital, 72;
transporte para, 179-181;
unidades para tratamento da mandíbula, 54;
Westcliffe Canadian Eye and Ear Hospital, 148;
ver também Queen's Hospital
humanidade, 19-26
Hustin, Adolf, 214, 284n

identidade, de soldados, 13
Ilha de Man, 95
impactos psicológicos:
   na arte, 97-99;
   por ferimentos faciais, 83-85, 121-127, 135, 136;
   por ferimentos, 24, 99-102, 112, 163, 164, 167-169, 178, 179;
   na linguagem, 20;
   na medicina, 114, 115;
   em enfermeiras, 81, 82;
   da cirurgia plástica, 144;
   durante recuperação, 191, 192;
   cicatrizes e, 144, 246;
   para soldados, 90, 91, 119-127, 218-220;
   para pessoas transgêneros, 248-252;
   Primeira Guerra Mundial e, 257n, 264n;
   por armas químicas, 16, 17;
   da morte, 18
Império Austro-Húngaro, 35, 36, 100; *ver também* Potências Centrais
Índia, 250, 217n
infecções, 78, 79
Inglaterra, *ver* Grã-Bretanha
Inglis, Elsie, 45
inovação:
   com próteses, 128-137;
   em enxertos, 160, 161;
   em faloplastia, 249, 250, 288n;
   em máscaras, 131, 132;
   em reconstrução facial, 91, 92, 143;
   em transfusão de sangue, 211-218, 284n;
   em tratamento médico de queimaduras, 105-107;
   história e, 258n;
   na cirurgia plástica, 154, 155;
   na Primeira Guerra Mundial, 84-86, 161;
   no Queen's Hospital, 167-170, 175-177;
   pinças Magill, 233;
   pinch grafting, 154;

ÍNDICE REMISSIVO

por Branca, 271n;
por cirurgiões, 119, 120, 252, 253;
por cirurgiões-dentistas, 125, 126;
por Gillies, H., 74-80, 131;
por médicos, 202, 203;
por Valadier, Auguste, 261n;
retalho pediculado tubular, 155, 156, 174-177, 190, 197, 244, 245, 249
Ipar, Musafer, 145
Itália, 229, 271n

Jackson, Kathleen Margaret, *ver* Gillies, Kathleen
Jean-Baptiste, Charles, 46
Jeanbrau, Emile, 215
Jessop, Violet, 182, 183
Jewson, Norman, 34
Jones, Guy Carleton, 222
jornalistas:
Begbie, 141-143, 146, 153, 275n;
Bottomley, 94;
cirurgia estética e, 238;
cirurgiões e, 175, 176;
durante a Primeira Guerra Mundial, 40-43;
feridas faciais e, 141-143;
militares e, 81, 82;
reconstrução facial e, 151;
sobre a Frente Ocidental, 62, 80, 81;
sobre cirurgia de redesignação sexual, 250;
sobre civis, 163, 164;
sobre ferimentos, 76;
sobre Gillies, H., 91, 92;
sobre inovação médica, 74-80, 131;
sobre soldados, 82;
Voigt, 27

Josef, Franz, 36
Joseph, Jacques, 143-145, 239
Jugon, Albert, 228
Jutlândia, Batalha de, 100, 102-105, 109, 152, 160, 161, 196

Kazanjian, Varaztad, 69, 70, 150
Kenderdine, Charles, 138, 139
Kennedy, Daisy, 227
Keogh, Alfred, 71
Keynes, Geoffrey, 215
Kilner, Thomas, 233
King Edward VII Hospital, 196
King-Hall, Stephen, 101
Kirkham, John, 18
Kitchener, Herbert, 42, 43

La Motte, Ellen, 73, 133
Ladd, Anna Coleman, 132-134, 136, 274n
Ladd, Maynard, 132
lança-chamas, 16
Landsteiner, Karl, 213
Lane, William Arbuthnot:
colaboração com, 151;
Gillies, H., e, 70, 71, 124-127;
higiene e, 108;
liderança de, 70, 71, 137-139;
sobre solidão, 124
Langdon-Brown, Walter, 30
Leake, Charles, 104
Leggatt, Elsie, 157
Leggatt, Samuel, 157
Legrain, Henri, 215
lesões nasais, 115-120, 259n
Lessore, Helen, 92
Lindeman, Edward, 214

Lindsay, Daryl, 147, 200-202, 225, 226, 234, 276n
Lister, Joseph, 53
Llandovery Castle (navio), 183
Lojka, Leopold, 36, 37, 39
Loos, Batalha de, 23
Lorimer, Duncan, 104, 105
Louis (príncipe), 94
Louis, Alphonse, 129
Lower, Richard, 213
Lucas, E.V., 236
Lugg, W., 24
Luís XIV (rei), 68
Lumley, Henry Ralph, 194-199
Lusitania (navio), 63

MacColl, D. S., 98
MacLean, Alexander, 105
Magill, Ivan, 211, 212, 233
malária, 236
Malleson, H. C., 176
Malta, 45
Mametz Wood, Batalha de, 57
Mão Negra, 36
mar do Norte, 29, 52, 99-102
marinha, 99-105
Marne, Batalha, 219, 224
Marsham-Townshend, Robert, 138
Martinica, 67, 68
Mary (rainha), 138, 149
máscaras:
  arte para, 128-137;
  cirurgia em contraste a, 143;
  demanda por, 274n;
  Departamento de Máscaras para Desfiguração Facial, 130;
  Gillies, H., e, 135, 136;
  preservação de, 273n
Maud, Doris, 163, 166
McIndoe, Archibald, 248
McKenzie, Robert Tait, 21
medalhas:
  Cruz Vitória, 87, 126, 159, 195;
  Medalha da Vitória, 236;
  Medalha de Guerra Britânica, 236
medicina:
  cocaína na, 50, 51;
  competência em, 120;
  cultura de, 73, 74;
  em campos de prisioneiros de guerra, 93-99;
  enxertos e, 57, 58;
  especialistas, 31, 60, 70, 208;
  Fry e, 25;
  higiene para, 53, 54;
  impacto psicológico, 114;
  inovação em, 105-107;
  malária na, 236;
  na Bélgica, 214;
  na França, 45;
  na Grã-Bretanha, 220, 221;
  na Primeira Guerra Mundial, 43-45, 61-66, 141-143;
  otorrinolaringologia, 30, 31, 54, 148;
  taxas de mortalidade e, 27, 53;
  tecnologia e, 233;
  Valadier, Auguste, educação em, 47
médicos:
  cirurgiões e, 34, 73, 129, 130;
  consultas com, 242;
  educação de, 213, 214;
  enfermeiras e, 27, 43-45;
  inovação por, 202, 203;
  na Grã-Bretanha, 209, 210;

ÍNDICE REMISSIVO

no Corpo Médico do Exército
  Britânico, 21, 25;
sexismo e, 45
Meekeren, Job van, 57
Mehmedbašić, Muhamed, 37
Merrick, Joseph, 95, 96
metralhadoras, 13-15, 112, 158, 171
México, 149, 247
Middlebrook, Martin, 271n
militares:
  cadáveres e, 12, 13;
  cães no, 24;
  da Alemanha, 11, 16, 112;
  da França, 48, 82, 215;
  da Grã-Bretanha, 51, 81, 82, 97, 111, 148, 217;
  ferimentos faciais e, 53, 54;
  Hospital Militar de Cambridge, 70-75, 79, 88, 92, 97, 98, 105, 114, 118-121, 124, 128, 137-140;
  Hospital Militar Val-de-Grâce, 67-69, 75, 132, 228;
  jornalistas e, 81, 82;
  marinheiros, 99-105;
  Museu de História Militar, 259n, 260n;
  na Europa, 14, 15;
  Ontario Military Hospital, 148
Millard, D. Ralph, Jr., 251, 259n
Miller, Charles Conrad, 239
Moiseiwitsch, Benno, 227
Mons, Batalha de, 180
Moore, George, 93, 96
Morestin, Hippolyte:
  em Paris, 262n;
  Gillies, H., e, 67-69, 75, 247;
  Jugon, paciente de, 228;

Ladd, A., e, 132
Morrison, Herbert W., 63, 264n
morte:
  cadáveres, 12-14, 172;
  prognóstico de, 279n;
  psicologia da, 18, 19;
  registros, 267n;
  taxa de mortalidade, 27, 53
Muir, Ward, 84, 85, 165
mulheres, 43-45, 239-241, 243-246
Müller, Hermann, 229
Murray, Donald, 112
Museu de História Militar, 259n, 260n
música, 30
musicistas, 174
Mütter, Thomas Dent, 106, 107

nariz em sela, 116
narizes de celuloide, 77, 129
navios:
  Anglia, 182;
  Aquitania, 182;
  Britannic, 182;
  cirurgiões e, 105;
  Llandovery Castle, 183;
  Lusitania, 63;
  navios-hospital, 27, 182, 182;
  Olympic, 183;
  Queen Mary, 101;
  submarinos, 63, 102, 183;
  Titanic, 182, 202
neurose de guerra, *ver* trauma
Newland, Henry Simpson, 147, 148, 151, 198, 200, 201, 225, 226, 232, 276n
Nicolau II (czar), 199, 219
Nightingale, Florence, 73

Nova Zelândia, 31, 32, 147-149
Noyes, Frederick W., 170

Ollier, Louis Leopold, 154
Olympic (navio), 183
Ontario Military Hospital, 148
ópera, 30, 35, 237
Orlando, Vittorio, 229
Osler, William, 148
otorrinolaringologia, 30, 31, 54, 148
outlay epitelial, 162
óxido nitroso, 210; *ver também* anestesia

Palácio de Versalhes, 227-230
pandemia de influenza (1918), 220-223, 228
pânico, 22, 157, 178
papiro de Ebers, 106, 153
Paris, França:
  cultura de, 47;
  hospitais em, 67-69;
  Morestin em, 262*n*
Passchendaele, Batalha de, 24, 25, 170-172
Payne, Lendon, 65
Pearson, Leonard, 210
Pershing, John J., 204
peste bubônica, 221
Pfeiffer, John, 94
Pickerill, Henry Percy, 49, 148, 149, 151, 152
pilotos:
  batalhas ferozes, 17, 18;
  educação de, 195;
  na Primeira Guerra Mundial, 195, 196;
  sobrevivência de, 17, 18, 158, 195
pinças Magill, 233
pinch grafting, 154

Plastic Surgery of the Face (Cirurgia plástica do rosto), de Gillies, H., 247, 251
política, do assassinato de Franz Ferdinand, 35-40, 259*n*
portos, 29, 30
postos de evacuação: 204, 215;
  cirurgiões-dentistas em, 223;
  demandas nos, 210;
  na Frente Ocidental, 216, 217;
  transferências de, 26, 27, 113, 114, 179-182, 193
Potências Centrais:
  Chancellorsville, Batalha de, 56;
  desconsideração da lei internacional por, 183;
  Estados Unidos e, 100;
  Quatro Grandes e, 229;
  Rússia e, 199
Potiorek, Oskar, 38, 39
Pound, Reginald:
  cirurgia plástica e, 140;
  como biógrafo, 31, 259*n*, 261*n*, 262*n*, 282*n*;
  em campos de prisioneiros de guerra, 282*n*;
  Gillies, H., e, 265*n*, 272*n*
Poupelet, Jane, 134
Praga de Justiniano, 221
prática:
  cirurgia de redesignação sexual, 248-250, 288*n*;
  em anestesia, 209, 210;
  em cirurgia maxilofacial, 148;
  em cirurgia plástica, 207;
  para cirurgiões, 147-152;
  para enfermeiras, 44, 45
preconceito contra desfiguração, 257*n*

ÍNDICE REMISSIVO

preservação, de máscaras, 273n
Presland, Brian, 259n
Primeira Guerra Mundial:
  Acordo da Tríplice Aliança (1882), 40;
  Alemanha durante, 180, 181;
  ataque na Batalha de Somme, 110, 111;
  aviação em, 17, 18;
  baixas na, 137-140;
  cirurgia estética antes da, 54, 55;
  cirurgiões-dentistas na, 46-52, 233, 234;
  Clare, P., depois da, 236;
  Corpo Médico da Armada Real depois da, 232;
  crianças durante, 157;
  Cruz Vermelha na, 261n;
  Délégation des Mutilés, 228, 230;
  enfermeiras antes da, 34;
  estratégia na, 203, 204;
  Europa durante, 40-43;
  ferimentos faciais na, 117, 118;
  fim da, 225-230;
  França durante, 227-230;
  Frente Ocidental na, 14-19, 224;
  Frente Oriental da, 199, 203, 204, 256n, 264n;
  Gripe Espanhola, 220-223, 228;
  Guerras Napoleônicas comparadas à, 20;
  impacto psicológico, 257n, 264n;
  inovação na, 84-86, 161;
  jornalistas durante, 40-43;
  medicina na, 43-45, 61-66, 141-143;
  na história, 35-40;
  no Mar do Norte, 99-102;
  para a humanidade, 19-26;
  para mulheres, 43-45;
  para Royal London Hospital, 72, 73;
  pilotos na, 195, 196;
  Queen's Hospital depois da, 232, 233;
  recrutamento para, 42, 43, 50;
  soldados na, 170-174;
  TEPT em, 139;
  Tonks depois da, 234, 235;
  Tratado de Versalhes, 232;
  Valadier, Auguste, depois da, 233, 234;
  veteranos da, 270n;
  voluntários na, 92-99;
  ver também tópicos específicos
Primeiro Congresso Internacional de Cirurgia Oral, 258n
Princip, Gavrilo, 36, 39
Principles and Art of Plastic Surgery, The (Os princípios e a arte da cirurgia plástica), de Gillies, H., e Millard, 251, 262n
prisioneiros de guerra:
  da Alemanha, 17;
  hospitais para, 180, 181;
  na Segunda Guerra Mundial, 35
prótese em vulcanite, 59, 131, 205, 207
próteses, 27, 129-131, 133, 135, 207

Quatro Grandes, 229
Queen Mary (navio), 101
Queen's Hospital:
  anestesia no, 209-212;
  artistas no, 201-203;
  cirurgiões em, 142, 143, 155, 156, 161, 162, 165-170, 172-174, 193, 196-199, 202-208, 212, 217, 218, 226, 227, 237, 238;.
  civis no, 163-166;
  Clare, P., no, 184-189, 191;
  construção do, 138-140;
  depois da Primeira Guerra Mundial, 232, 234;

depois do Armistício, 226, 227;
Gillies, H., no, 142, 143, 156, 161, 162, 165, 167-170, 172-175, 192, 193, 196-198, 201-208, 212, 217, 218, 226, 237, 238;
Gripe Espanhola e, 220-224;
inovação no, 167-170, 175-177;
organização em, 146-154;
para soldados, 163-166, 188-191;
reputação do, 28, 235;
trabalho no, 200
queimaduras:
cirurgia plástica e, 244, 248;
cirurgiões e, 103-105;
Gillies, H., sobre, 152-156;
nos olhos, 282n;
soldados com, 156-162

raio X, 59, 64, 146, 243
Rampa, Lobzang, 288n
reabilitação, 80, 81
reconstrução facial:
cirurgia estética e, 144;
cirurgiões e, 120-127;
com cirurgia plástica, 201-203;
de Clare, P., 28;
Gillies, H., e, 28, 80-83, 105-109, 206, 207, 238-246;
inovação em, 91, 92, 143;
nos Estados Unidos, 149;
por cirurgiões-dentistas, 76, 77;
publicações médicas sobre, 151, 152
reconstrução genital, 248, 249
recrutamento, 42, 43, 50, 76, 80, 204
recuperação:
cronograma de, 137, 138;

de ferimentos faciais, 26-28;
impactos psicológicos durante, 192
Rees, Milsom, 30, 31, 34, 45, 237, 238
relação médico-paciente:
das enfermeiras, 121-124, 184, 188;
de Gillies, H., 165, 166, 190
religiosidade, 13, 22, 57, 58, 117, 178, 226
Rémi, Henriette, 74
retalho pediculado tubular, 155, 156, 174-177, 190, 197, 244, 245, 249
retalhos:
cirurgiões e, 117, 118;
enxertos e, 108, 153-155;
ferimentos nasais e, 259n;
infecções em, 78, 79
Revolução Bolchevique, 199, 219
Richard, Pierre, 228
rifles, 13, 83, 110, 112
rinoplastia, 115-117, 145, 174, 175, 200, 239, 251, 263n
Risdon, Fulton, 148
Roberts, Robert, 50
Robertson, Ernest Guy, 223
Robertson, Oswald Hope, 216, 217
Rodin, Auguste, 202
Roe, John Orlando, 239
Royal College of Surgeons, 233, 247
Royal Flying Corps (Força Aérea Britânica), 159, 195
Royal London Hospital, 72
Rudge, George, 112
Rússia:
Alemanha e, 40, 94;
estratégia da, 264n;
governo da, 40, 41;
Potências Centrais e, 199;

ÍNDICE REMISSIVO

Revolução Bolchevique na, 199, 219;
Sérvia e, 45

Sardou, Victorien, 67
Sargent, John Singer, 219, 220
Scheer, Reinhard, 102
Scott, Kathleen, 96, 202
Scott, Robert Falcon, 96, 202
sepse, 53
Sérvia:
   Império Austro-Húngaro, 35, 40;
   política em, 35-40;
   Rússia e, 45
Sewell, Horace, 166, 248
sexismo, 45
Seymour, R. W. D., 110-115, 118, 131, 173, 242
Sidcup, Inglaterra, 28, 138, 139, 140, 141, 145-155, 162, 163, 166, 168, 169, 174, 175, 177, 184-191, 193, 194, 196, 200-202, 205, 208, 209, 211, 212, 218, 222, 223, 225, 226, 232-236, 238, 248, 256n, 276n, 281n, 287n; *ver também* Queen's Hospital
sífilis, 20, 116, 129
sistema imunológico, 213, 214
Slade School of Fine Art, 92, 146, 201, 218, 234, 235
Smith, D. M. Caldecott, 84
Smith, Diane, 273n, 273n
Smith, Edward, 202
Smith, James, 42
sobrevivência, para pilotos, 17, 18, 158, 195
socialismo, 23
soldados:
   anestesia para, 209-212;
   arte para rostos desfigurados, 234, 235;
   bombardeios, com estilhaços, 13;
   capacetes para, 18, 82, 83, 110;
   cirurgiões e, 113, 133, 134, 144, 145;
   cirurgiões-dentistas e, 57;
   civis e, 166, 225, 226;
   com queimaduras, 156-162;
   comida para, 50;
   como Ausência Sem Licença (A.W.L.), 200;
   Cruz Vermelha com, 145;
   Cruz Vitória para, 87, 126, 159, 195;
   da Alemanha, 271n;
   na França, 51;
   da Grã-Bretanha, 15, 75, 76, 270n;
   dificuldades financeiras para, 257n;
   dos Estados Unidos, 150;
   educação de, 189;
   efeito psicológico sobre, 90, 91, 119-127, 218-220;;
   em trincheiras, 11-13, 86-89, 215;
   ferimentos de, 110-115;
   ferimentos faciais de, 15, 16, 19-26, 59, 60;
   Gillies, H., com, 83-86, 88, 89;
   hospitais de convalescença, 21, 135, 137, 138, 146, 163, 165, 166, 170;
   identidade de, 13;
   jornalistas sobre, 82;
   na Primeira Guerra Mundial, 170-174;
   na Segunda Guerra Mundial, 162;
   pânico de, 22;
   para Batalha de Passchendaele, 170, 171;
   postos de evacuação de vítimas para, 26, 27, 52, 96, 97, 113, 179, 181, 193, 204, 210, 215, 216, 223;
   Queen's Hospital para, 163-166, 188-191;

reabilitação de, 80-83;
solidão de, 121-124;
taxas de mortalidade, 53;
voluntários e, 187;
ver também reconstrução facial; cirurgia plástica; Queen's Hospital; Primeira Guerra Mundial
Somme, Batalha do, 12, 18, 23, 110, 112, 113, 115, 121, 124, 137, 170, 199, 210, 242
Somme, França, 12, 18
Spencer, Gilbert, 92
Spencer, Stanley, 93
Spreckley, William, 119, 120
Sprigge, Squire, 176
Steggall, Frances, 241
Street, Emily, 31
Stubblefield, Katie, 253
submarino, 63, 102, 183
Sushruta (cirugião), 115

Tagliacozzi, Gaspare, 116, 117
tanques, 11, 17, 83, 196
Tate Gallery, 98
taxas de mortalidade, 27, 53
técnicas cirúrgicas antissépticas, 53, 106
tecnologia:
  "Canhão de Paris," 15;
  bala cônica, 55;
  batalhas ferozes, 17;
  Frente Oriental, 256*n*;
  medicina e, 233;
  para bombardeio, 16;
  para cirurgiões, 28;
  para metralhadoras, 14, 15;
  para narizes de celuloide, 129;
  para transfusões de sangue, 215, 216;
  para transporte, 26, 27;
  raio X, 64, 243;
  sofrimento e, 18, 19;
  submarinos, 63, 183;
  Zepelim, 157-160
TEPT, *ver* transtorno de estresse pós-traumático
terrorismo, 36
The Lancet, 76, 131, 151, 174-176, 238
Thiersch, Karl, 154
Thorpe, Philip, 59, 169, 205
Tisdall, Claire Elise, 44
Titanic (navio), 182, 202
título de cavaleiro, 234, 236, 237
Tobin, Richard, 199
Toland, Edward D., 79
Tonks, Henry:
  arte por, 124, 125, 248, 288*n*;
  colaboração com, 146;
  depois da Primeira Guerra Mundial, 234, 235;
  expertise de, 92-99;
  Lindsay e, 200-202;
  na França, 218-220
Tosca, La, de Victorien Sardou, 67
trabalho:
  cirurgiões no, 30, 31;
  com Corpo Médico da Armada Real, 43-45;
  cultura, 30;
  de Gillies, H., 90, 91, 137-140, 167-170, 194-199, 209, 230;
  dívida e, 33;
  na unidade de mandíbula, 57;
  no Queen's Hospital, 200
transfusão de sangue, 212-218, 284*n*, 284*n*

ÍNDICE REMISSIVO

transporte:
  automóveis, 259n, 260n;
  navios-hospital, 27, 182, 182;
  para hospitais, 179-181;
  tecnologia para, 26, 27
transtorno de estresse pós-traumático (TEPT), 139
Tratado de Versalhes, 232
trauma, 9, 15, 20, 42, 44, 67, 84, 139, 153, 244;
  TEPT, 139;
  história do, 19, 20;
  de Clare, P., 11-14, 178-184;
  ver também ferimentos faciais
Trease, Reginald, 223
Treves, Frederick, 96
trincheiras:
  bactéria em, 15;
  Grã-Bretanha nas, 53, 54;
  na França, 86;
  praga nas, 171
  arame farpado, 12, 14, 86, 112, 179;
  soldados em, 11-13, 86-89, 215
Tringham, Leonard, 272n
Tydeman, Gay, 203

unidades de tratamento de mandíbula, 54, 57, 59, 80, 262n
Universidade de Cambridge, 32, 33, 242

Valadier, Alice, 234
Valadier, Auguste Charles:
  carreira de, 46-52;
  depois da Primeira Guerra Mundial, 233, 234;
  expertise de, 52-54, 76;
  Gillies, H., e, 54, 55, 57-60, 204-207;
  inovação por, 261n;
  Morestin e, 70;
  reputação de, 57, 150
Valadier, Marie Antoinette, 46
varíola, 47, 116, 222
Vaughan, Edwin Campion, 171
Vecht, Rosa, 61, 62
Velazquez, Diego, 98
Verbist, Felyne, 35
Verdi, Giuseppe, 30
veteranos, 257n, 318n
Vicarage, William, 180-183, 189-191, 206-209, 233, 236
Viena, Áustria, 33, 306n, 270n
Vlerick, Robert, 134
Voigt, Fritz August, 27
voluntários:
  com Cruz Vermelha, 96, 97, 184;
  Destacamento de Ajuda Voluntária de Frensham, 184;
  músicos como, 174;
  na Primeira Guerra Mundial, 92-99;
  no Corpo Médico da Armada Real, 44, 45;
  soldados e, 187

Wade, Rubens, 211
Wainford, George, 102
Walbridge, Sidney, 202
Waldron, Carl, 148, 151
Walker, C.V., 50, 51
Warneford, Reginald, 158
Waterloo, Batalha de, 16
Watts, Anna, 132
Wellington, Duque de, 16, 97
Wells, H. G., 157
West, Freddie, 195

Westcliffe Canadian Eye and Ear Hospital,
   148
Williams, Ellis, 57, 58
Wilson, J. K., 17, 281*n*, 287*n*
Wilson, Woodrow, 150, 229
Wood, Francis Derwent, 128-136, 143
Wright, Alice, 48
Wright, Helena, 45

Young, Mary, 86
Young, William Henry, 86-89, 126, 267*n*
Ypres, Batalha de, 16, 52, 64, 66, 170

Zepelim, 157-160, 277*n*
Zimmermann, Arthur, 149

- intrinseca.com.br
- @intrinseca
- editoraintrinseca
- @intrinseca
- @editoraintrinseca
- editoraintrinseca

1ª edição	FEVEREIRO DE 2023
impressão	CROMOSETE
papel de miolo	PÓLEN NATURAL 70G/M²
papel de capa	CARTÃO SUPREMO ALTA ALVURA 250G/M²
tipografia	BEMBO